冠状动脉慢性完全闭塞病变逆向介入治疗

主 审｜葛均波 韩雅玲 杨跃进 陈纪言

主 编｜张 斌 葛 雷 荆全民 窦克非

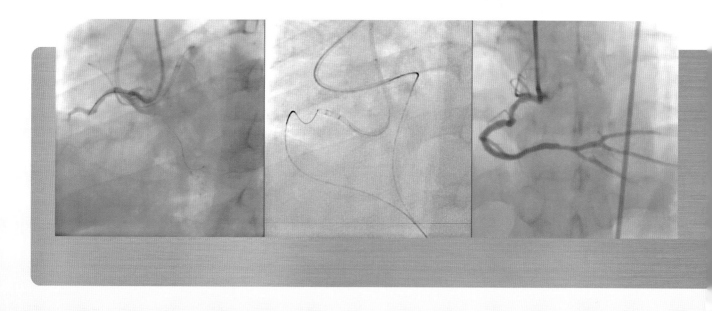

人民卫生出版社
·北京·

版权所有，侵权必究！

图书在版编目（CIP）数据

冠状动脉慢性完全闭塞病变逆向介入治疗 / 张斌等
主编 . —北京：人民卫生出版社，2022.8
ISBN 978-7-117-33420-4

Ⅰ. ①冠… Ⅱ. ①张… Ⅲ. ①冠状血管–动脉疾病–
介入性治疗 Ⅳ. ①R543.305

中国版本图书馆 CIP 数据核字（2022）第 137124 号

人卫智网	www.ipmph.com	医学教育、学术、考试、健康，购书智慧智能综合服务平台
人卫官网	www.pmph.com	人卫官方资讯发布平台

冠状动脉慢性完全闭塞病变逆向介入治疗
Guanzhuangdongmai Manxing Wanquanbise
Bingbian Nixiang Jieruzhiliao

主　　编：张　斌　葛　雷　荆全民　窦克非
出版发行：人民卫生出版社（中继线 010-59780011）
地　　址：北京市朝阳区潘家园南里 19 号
邮　　编：100021
E - mail：pmph @ pmph.com
购书热线：010-59787592　010-59787584　010-65264830
印　　刷：人卫印务（北京）有限公司
经　　销：新华书店
开　　本：889 × 1194　1/16　印张：16.5
字　　数：511 千字
版　　次：2022 年 8 月第 1 版
印　　次：2022 年 9 月第 1 次印刷
标准书号：ISBN 978-7-117-33420-4
定　　价：218.00 元

打击盗版举报电话：010-59787491　E-mail：WQ @ pmph.com
质量问题联系电话：010-59787234　E-mail：zhiliang @ pmph.com
数字融合服务电话：4001118166　E-mail：zengzhi @ pmph.com

编著者名单 （以姓氏汉语拼音为序）

Ho LAM（香港屯门医院）

安　健（山西省心血管病医院）

暴清波（山西省心血管病医院）

卜　军（上海交通大学医学院附属仁济医院）

陈豫牛（新西兰奥克兰弥道摩医院）

陈源昇（新加坡国家心脏中心）

程　锦（中国人民解放军空军军医大学第二附属医院）

储　光（上海交通大学附属第一人民医院）

党晶艺（中国人民解放军空军军医大学第二附属医院）

董　侠（安徽医科大学第一附属医院）

窦克非（中国医学科学院阜外医院）

范永臻（武汉大学中南医院）

丰　雷（中国医学科学院阜外医院）

傅国胜（浙江大学医学院附属邵逸夫医院）

葛　雷（复旦大学附属中山医院）

葛　震（江苏省南京市第一医院）

韩　渊（南方医科大学南方医院）

贺　勇（四川大学华西医院）

黄　河（湘潭市中心医院）

黄顺伦（新加坡国家心脏中心）

黄泽涵（广州医科大学附属第二医院）

贾若飞（首都医科大学附属北京安贞医院）

蒋　峻（浙江大学医学院附属第二医院）

金泽宁（首都医科大学附属北京安贞医院）

靳志涛（中国人民解放军火箭军特色医学中心）

荆全民（中国人民解放军北部战区总医院）

李　浪（广西医科大学第一附属医院）

李　妍（中国人民解放军空军军医大学第二附属医院）

李　宇（首都医科大学附属北京安贞医院）

李　悦（哈尔滨医科大学附属第一医院）

李成祥（中国人民解放军空军军医大学第一附属医院）

李春坚（江苏省人民医院）

李健洪（广州医科大学附属第六医院广东省清远市人民医院）

编著者名单

林先和（安徽医科大学第一附属医院）

刘厂辉（南华大学附属第一医院）

陆　浩（复旦大学附属中山医院）

罗　裕（上海市东方医院）

马剑英（复旦大学附属中山医院）

马文帅（中国人民解放军空军军医大学第二附属医院）

牛铁生（中国医科大学附属盛京医院）

欧阳繁（株洲市中心医院）

彭小平（南昌大学第一附属医院）

钱　杰（中国医学科学院阜外医院）

钱菊英（复旦大学附属中山医院）

任　何（中国人民解放军空军军医大学第二附属医院）

汝磊生（中国人民解放军联勤保障部队第九八〇医院）

孙党辉（哈尔滨医科大学附属第一医院）

涂清鲜（遵义市第一人民医院）

王　欢（中国人民解放军空军军医大学第一附属医院）

王前程（南方医科大学南方医院）

吴开泽（华南理工大学附属第六医院　佛山市南海区人民医院）

吴永健（中国医学科学院阜外医院）

徐仁德（复旦大学附属中山医院）

徐晟杰（浙江大学医学院附属邵逸夫医院）

杨　清（天津医科大学总医院）

杨承志（首都医科大学附属北京天坛医院）

曾晓聪（广西医科大学第一附属医院）

张　斌（广东省人民医院）

张　力（上海交通大学医学院附属新华医院）

张　奇（上海市东方医院）

张　涛（首都医科大学附属北京安贞医院）

张俊杰（南京市第一人民医院）

张文斌（浙江大学医学院附属邵逸夫医院）

张小勇（广州医科大学附属第六医院广东省清远市人民医院）

赵　杰（中国医学科学院阜外医院）

赵　林（首都医科大学附属北京安贞医院）

周国伟（上海市第一人民医院）

朱建兵（南昌大学第一附属医院）

学术秘书长　丰　雷

学术秘书组　丰　雷　靳志涛　吴开泽　吴少宇

序

　　冠状动脉慢性完全闭塞（chronic total occlusion，CTO）病变是经皮冠状动脉介入治疗（percutaneous coronary intervention，PCI）的最后堡垒。20世纪90年代以前，应用传统的正向PCI技术，尽管导丝、导管等器械不断改进，引入新技术如内膜下重回真腔技术及血管内影像指导等，CTO病变治疗的成功率只有50%~80%。20世纪90年代以后，逆向介入技术作为开通CTO病变的一种新技术，逐步发展并推广应用，使攻克CTO病变增加了一种有效的策略和手段。在有经验的术者，CTO病变治疗的成功率可达90%。

　　CTO病变的逆向介入操作较前向技术复杂，需要较长的学习曲线，对术者也提出了更高的要求。由于CTO病变逆向开通技术与传统PCI有很大不同，除了导管室代代相传的技术传承之外，一部系统的有关CTO病变逆向技术的专著对初学者入门、对有经验者进一步提高将有重要价值。2017年张斌等编著的《冠状动脉慢性完全闭塞病变逆向介入治疗技术》的出版发行，对CTO病变逆向技术在我国的推广、应用起到了促进作用。现在，距该书出版已4年有余，CTO病变逆向技术在理念、策略、器械及操作细节上都有了显著进步，逆向技术不断优化，新型CTO病变专用器械不断问世并应用于临床，国内外在CTO病变逆向介入技术方面都取得了显著进步。在这种情况下，《冠状动脉慢性完全闭塞病变逆向介入治疗》应运而生。

　　本书主编张斌、葛雷、荆全民和窦克非教授是长期工作在临床一线的介入心脏病学专家，具有丰富的理论知识和高超的技术水平，近年来在CTO病变的介入治疗，尤其逆向治疗技术方面积累了丰富的经验，有自己独到的见解。本书的作者们均是在CTO病变介入治疗方面享誉国内外的中、青年专家。本书围绕CTO病变逆向介入治疗相关的理论和技术展开，既包括解剖学和病理解剖学知识，CTO病变相关器械，逆向介入治疗的时机、策略及各种技术，又包括并发症及防治等。最后，编者们分享了自己CTO病变逆向介入治疗成功的经验和失败的教训，并介绍了自己多年来积累的理念和技术创新，供读者们参考。本书内容全面、丰富，文字深入浅出，图文并茂，是一部从事冠心病介入治疗的医师们，尤其是致力于攻克CTO病变的专业医师们不可或缺的实用书籍，具有重要参考价值。故乐为作序，愿本书对我国冠状动脉介入治疗事业的发展作出贡献！

于中国医学科学院　北京协和医学院　阜外医院

2021年10月

前　言

在冠状动脉介入治疗中,慢性完全闭塞(chronic total occlusion, CTO)病变是公认的难度最大、最具挑战的病变。经过 30 余年的实践,CTO 病变介入治疗成功率已达到相当高的水平。由于接近 30% 的 CTO 病变使用前向技术难以开通,逆向介入治疗已经成为必不可少的重要手段。由于逆向介入手术步骤复杂,使用器械多,并发症发生率高,限制了逆向技术的普及,存在一定的技术门槛。借鉴日本及欧美的经验,国内术者逐渐积累了丰富的相关经验,不断做出诸多创新,使我国的逆向介入技术逐渐站在了这一领域的前沿。

张斌教授主编的《冠状动脉慢性完全闭塞病变逆向介入治疗技术》甫一推出,立即获得了国内医师的热烈欢迎,第一次系统性阐述了逆向介入治疗的策略和具体技术,对逆向介入治疗在国内的推广、普及起到了极大的促进作用。随着技术与器械的进步,尤其是 CTO 病变介入理念的改变,逆向介入治疗在近年来又发展出诸多创新。国内不断涌现出众多在逆向介入技术具有丰富经验的专家、学者。此次由张斌、葛雷、荆全民、窦克非教授联袂主编的《冠状动脉慢性完全闭塞病变逆向介入治疗》的出版,把逆向技术从历史沿革、病理基础到策略与技术细节,抽丝剥茧、全面细致地进行阐述,更为可贵的是书中加入了各位专家宝贵的个人经验,并附带了有教育意义的病例介绍。相信本书理论与实战相结合的形式,将会给各位读者在逆向介入治疗方面带来全面而具体的提高。

感谢各位作者在本书中的倾囊相授,推广和普及逆向介入治疗是推出本书的重要目标,相信本书的出版将会给临床医师在 CTO 病变逆向介入治疗的实践中带来巨大的帮助。

张　斌　葛　雷　荆全民　窦克非
2022 年 7 月

目 录

目 录

第一章　基　础　篇

第一节　逆向介入治疗的历史与现状

冠状动脉慢性完全闭塞（chronic total occlusion，CTO）病变逆向经皮冠状动脉介入治疗（percutaneous coronary intervention，PCI）于 1990 年由美国 J. K. Kahn 和 G. O. Hartzler 报道，在 1985—1989 年期间，他们对 16 名采用大隐静脉冠状动脉旁路移植术后仍有心绞痛患者，通过大隐静脉桥血管对自体冠脉闭塞病变行逆向球囊扩张术，成功率为 71%（12/17），无严重并发症，手术成功患者心绞痛症状缓解。1996 年法国 M. Silvestri 等首次报道经以桥血管大隐静脉作为通道，逆向处理左主干 CTO 病变，行支架植入，手术成功，无并发症。但以上应用均局限于冠状动脉旁路移植术后患者，因临床实践中，受限于病例侧支循环特殊性，多数 CTO 患者并未行冠状动脉旁路移植术，无法获得大范围的推广。

2005 年 10 月，在中国上海，复旦大学附属中山医院的葛均波教授在经导管心血管治疗（TCT）会议上，通过卫星转播向美国华盛顿的主会场直播了中山医院心导管室的手术病例，第一次演示逆向导丝技术，是中国第一例逆向 PCI。

2006 年，日本 Osamu Katoh 教授（作者 Surmely 等）首次报道应用冠脉的侧支循环室间隔支作为通路，对 CTO 行逆向 PCI，共 10 例 CTO 患者，9 例病变在右冠状动脉，1 例在前降支，运用 CART（controlled antegrade and retrograde subintimal tracking）技术，所有患者手术均成功，且无并发症，开启了逆向介入技术的新纪元，带动了逆向 CTO 介入治疗增长。西方国家医生也开始了逆向 PCI 的学习和探索。

一、CTO 逆向手术的发展与变革

20 世纪 90 年代初，逆向介入治疗中闭塞段主要局限于逆向导丝直接通过或正向逆向导丝交汇。成功率及效率均较低。直到 2006 年 CART 技术提出，才改变这一现状。CART 技术通过供血动脉逆向送入球囊扩张靶血管 CTO 病变，改善双侧导丝交汇可能，提高逆向治疗的手术成功率及临床应用。但是，由于迂曲或细小的侧支通道常阻碍 CART 技术中逆向球囊等器械的输送；逆向路径比较长，普通球囊难以到达 CTO 部位；侧支通道的球囊扩张可能导致侧支循环损伤，限制了心外膜侧支循环的临床应用等。因此 CART 技术存在技术不确定性和潜在的风险，应用受到一定的限制。

日本 Osamu Katoh 教授反向 CART 技术奠定了逆向技术的潮流，侧支循环微导管的使用，推动了反向 CART 技术的发展。首先，微导管能提高导丝支撑力及操控性，更好地通过侧支循环。其次，逆向微导管有利于更好地交换逆向导丝，提高内膜下寻径成功率。再次，使用微导管联合导丝通过逆向通道很大程度上避免侧支循环扩张的必要性，降低了其损伤风险。最后，反向 CART 技术通过靶血管正向送入球囊扩张 CTO 病变，更为简单、安全且可控。因此，反向 CART 技术已成为当代 CTO 逆向介入治疗主要技术。

反向 CART 技术内膜下寻径理念的建立与改进，衍生出系列逆向闭塞通过技术，改善闭塞病变导丝通过成功率及效率。侧支循环通过器械及理念的更新，进一步提高逆向介入治疗可行性。逆向 CTO 介入治

疗已经成为 CTO 常规不可替代的介入治疗技术。

目前,逆向 PCI 技术应用于最复杂的 CTO 中。在最近的一系列 CTO-PCI 临床研究中,逆向 PCI 组都是 J-CTO 评分最高的一组,逆向 PCI 技术往往成为其他技术无效的最后方法。在 CTO-OPEN 登记研究中,逆向技术占 34.9%。在 PROGRESS CTO 研究中逆向技术占 24%。在欧洲著名的登记研究,欧洲 CTO 登记注册研究,逆向方法使用率由 2008—2009 年的 10.1% 上升至 2014—2015 年的 29.9%,特别是既往 CTO 治疗失败的病例,逆向方法使用比例达到 42.9%。由于使用逆向技术手术成功率也由 79.7% 增加到 89.3%。病变的复杂性增加从 2008 年 J-CTO 评分 1.76 ± 1.03 增加到 2015 年的 2.17 ± 0.91。但是正向撕裂再进入技术(antegrade dissection reentry,ADR)不超过 5.5%。

作为最困难的 CTO-PCI 之一,支架内闭塞。日本土金悦夫(Tsuchikane)教授 2021 年发表的研究表明,将支架内闭塞分为:A 型,CTO 病变在支架内或病变两端均不超过支架边缘 5mm;B 型,CTO 病变近端在支架内或不超过 5mm,远端超过支架边缘 5mm;C 型,CTO 病变近段超出支架边缘 5mm,远端在支架内或不超过支架边缘 5mm;D 型,CTO 病变两端均超过支架边缘 5mm。最困难的病变为 D 型,其技术成功率分别为 96.2%、86.2%、92.9% 和 75.4%。仅前向策略分别为 90.9%、61.2%、67.1% 和 31.9%。D 型使用逆向技术达 68.1%,因此 D 型支架内再狭窄需要作好逆向准备。

因此,逆向 PCI 是挑战 CTO 病变,提高手术成功率必须掌握的关键技术。

二、CTO 逆向介入治疗从手术成功向疗效转化

逆向 CTO-PCI 治疗开展前进行手术获益及风险评估,以获得手术预期疗效是逆向介入治疗启动的前提。2018 年欧洲心脏病学会 / 欧洲心胸外科协会(ESC/EACTS)心肌梗死血运重建指南中 CTO-PCI 为 2A 级 /B 级证据。已有的循证医学证据显示,在最佳的药物治疗基础上,CTO-PCI 能显著减轻症状和功能限制,优化生活质量。2019 年全球专家共识(Global Expert Consensus)中指出,改善心肌缺血相关临床症状是 CTO 血运重建的第一适应证及主要指征。需要注意的是,尽管有研究显示 CTO 血运重建可能改善临床预后、心肌活力以及远期存活率。但是,目前仍缺乏 CTO 介入治疗改善患者心功能、降低远期不良心血管事件等系统化的有效评估手段及临床试验依据。如何个体化逆向 CTO 介入治疗以带来最大获益仍是目前亟待解决的关键问题。

三、CTO 逆向介入治疗从手术成功向效率转化

逆向 PCI 必须提高效率。逆向 PCI 手术通常步骤较多,使用的器械也多,导丝指引导管等操作也比较复杂,并发症相对多。现代逆向技术在提高效率方面进展较大。以往动辄 5 小时以上的手术,现在通常一两个小时可以完成。现代逆向 PCI 者,在 CTO-PCI 治疗开展前应进行充分的手术难度评估及策略分析,不浪费每一步时间,逆向治疗前通常也需要正向准备,采用混合正向技术,以提高手术成功率及效率。

提高逆向 PCI 效率的关键主要包括 3 个方面。第一,术前评估包括病变近端帽形态、闭塞病变结构、病变远端登陆区、侧支循环的特征、供血血管及可能影响介入治疗的合并血管病变。通过病变详细的评估和分析,对于制定主要和备选的方案以及减少无效手术时间至关重要。第二,逆向手术难度量化。由于 CTO PCI 的难度和复杂性,现代 CTO PCI 治疗有一系列评分系统,特别是逆向 PCI 评分系统,其量化了手术难度,有助于逆向 PCI 启动快速临床决策。第三,逆向手术治疗流程化。CTO 逆向技术选择取决于 CTO 病变特征、术中情况、器械及术者经验。通过常用的 CTO 治疗路径,为 CTO 逆向介入治疗策略的启动、转换及终止时机提供标准化方案,避免过长无效尝试。

逆向介入治疗经过 10 余年的发展,逐渐成熟,特别是基于闭塞段内膜下寻径理念的经验积累及技术更新迭代,闭塞段通过效率已经明显提高。但是,侧支循环器械通过成功率及有效率仍是限制逆向介入治疗的主要发展瓶颈。随着新型导丝、新型微导管的发明,经 CC 0 级侧支循环的技术和极度扭曲的心外膜侧支及技术的发展,有望提高逆向 PCI 的成功率。

四、CTO 逆向介入治疗从手术成功向规范转化

逆向 PCI 治疗规范化是逆向介入治疗的发展方向之一。2021 年，慢性完全闭塞学术研究联合会（CTO-ARC）发表共识，提出了 CTO 治疗策略的定义以及临床试验设计原则。CTO 定义、有效性终点及安全性终点提出共识参考。逆向介入治疗存在明显个体差异性，在研究中使用统一的共识定义更大程度地保证了结果的一致性。在临床试验及设计中使用相对统一的框架，能以减少病变及手术定义差异偏倚造成结果的影响，提高研究结果的有效性和实用性。

逆向 PCI 技术的出现，为 CTO 病变治疗，特别是严重、复杂的 CTO 病变治疗开辟了新的篇章。既往从单纯追求手术的成功，到手术规范、安全及效率的转化，是经验的积累及理念不断改进的结果，亦是对 CTO 人群血运重建疗效的基本需求。逆向 CTO 治疗领域在"创新"与"统一"交替发展过程不断开拓思路，推动 CTO 介入治疗的发展与进步。

（张　斌　黄泽涵）

参 考 文 献

[1] KAHN J K, HARTZLER G O. Retrograde coronary angioplasty of isolated arterial segments through saphenous vein bypass grafts [J]. Cathet Cardiovasc Diagn, 1990, 20: 88-93.

[2] SILVESTRI M, PARIKH P, ROQUEBERT P O, et al. Retrograde left main stenting [J]. Cathet Cardiovasc Diagn, 1996, 39 (4): 396-399.

[3] SURMELY J F, TSUCHIKANE E, KATOH O, et al. New concept for CTO recanalization using controlled antegrade and retrograde subintimal tracking: the CART technique [J]. J Invasive Cardiol, 2006, 18: 334-338.

[4] LANE R E, ILSLEY C D, WALLIS W, et al. Percutaneous coronary intervention of a circumflex chronic total occlusion using an epicardial collateral retrograde approach [J]. Catheter Cardiovasc Interv, 2007, 69 (6): 842-844.

[5] BRILAKIS E S, MASHAYEKHI K, TSUCHIKANE E, et al. Guiding principles for chronic total occlusion percutaneous coronary intervention: A global expert consensus document [J]. Circulation, 2019, 140: 420-433.

[6] WU E B, TSUCHIKANE E, LO S, et al. Chronic total occlusion wiring: A State-of-the-art guide from the asia pacific chronic total occlusion club [J]. Heart Lung Circ, 2019, 28 (10): 1490-1500.

[7] MATSUNO S, TSUCHIKANE E, HARDING S A, et al. Overview and proposed terminology for the reverse controlled antegrade and retrograde tracking techniques [J]. EuroIntervention, 2018, 14: 94-101.

[8] HUANG Z, ZHANG B, CHAI W, et al. usefulness and safety of a novel modification of the retrograde approach for the long tortuous chronic total occlusion of coronary arteries [J]. Int Heart J, 2017, 58: 351-356.

[9] SAPONTIS J, SALISBURY A, YEH R, et al. early procedural and health status outcomes after chronic total occlusion angioplasty: A report from the OPEN-CTO registry (outcomes, patient health status, and efficiency in chronic total occlusion hybrid procedures) [J]. JACC Cardiovasc Interv, 2017, 10 (15): 1523-1534.

[10] TAJTI P, KARMPALIOTIS D, ALASWAD K, et al. The hybrid approach to chronic total occlusion percutaneous coronary intervention: Update from the PROGRESS CTO registry [J]. JACC Cardiovasc Interv, 2018, 11 (14): 1325-1335.

[11] KONSTANTINIDIS N, WERNER G, DEFTEREOS S, et al. Euro CTO club: Temporal trends in chronic total occlusion interventions in Europe [J]. Circ Cardiovasc Interv, 2018, 11 (10): e006229.

[12] SEKIGUCHI M, MURAMATSU T, KISHI K, et al. Occlusion patterns, strategies and procedural outcomes of percutaneous coronary intervention for in-stent chronic total occlusion [J]. EuroIntervention, 2021, 16 (8): e631-e638.

[13] NEUMANN F J, SOUSAUVA M, AHLSSON A, et al. 2018 ESC/EACTS Guidelines on myocardial revascularization [J]. EuroIntervention, 2019, 14: 1435-1534.

[14] GALASSI A R, SIANOS G, WERNER G S, et al. Retrograde recanalization of chronic total occlusions in Europe [J]. J Am Coll Cardiol, 2015, 65 (22): 2388-2400.

[15] ALLAHWALA U K, BRILAKIS E S, BYRNE J, et al. Applicability and interpretation of coronary physiology in the setting of a chronic total occlusion [J]. Circ Cardiovasc Interv, 2019, 12 (7): e007813.

［16］CHRISTOPOULOS G, KANDZARI D E, YEH R W, et al. Development and validation of a novel scoring system for predicting technical success of chronic total occlusion percutaneous coronary interventions: The PROGRESS CTO (Prospective Global Registry for the Study of Chronic Total OccluSion Intervention) Score［J］. JACC Cardiovasc Interv, 2016, 9: 1-9.

［17］MORINO Y, ABE M, MORIMOTO T, et al. J-CTO Registry Investigators. Predicting successful guidewire crossing through chronic total occluSion of native coronary lesions within 30 minutes: the J-CTO (Multicenter CTO Registry in Japan) score as a difficulty grading and time assessment tool［J］. JACC Cardiovasc Interv, 2011, 4: 213-221.

［18］HUANG Z, MA D, ZHANG B, et al. Epicardial collateral channel for retrograded recanalization of chronic total occlusion percutaneous coronary intervention: Predictors of failure and procedural outcome［J］. J Interv Cardiol, 2018, 31: 23-30.

［19］BRILAKIS E S, GRANTHAM J A, RINFRET S, et al. A percutaneous treatment algorithm for crossing coronary chronic total occlusions［J］. JACC Cardiovasc Interv, 2012, 5: 367-379.

［20］HARDING S A, WU E B, LO S, et al. A new algorithm for crossing chronic total occlusions from the asia pacific chronic total occlusion club［J］. JACC Cardiovasc Interv, 2017, 10: 2135-2143.

第二节　解　剖　学

尽管近年来经皮冠状动脉介入治疗（PCI）的技术手段及器械有了长足的发展，手术成功率及预后都得到了极大提高，但冠状动脉慢性完全闭塞（CTO）病变依然是心内科介入医师难以克服的堡垒。2019 年欧洲 CTO 病变专家共识将其定义为前向血流 TIMI 0 级，持续闭塞时间超过 3 个月的病史。但不同解剖类型的 CTO 病变手术难度和策略具有显著不同，有时尽管造影提示血管完全闭塞，但通过组织病理学检测，可发现接近 1/2 的病变为 <99% 的狭窄；同时 CTO 病变中由于新生血管的形成及血栓机化存在大量的微通道连接闭塞段近端及远端，具有以上解剖学特征的 CTO 病变大多通过正向介入策略即可开通。但随着时间推移，CTO 病变的钙化程度和胶原形成逐渐加重，尤其是 >1 年的 CTO 病变形成具有致密的纤维组织的硬斑块，且其中包含没有新生血管通道的大量纤维钙化区域，这使得导丝很容易进入内膜下区域，大大降低了正向策略的成功率。同时，由于分支引流作用，近端纤维帽往往固定于分支处，使其具体部位在造影下难以清晰显示，加上闭塞段附近细小广泛分布的桥侧支血管也会使得纤维帽的入口变得难以辨识，最终让正向策略因无法找到进攻点而失败。但 CTO 病变闭塞段因为正向血流高压形成坚硬近端纤维帽时，远端纤维帽则有可能因为压力较小而相对柔软；近端进攻点因为边支及桥侧支显示不清时，对侧血管的侧支循环则可能清晰地显示闭塞段远端结构，在这种解剖特点下，逆向策略将是我们开通 CTO 病变安全、有效的最佳方案。

逆向策略中的关键步骤是找到理想的侧支血管并将逆向导丝送入 CTO 病变远端血管真腔，其基础是对侧支循环解剖分类及分布规律的熟练掌握。侧支循环有多种分类方式。按照血管直径大小，Werner 等对侧支进行了 CC 分级，0 级为供体血管及受体血管存在造影不连续的侧支循环；1 级为两者之间造影无中断，呈线样连接，但直径 ≤0.4mm；2 级为造影侧支血管无中断且直径 >0.4mm，类似于分支血管。按照血管起源分类，可分为对侧侧支循环及同侧侧支循环，其中同侧侧支循环的逆向介入治疗对指引导管的内径具有更高的要求或须使用 "乒乓" 指引导管技术。

按照血管走行，可分为间隔支侧支、心外膜侧支，对于 CABG 术后患者桥血管也被认为是一种潜在的逆向通路。其中间隔支侧支最为常用且相对安全，对比间隔侧支，心外膜侧支更加迂曲，路径更长，且因缺乏心肌保护而存在更高的穿孔等并发症风险，但对于 CABG 术后的患者，由于心包腔粘连导致穿孔风险大幅下降，从而使心外膜侧支的应用变得安全。值得注意的是，少数患者会出现局限性血肿，处理更加困难，应该予以重视。

尽管存在一定劣势，但心外膜侧支依然被认为具有很高的逆向通道价值，尤其是对于回旋支 CTO 的逆向介入治疗，2017 年张斌教授等专门针对 96 名患者的经心外膜侧支逆向 PCI 治疗进行了分析，统计出手术的成功率为 76.3%，其中右冠状动脉 CTO 最常用的外膜侧支为回旋支的房室支（AVCx）到后侧支

（PLV）侧支,前降支最常用的为右室支（RV）侧支循环,回旋支最常用的为自身桥侧支。对于失败病例的分析后,作者发现影响外膜侧支逆向介入治疗成功的四个因素为侧支血管的直径、迂曲程度、侧支血管迂曲处的分支情况及是否具有清晰的侧支出口,并根据这些因素提出了 EPI-CTO 评分以预测经心外膜侧支逆向介入治疗的难度和成功率。

2016 年 M. B. McEntegart 等通过针对 481 名患者 519 条 CTO 血管的侧支循环的统计分析具体地从解剖学角度描述了 CTO 病变侧支循环的分布特点及其发生概率,并开创性地对侧支循环的潜在逆向介入价值进行评估。在统计中,出现频率最高的是右冠状动脉 CTO 病变发生概率为 53.8%,其中绝大多数（98.6%）为右优势型。最常见的是前降支（LAD）通过间隔支予以后降支（RPDA）的侧支循坏占比为 72.0%,以及 AVCx 予以 PLV 的侧支循环占比为 50.0%。其他侧支包括自身桥侧支（19.3%）、前降支心尖至后降支心外膜侧支（14.5%）、LAD 至 RV（11.6%）、右房支（RA）至 RCA 远端（9.1%）等（图 1-2-1）。

前降支 CTO 的占比为 29.5%,其中多数（84.3%）仍为右优势型,半数以上（52.3%）具有 PDA 发出经间隔支至 LAD 的侧支循环。26.8% 为 RV 至 LAD,22.9% 为钝缘支（OM）至对角支的侧支循环。与之概率相近的还有对角支予以 LAD 远端的自身侧支循环概率为 20.9%。其他侧支还包括 RA 至 LAD 近端（17.6%）,LAD 近端经间隔支至远端（15.7%）等（图 1-2-2）。

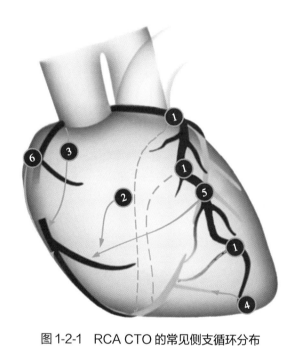

图 1-2-1　RCA CTO 的常见侧支循环分布

右冠状动脉 CTO（n=279）侧支循环模式（n=20）:①前降支 - 间隔支 - 后降支 72.0%;②回旋支的房室支 - 后侧支 50.0%;③桥状侧支 19.3%;④前降支心尖段 - 后降支心外膜侧支 14.5%;⑤前降支 - 右室支 11.6%;⑥右房支 - 右冠状动脉远段 9.1%。

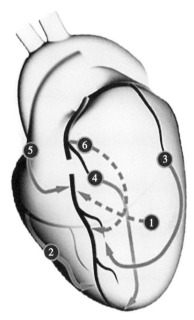

图 1-2-2　LAD CTO 的常见侧支循环分布

前降支 CTO（n=153）侧支循环模式（n=13）:①后降支 - 间隔支 - 前降支 52.3%;②右室支 - 前降支 26.8%;③钝缘支 - 对角支 22.9%;④对角支 - 前降支远段 20.9%;⑤右房支 - 前降支 17.6%;⑥前降支近段 - 前降支远段 15.7%。

回旋支 CTO 所占比例最低为 16.8%,其中 87.4% 为右优势型。最主要的侧支来自对角支至 OM 概率为 32.2%。PLV 至 AVCx 及自身桥侧支出现的概率次之,分别为 20.7% 及 17.2%。其他侧支还包括近端 OM 至远端 OM 的桥侧支（11.5%）、RPDA 至 OM（9.2%）、RA 至远端回旋支（8.0%）等（图 1-2-3）。需要着重强调的是,仅出现在左优势型的 LAD 经间隔支至回旋支发出的后降支（LPDA）以及仅在右优势型出现的 PLV 至 OM 侧支,虽然两者出现的概率均仅为 5.7%,但都具有较大的逆向介入潜能。

尽管我们从解剖学角度详细描述了不同血管 CTO 病变的侧支类型及其发生概率,但其中大部分对于介入手术只能作为同侧造影及对侧造影的通道来指导正向开通策略,而我们更加关注那些具有逆向介入

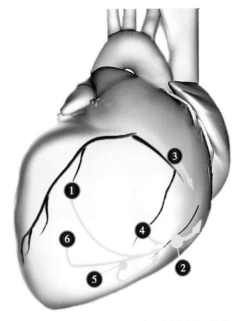

图 1-2-3　LCX CTO 的常见侧支循环分布

回旋支 CTO（n=87）侧支循环模式：①对角支 - 钝缘支右优势型 32.9%，左优势型 27.3%；②左室后支 - 回旋支的房室支右优势型 18.4%，左优势型 36.4%；③桥状侧支右优势型 18.4%，左优势 9.1%；④近端钝缘支 - 远端钝缘支右优势型 10.5%，左优势型 18.2%；⑤后降支 - 钝缘支 9.2%（全右优势型）；⑥右房支 - 回旋支远段 8.0%（全右优势型）。

通道潜能的侧支循环。在此需要着重强调的是，清晰的造影是寻找侧支循环的基础，这里给出一套标准即：双侧造影，≥7F 的导管，≥20cm 的视野，≥15fps 的频率，无视野及增强器的位移。在清晰的造影下，一般从以下几个方面评估侧支的介入通道潜能：侧支的类型（间隔侧支或外膜侧支）、迂曲程度、血管直径、通路长度、入口情况、出口情况、分支情况及并发症风险。通过以上特点对侧支循环进行分析后发现，约 64% 的 CTO 病变至少存在一条具有逆向介入潜能的侧支循环，选择以上具有逆向介入通道的侧支进行手术的成功率为 86.8%。对于右冠状动脉 CTO 最具介入潜能的侧支为间隔支至 PDA 及 LAD 至 PDA 的心外膜侧支循环；前降支 CTO 最具介入潜能的为 PDA 至 LAD 及 LAD 近端至远端的自身侧支循环；回旋支 CTO 侧支的逆向介入潜能受到冠脉优势类型的影响较大，其中左优势型中间隔支至 PDA 的侧支循环最具介入潜能，而在右优势型中 PLV 至 OM 的侧支循环最佳。

由于需要详细地描述侧支循环的解剖学特点，M. B. McEntegart 等仅对 CC≥1 级的侧支循环进行分析。尽管被称为"不可见"的侧支且被认为可增加逆向介入手术失败的风险，管径更小的 CC 0 级侧支依然受到逆向介入专家的关注，尤其是受血血管血管床显影充分的间隔 CC 0 级侧支，术者仍有可能通过"冲浪"（surfing）技术操控导丝逆向通过。

CTO 病变逆向策略实施的关键是选择合适的侧支循环提供的介入通道，前提是对于其解剖结构的清晰认识及介入潜能的充分评估，这些终将引导手术走向成功。

（杨　清）

参 考 文 献

［1］GALASSI A R. Percutaneous recanalisation of chronic total occlusions：2019 consensus document from the EuroCTO Club［J］. EuroIntervention，2019，15（2）：198-208.

［2］SRIVATSA S S，EDWARDS W D，BOOS C M，et al. Histologic correlates of angiographic chronic total coronary artery occlusions：influence of occlusion duration on neovascular channel patterns and intimal plaque composition［J］. J Am Coll Cardiol，1997，29（5）：955-963.

［3］WERNER G S. Angiographic assessment of collateral connections in comparison with invasively determined collateral function in chronic coronary occlusions［J］. Circulation，2003，107（15）：1972-1977.

［4］JOYAL D. The retrograde technique for recanalization of chronic total occlusions：a step-by-step approach［J］. JACC Cardiovasc Interv，2012，5（1）：1-11.

［5］HUANG Z. Epicardial collateral channel for retrograded recanalization of chronic total occlusion percutaneous coronary intervention：Predictors of failure and procedural outcome［J］. J Interv Cardiol，2018，31（1）：23-30.

［6］MCENTEGART M B，BADAR A A，AHMAD F A，et al. The collateral circulation of coronary chronic total occlusions［J］. EuroIntervention，2016，11（14）：596-603.

第三节　病理解剖学

作为冠心病介入治疗的适应证之一，慢性完全闭塞（chronic total occlusion, CTO）病变仍然是心血管介入领域尚未攻破的最后一道难关。与非 CTO 病变相比较，CTO 病变的成功率不理想。了解 CTO 病变内部的组织病理学改变可能有助于提高 CTO 病变开通的成功率，减少并发症。

一、CTO 病理

1. CTO 病变形成的组织病理学过程　CTO 病变的形成通常从冠状动脉粥样硬化"易损斑块"的破裂开始，在破裂斑块两端形成血栓，同时随着时间的延长，富含胆固醇脂质的斑块逐渐被胶原所替代，机化的血栓结构与其混杂成为纤维化结构，在有些病变甚至出现钙化，逐渐演变成为混合有疏松与致密结缔组织的纤维钙化性闭塞结构。

2. CTO 病变的病理形态特征　CTO 病变的病理特征可以概括为炎症细胞浸润、致密纤维帽和疏松组织的形成、钙质沉积及微血管形成。CTO 由各种不同阶段的纤维粥样斑块和血栓构成。各部分成分的组成和比例取决于闭塞时的机制和它的发展间期。炎症细胞主要有巨噬细胞、泡沫细胞、淋巴细胞，通常存在于血管内膜，随纤维化和钙化程度增加，使该血管出现"负性重构（negative remodeling）"，即病变血管内径的局部收缩并参与斑块的发展；当斑块内出血时，也可出现"正性重构（positive remodeling）"，即病变部位由于斑块的增大而引起血管代偿性扩张。纤维帽和疏松组织：由于 CTO 病变两端血流剪切力的大小不同，在病变近端易形成高密度的纤维帽，尤以分叉处明显，远端因血流剪切力小，而纤维帽较为疏松，同时在锥形和短距离病变中存在着大量的疏松结缔组织，导丝容易穿入，为逆向导丝技术开通 CTO 病变提供了理论基础。众多研究报道提示，从 CTO 病变的近端至远端连续存在"疏松组织"（微通道），且与病变闭塞时间长短无关。根据斑块组织成分钙化程度的不同，将 CTO 病变斑块分为软斑块、硬斑块及混合斑块 3 型。软斑块通常由富含胆固醇的载脂细胞和泡沫细胞、疏松纤维结缔组织和微通道组成，闭塞时间通常≤1 年。硬斑块通常由致密纤维结缔组织组成，并伴有较大的纤维钙化区域，缺乏微通道，闭塞时间通常≥1 年。大量新生血管的形成：CTO 病变内或病变血管周围广泛（>75%）存在新生血管，既可存在于闭塞的管腔内，也可以和出现在血管外膜的新生血管通道相连，其直径为 100~500μm，平均直径为 200μm。闭塞时间 <1 年的 CTO 病变新生血管常见于血管外膜，闭塞时间≥1 年的 CTO 病变，其血管内膜处新生血管的数量、大小和血管外膜接近或比外膜更明显。新生血管的形成主要有 3 种形式：①滋养血管的形成：该血管位于血管外膜和中膜外层，为细小的微血管网状结构，血管外膜缺氧是其形成的主要机制；②粥样斑块内的新生血管形成：主要与慢性炎症有关；③微血管的形成：微血管的走行方向与闭塞血管平行，而滋养血管多呈放射状位于血管周围。新生血管的形成在一定程度上提供了部分心肌的血供，减少了心肌缺血的区域等。

3. CTO 血管重构　病变血管闭塞后，闭塞远端血管的剪切力明显降低，导致内皮细胞释放 NO 等扩张血管物质的能力明显减少，而内皮素 -1 等缩血管物质释放明显增多，促进病变血管明显收缩。CTO 病变处常有 Rho 激酶活性增加，它可导致血管平滑肌细胞收缩。血管内皮细胞释放 NO 的功能障碍还可激活谷氨酰胺转移酶，改变血管平滑肌细胞激动蛋白长丝的装配，引起血平滑肌细胞排列紊乱。CTO 病变动脉粥样硬化处的内皮细胞感受到血管剪切力明显减低后，能促进血管平滑肌细胞向内膜下增殖，使细胞外基质发生结构性改变，即发生血管重构。

二、CTO 病变侧支循环（collateral connections）的病理生理

1. 心脏侧支循环的定义及作用　心脏侧支循环是同一血管或不同血管之间细小的解剖上存在的微循环血管，直径为 20~350μm。当原来血管存在狭窄或者闭塞时，心脏侧支循环的存在为冠脉血流的供应

提供了另外一种选择,可以起到自然桥血管的作用,避免心绞痛的发生,甚至避免心肌梗死的发生。

侧支循环往往随着冠脉病变的进展而增多,在 CTO 患者中尤为明显。研究显示,心绞痛患者的病史越长,侧支循环的数量就越多。相对于侧支循环不良的患者,侧支循环良好的患者梗死面积会更小,远期随访发生室壁瘤、心力衰竭、心血管事件的概率就会更少,生存率也会得到改善。对于更为严重的冠心病患者,侧支循环的作用会更加复杂,目前的研究还没有证实侧支循环对于这些患者有益处,一种可能的解释是虽然冠状动脉粥样硬化会促进侧支循环的发生,但同时冠状动脉粥样硬化也会对心脏产生损伤,当冠状动脉粥样硬化的损伤超过了侧支循环的益处时,就出现这种情况;另外一种可能的原因是在三支病变时,侧支循环本身是一种代偿性的,在这种情况下,侧支循环也只能起到一定程度的改善血流灌注的作用,所以在患者发生急性心肌缺血或稳定型心绞痛时只能起到一定程度的保护作用,而不会有更多的益处。

在一部分 CTO 患者中,因为侧支循环发生过程足够长,所以形成的侧支循环直径足够大,数量也足够多,这时侧支循环就可以起到充分提供冠脉血供的作用。除此之外,即使在冠脉造影正常的患者中,也会有 20% 的患者存在侧支循环,这说明正常情况下冠脉之间就存在交通支,这些交通支就是将来侧支循环发生的基础。在冠脉出现狭窄的情况下,这些交通支就会开放,形成侧支循环,起到提供血流、保护缺血心肌的作用。

2. 侧支循环形成的影响因素 临床决定心脏侧支循环的因素包括心肌缺血、压力阶差和切应力、生长因子。正常情况下,不同冠脉之间也存在着压力阶差,比如心室收缩时心肌深层的冠脉与心肌浅表冠脉之间就存在压力差,这种情况还可见于左右心室交界处(比如在右心室靠近室间隔的前壁与左心室和心尖之间)以及心房和心室交界处,这些部位的冠脉之间正常情况下都存在着压力阶差,也是形成侧支循环的最常见部位。

早期的研究显示,冠脉狭窄 <80% 时很少伴有冠脉造影显示的侧支循环,但当狭窄 >95% 后,几乎都会伴有侧支循环。由于冠脉狭窄所致的反复的、严重的心肌缺血已经被认为是刺激侧支循环形成的重要因素之一,但也有人认为心肌缺血本身不会促进侧支循环的发生及建立,认为压力阶差的持续存在是侧支循环形成的最重要的影响因素,由于冠脉狭窄的持续存在,造成狭窄冠脉远端血管内压力降低,这时侧支循环与狭窄冠脉远端之间的压力差增加,同时伴有侧支循环血流量的增加,而且原来存在的冠脉循环切应力增加,进一步通过刺激血管生长因子的增加来促进侧支循环的发生、发展;同时,侧支循环的内皮细胞会释放出血管内皮生长因子(vascular endothelial growth factor, VEGF),进一步促进侧支形成,但实际上,侧支循环的内皮细胞是由富含血氧的动脉血供应的,所以并不存在缺血的情况,因此血管内皮细胞释放出 VEGF 更可能是由于压力阶差刺激所致,而缺血引起 VEGF 等的释放的可能性比较小。临床研究显示,冠脉狭窄程度是侧支循环建立的决定性因素。

不同个体之间基因的不同可能也影响了侧支循环的生成,但这方面的研究很少。基因对侧支循环的影响主要是通过两个方面来实现的,一是通过影响最终是由哪个位置的侧支循环在临床上发挥作用;另一个是影响侧支循环对血流动力学的反应,也就是影响动脉血管的生成。代谢综合征患者往往会出现侧支循环功能不良现象,通过回归分析发现,除了冠状动脉闭塞时间外,空腹血糖及胰岛素抵抗的主要因素都与侧支循环不良有关。部分药物也会影响侧支循环,虽然他汀类药物对冠心病患者治疗非常有益,但最近研究显示,在正常胆固醇动物中应用阿托伐他汀后,供应梗死心肌的侧支循环灌注反而会下降,并且生长因子介导的微血管扩张作用也会降低。ACEI 类药物在动物实验中可以促进侧支循环的血流和侧支循环的重构,其机制主要是通过促进生血管基因来实现的。

3. 心脏侧支循环生成的过程 当冠状动脉出现严重狭窄或者完全闭塞后,首先出现的是原来的侧支血管血流量的增加,而不会伴随有其他改变,这个过程大约有 2 天时间,主要因为是细胞周期的缘故,另外,骨髓来源的细胞迁移并黏附到内皮细胞和聚集到血管外膜需要大约 1 天时间,这个过程中最具特征性的变化是内皮细胞和平滑肌细胞表型的变化,平滑肌细胞转变为合成型和增生型,同时血管通透性增加;在第二个过程中,主要的变化是内皮细胞和平滑肌细胞分裂明显增加,同时伴随有血管外基质吸收,这个过程被认为是血管发生(vasculogenesis)的过程,在这个过程中,内皮细胞分裂的明显增加要早于平滑肌细胞分裂1天左右；第三个过程是血管生成（angiogenesis），通过平滑肌细胞重新包绕和分泌血管外基质、胶原，从而形成了新生血管，除了内皮细胞外，血管周细胞（毛细血管）和平滑肌细胞（大血管）是这些新生血管成熟所必需的；最后是动脉血管的生成（arteriogenesis），也就是形成有功能的侧支循环，在这个过程中，伴随有最初参与血管重构但没有形成有功能的血管的吸收、闭塞以及功能的退化，只有那些直径稍微大一点的血管最终形成有功能的侧支循环，其他的则最终闭塞。

通常在冠脉完全闭塞后2周就可以看到侧支循环的出现，而且侧支循环通常出现在原来存在的小动脉基础上。这种发生在原来存在的侧支循环基础上的重构过程称为动脉血管生成。在冠心病患者体内，管径较大的侧支循环要比缺血心肌周围小的血管更能起到挽救存活心肌、防止心肌坏死的作用。侧支循环发生的基本过程是，当冠脉狭窄或完全闭塞后，病变远端压力下降，引起病变远端血流走行的重新分布，由此产生的压力牵张和切应力引起内皮细胞释放表达趋化因子、黏附分子以及生长因子，几天以后，循环中单核细胞黏附到侧支血管的内皮细胞引起炎症反应，基质降解，内皮细胞和平滑肌细胞增生，然后出现血管生长。

4. 心脏侧支循环的临床意义 临床研究已经证实，良好的侧支循环可以起到保护心肌的作用，降低心力衰竭的发生，提高冠心病患者的生存率。不仅如此，近年来非体外循环搭桥患者的研究显示，与无侧支循环的患者相比，虽然有侧支循环的患者术前心肌梗死发生率更高、射血分数更低，但两者5年生存率没有明显差别，而且，两组患者5年无心血管事件的概率相等，而手术中有侧支循环的患者ST-T改变反而较没有侧支循环的患者少，提示侧支循环对心肌缺血有保护作用。研究发现，有侧支循环的患者第一次手术后意识降低要比没有侧支循环的患者轻，这种保护作用可以一直持续到手术后5年。但对于急性心肌梗死患者而言，不论是否存在侧支循环，急诊PCI治疗后再灌注成功率、心肌梗死的大小、近期及远期预后并没有差异，显示基础状态下侧支循环对于急性心肌梗死患者可能没有保护作用。

（吴永健 赵 杰）

参 考 文 献

［1］韩雅玲，吕树铮，土金悦夫. 攻克CTO——慢性完全闭塞冠状动脉病变介入治疗［M］.北京：人民卫生出版社，2010：1-335.

［2］HANSEN J F. Coronary collateral circulation：clinical significance and influence on survival in patients with coronary artery occlusion［J］. Am Heart J, 1989, 117：290-295.

［3］REGIELI J J, NATHOE H M, KOERSELMAN J, et al. Coronary collaterals——insights in molecular determinants and prognostic relevance［J］. Int J Cardiol, 2007, 116（2）：139-143.

［4］葛雷，吴秩喆，葛均波. 逆向导引钢丝技术在慢性完全闭塞病变介入治疗中的应用［J］.中国介入心脏病学杂志，2014，22（6）：395-400.

［5］KUMBASAR D, AKYÜREK O, DINCER I, et al. Good collaterals predict viable myocardium［J］. Angiology, 2007, 58（5）：550-555.

［6］WUSTMANN K, ZBINDEN S, WINDECKER S, et al. Is there functional collateral flow during vascular occlusion in angiographically normal coronary arteries?［J］. Circulation, 2003, 107：2213-2220.

［7］POHL T, SEILER C, BILLINGER M, et al. Frequency distribution of collateral flow and factors influencing collateral channel development：functional collateral channel measurement in 450 patients with coronary artery disease［J］. J Am Coll Cardiol, 2001, 38：1872-1878.

［8］KOCAMAN S A, ARSLAN U, TAVIL Y, et al. Increased circulating monocyte count is related to good collateral development in coronary artery disease［J］. Atherosclerosis, 2008, 197（2）：753-756.

［9］吕树铮，赵全明. 动脉粥样硬化易损斑块的诊断和治疗［M］.北京：人民卫生出版社，2009：2-41.

［10］PARK H J, CHANG K, PARK C S, et al. Coronary collaterals：The role of MCP-1 during the early phase of acute myocardial infarction［J］. Int J Cardiol, 2008, 130（3）：409-413.

［11］LEE C W, STABILE E, KINNAIRD T, et al. Temporal patterns of gene expresSion after acute hindlimb ischemia in mice：

insights into the genomic program for collateral vessel development [J]. J Am Coll Cardiol, 2004, 43: 474-482.

[12] LOHR N L, WARLTIER D C, CHILIAN W M, et al. Haptoglobin expression and activity during coronary collateralization [J]. Am J Physiol Heart Circ Physiol, 2005, 288: H1389-H1395.

[13] HOCHBERG I, ROGUIN A, NIKOLSKY E, et al. Haptoglobin phenotype and coronary artery collaterals in diabetic patients [J]. Atherosclerosis, 2002, 161 (2): 441-446.

[14] RESAR J R, ROGUIN A, VONER J, et al. Hypoxia-inducible factor 1α polymorphism and coronary collaterals in patients with ischemic heart disease [J]. Chest, 2005, 128 (2): 787-791.

[15] MOUQUET F, CUILLERET F, SUSEN S, et al. Metabolic syndrome and collateral vessel formation in patients with documented occluded coronary arteries: association with hyperglycaemia, insulin-resistance, adiponectin and plasminogen activator inhibitor-1 [J]. Eur Heart J, 2009, 30 (7): 840-849.

[16] BOODHWANI M, MIENO S, FENG J, et al. Atorvastatin impairs the myocardial angiogenic response to chronic ischemia in normocholesterolemic swine [J]. J Thorac Cardiovasc Surg, 2008, 135 (1): 117-122.

[17] 葛均波. 冠状动脉慢性闭塞病变介入治疗2013——进展与病例分享 [M]. 北京: 人民卫生出版社, 2013: 4-41.

[18] REN J, LI H, PRIOR B M, et al. Angiotensin converting enzyme inhibition enhances collateral artery remodeling in rats with femoral artery occlusion [J]. Am J Med Sci, 2008, 335 (3): 177-187.

[19] PERERA D, KANAGANAYAGAM G S, SAHA M, et al. Coronary collaterals remain recruitable after percutaneous intervention [J]. Circulation, 2007, 115 (15): 2015-2021.

[20] 葛均波, 葛雷, 黄榕翀. 慢性完全闭塞病变介入治疗进展与展望 [J]. 心血管病学进展, 2007, 28: 165-167.

[21] SEILER C, BILLINGER M, FLEISCH M, et al. Washout collaterometry: a new method of assessing collaterals using angiographic contrast clearance during coronary occlusion [J]. Heart, 2001, 86: 540-546.

第四节 慢性完全闭塞病变介入治疗概述

CTO 病变相对较常见, 在接受择期冠状动脉造影检查的患者中占 15%~30%。CTO 病变定义为闭塞时间超过 3 个月的冠状动脉病变。通常有同侧或对侧的侧支循环供应 CTO 病变的远端血管。CTO 患者在运动负荷试验中通常表现出劳累性心绞痛或心肌缺血症状。因为良好的侧支循环可保持一定程度的心肌灌注和心肌活力, 因此休息状态下 CTO 患者不会出现心肌缺血。

在病理学方面, 急性心肌梗死的闭塞血管主要是由于新鲜的血栓造成的, 因此导丝容易通过; 与此相反, CTO 病变由纤维钙化性斑块组成, 导丝通过的阻力更大。与非 CTO-PCI 相比, CTO-PCI 的手术成功率较低。但是, 随着 CTO 专用导丝的改进以及相关技术 (例如逆向技术) 的不断进步, 手术成功率已显著提高, 有研究显示总体成功率已 >90%。

一、CTO 手术成功的预测因素

CTO 病变特征是手术成功的重要决定因素之一。与 CTO-PCI 较高成功率相关的临床和病变特征包括: 闭塞时间较短、功能性闭塞、病变长度 (<15mm)、锥形残端、闭塞段无侧支、无自身桥侧支以及无明显钙化。对 CTO 病变的解剖结构的熟悉了解非常重要, 特别是近段纤维帽、远端纤维帽以及 CTO 段弯曲程度。因此, PCI 治疗前的高质量冠脉造影检查很重要, 需进行多体位造影和双侧造影。

Morino 等学者介绍一种与病变特征相关的难度程度评分系统, 即基于一系列正向 PCI 治疗注册研究的 J-CTO 评分, 包括以下 5 个评分标准: 闭塞段长度 >20mm、闭塞段成角 >45°、闭塞段内有严重钙化、钝性残端以及既往尝试失败。符合上述 1 条标准记 1 分, 总分为 0~1 分的成功率 >90% (分别为 97.8% 和 92.3%), 而评分 >3 分的成功率仅为 73%。最近有学者提出可用于预测 CTO-PCI 手术成功率的 Euro CTO CASTLE 评分系统。该研究发现以下 6 个指标与手术失败直接有关: CABG 史、年龄、钝性残端、弯曲程度、闭塞段长度和钙化程度。

近年来, CTO 病变无创评估方法, 尤其是多层计算机断层扫描 (MSCT) 检查在预测 CTO-PCI 手术成功率方面也起到一定作用。例如,冠脉 CT 显像(CT-CA)评估 CTO 钙化程度和弯曲程度是最佳手段。对于明显钙化病变,初始策略使用硬度较大的导丝,例如 Conquest Pro 或 Miracle 12 导丝可能比亲水涂层导丝或中等硬度的导丝更有成效。

但是,由于逆向技术的应用,这些评分系统可能并不太重要,因为 CTO-PCI 手术成功率在很大程度上取决于术者的技巧和经验。

目前的 CTO-PCI 手术策略主要有 4 种:①正向导丝升级技术(antegrade wire escalation, AWE),包括平行导丝技术;②正向内膜下重回真腔技术(antegrade dissection and reentry, ADR);③逆向导丝升级技术(retrograde wire escalation, RWE);④逆向内膜下重回真腔技术(retrograde dissection reentry, RDR),包括反向 CART 技术。图 1-4-1 主要介绍结合以上 4 种治疗策略的"杂交"策略,在某一种策略尝试失败时,应及时转换至另一种策略。

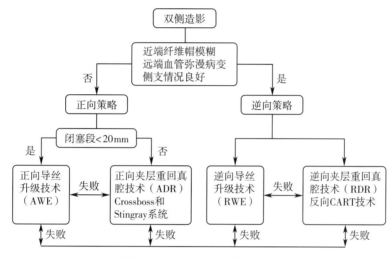

图 1-4-1　CTO-PCI 杂交策略

二、CTO 病变血运重建治疗的临床指征

对于狭窄 90% 病变行 PCI 治疗,几乎没人会反对;但对于单支血管 CTO 病变行 PCI 治疗却存有争议。这是由于早期经验表明,PCI 成功率较低,并且有更高的手术风险和更高的再狭窄率(药物洗脱支架时代之前)。在尝试介入治疗失败后,CTO-PCI 与死亡率增加相关,且目前是患者改为 CABG 的主要决定因素。此外,为了达到与 CABG 相同的完全血运重建疗效并改善长期预后的目的,需对多支 CTO 血管病变进行 PCI 治疗。

CTO-PCI 的适应证如下:①药物治疗无效的心绞痛;②功能学检查发现大面积可逆性心肌缺血;③改善左心室功能;④预防心源性猝死;⑤改善长期预后。

三、CTO-PCI 可改善心绞痛症状并缓解心肌缺血程度

尽管 CTO-PCI 的主要适应证是缓解心绞痛症状,但缺乏比较 CTO-PCI 和最佳药物治疗(optimal medical therapy, OMT)的随机对照试验(RCT)。一般认为,侧支循环丰富的 CTO 患者情况良好。然而 FFR 相关研究表明,在诱导高耗氧条件下,侧支循环的血流量不足以缓解局部缺血情况。1/3 的 CTO 患者存在供体动脉"窃血"现象,这进一步降低侧支循环的储备功能。因此,对于具有心绞痛症状的患者,对供应可逆心肌的 CTO 血管行介入治疗的疗效应该类似于开通次全闭塞病变。

在 COURAGE(Clinical Outcomes Utilizing Revascularization and Aggressive Drug Evaluation trial)研究中,OMT 或 PCI 治疗对局部缺血症状的改善与不良事件的减少相关。此外,注册研究显示,严重的心肌缺血症状是心源性死亡或每年心肌梗死发生率 >3% 的独立预测因子。一项纳入 13 项临床研究的荟萃分析显

示,成功开通 CTO 病变在降低患者死亡率、免于 CABG 和改善心绞痛症状等方面有获益,但在降低心肌梗死发生率方面无获益。

最近有 2 项随机对照试验比较 PCI 和最佳药物治疗(OMT)对 CTO 患者疗效,分别是 EUROCTO 和 DECISion-CTO 研究。EURO-CTO 试验是一项前瞻性开放标签研究,研究对象为 396 例随机接受 PCI 或 OMT 治疗(比例为 2∶1)的患者。主要终点设置为生活质量的改善,即西雅图心绞痛量表(SAQ)。PCI 组中 13.4% 的患者手术失败,而 OMT 组有 7.3% 接受 PCI 治疗。在随访 12 个月时,通过意向性分析,PCI 组患者的心绞痛频率和生活质量指标得到明显改善。PCI 组 71.6% 的患者报告心绞痛症状得到完全缓解,而 OMT 组仅有 57.8%(P=0.009)。两组的 1 年 MACCE 发生率相似。

另外的 DECISion-CTO 研究是一项比较 PCI 与 OMT(可选择性对非 CTO 病变行 PCI 治疗)的前瞻性、开放标签随机对照试验。5 年随访期的主要复合终点包括全因性死亡、非致死性心肌梗死、脑卒中或再次血运重建。OMT 组为 29.3%,而 CTO-PCI 组为 22.3%(P=0.11)。

四、CTO-PCI 可改善左心室功能和减少心源性猝死风险

一般来说,此类患者定义为既往无心肌梗死病史、基线存在局部室壁运动功能障碍和随访期血管通畅。有研究通过增强 MRI 检查和多巴酚丁胺负荷超声检测确定有无存活心肌。结果表明,如果有明确的存活心肌,CTO-PCI 成功开通血管对改善患者左心射血分数有明显获益。心肌厚度 <25% 坏死可预测恢复可能性,而 >75% 坏死则提示没有恢复可能。

有意思的是,侧支循环的存在并不能预测 CTO 血管开通后的恢复情况。这是因为侧支循环的存在并不取决于心肌存活情况,而是取决于小动脉之间的压力阶差。

与接受成功血管重建治疗的 CTO 患者相比,CTO-PCI 未成功的患者发生心源性猝死的可能性更高(2.7% vs. 0.5%)。猪模型研究显示,结扎 LAD 动脉后,5 个月时存活心肌更容易发生心室颤动和心源性猝死(死亡率为 49%)。在临床试验中,左室功能不全患者合并 CTO 病变与致死性室性心律失常风险的增加相关。进一步的研究则表明,左心功能不全患者接受 ICD 治疗后的死亡率有所改善,但接受外科血运重建后的却没有获益。

五、CTO-PCI 的急性围手术期并发症和长期临床疗效

CTO-PCI 的手术成功率和围手术期并发症在很大程度上取决于术者的经验和技巧。最近的一项纳入 65 项 CTO 研究、随访时间达 11 年、涉及 18 000 多名患者的荟萃分析表明,总体 MACE 发生率为 3.1%,其中包括 0.2% 的死亡风险、0.1% 的紧急 CABG 手术风险、<0.01% 的脑卒中风险以及 0.2% 的心肌梗死风险。明确的支架内血栓形成发生率为 0.4%~1.28%,可能的支架内血栓形成发生率为 1.99%。冠状动脉穿孔相对较常见(2.9%),其中 0.3% 会导致心脏压塞。据报道,造影剂肾病发生率为 3.8%。放射性损伤发生率很低(P<0.01%),这可能是由于未对患者进行充分记录或随访所致。

CTO-PCI 的长期临床疗效取决于开通血管的通畅性。一项纳入 4 394 名患者的荟萃分析表明,在 CTO 血管中使用 DES 支架可明显降低再次闭塞的风险(3%~4%;而 BMS 支架则为 10%~14%)和支架内再狭窄发生率(11% vs. 37%)。在 PRISON-Ⅱ(Primary Stenting of Totally Occluded Native Coronary Arteries trial)研究中,与 BMS 支架相比,西罗莫司药物洗脱支架可使 MACE 发生率降低 55%。这主要是因为可减少再次血运重建的发生率,但在减少死亡率、支架内血栓发生率或心肌梗死发生率方面无明显差别。腔内影像学确定最佳支架尺寸与第三代 DES 支架的使用相结合的方式具有潜在的长期获益,但仍有待研究证实。

六、CTO-PCI 当前指南推荐

2011 年 ACC/AHA/SCAI 介入治疗指南推荐由具有一定技术水平的术者对符合临床指征和合适病变特征的患者行 CTO-PCI 治疗(2A 类推荐,B 级证据)。

2014 年欧洲心脏病学会和欧洲心胸外科手术协会关于冠脉血运重建的指南建议,对于在相应的心肌区域预期缺血程度可减少和 / 或心绞痛症状可缓解的患者,应考虑行 CTO-PCI 治疗(2A 类推荐,B 级证据)。该指南建议采用初始正向策略。如果尝试失败,则应考虑逆向策略,或者对于某些特定患者初始采用逆向策略(2B 类推荐,C 级证据)。

2017 年 ACC/AATS/AHA/ASE/ASNC/SCAI/SCCT/STS 适用性标准(Appropriate Use Criteria, AUC)取消了将 CTO 病变单独列为一种临床类别。目前,无论是否为 CTO 病变,都需要确定是否符合稳定性缺血性心脏病血运重建的指征。无论是 CTO 病变,还是严重狭窄病变,其血运重建指征应基于症状、抗心绞痛药物的程度以及心肌缺血的风险而综合作决定。

七、总结

CTO-PCI 是 PCI 治疗的最后堡垒。在过去的 10 余年间,其手术成功率逐渐提高,这主要归功于日本同行提出的逆向技术和导丝等专门器械的改进。已有确切的证据表明,CTO 患者在成功 PCI 开通后可明显减少心绞痛症状,且生活质量能得到明显改善。虽然目前缺少诸如改善患者生存率和心肌梗死发生率之类的硬终点数据,指南建议对 CTO 患者行 PCI 治疗。病例入组速度虽然具有一定挑战性,但只有更大样本的随机临床试验才能进一步明确这些问题。

（陈源昇　陈豫生　著,吴开泽　译）

参 考 文 献

[1] FEFER P, KNUDTSON M L, CHEEMA A N, et al. Current perspectives on coronary chronic total occlusions: the Canadian Multicenter Chronic Total Occlusions Registry[J]. J Am Coll Cardiol, 2012, 59(11): 991-997.

[2] STONE G W, KANDZAKI D E, MEHRAN, et al. Percutaneous recanalization of chronically occluded coronary arteries[J]. Circulation, 2005, 112(15): 2364-2372.

[3] SIANOS G, BARTIS P, DI MARIO C, et al. European experience with the retrograde approach for the recanalisation of coronary artery chronic total occlusions. A report on behalf of the Euro CTO club[J]. EuroIntervention, 2008, 4(1): 84-92.

[4] SIANOS G, WEINER G S, GALESSI A R, et al. Recanalisation of chronic total coronary occlusions: 2012 consensus document from the EuroCTO club[J]. EuroIntervention, 2012, 8(1): 139-145.

[5] KATSUGARAGAWA M, FUJIWARA H, MIYAMAE M, et al. Histologic studies in percutaneous transluminal coronary angioplasty for chronic total occlusion. Comparison of tapering and abrupt types of occlusion and short and long segments[J]. J Am Coll Cardiol, 1993, 21: 604-611.

[6] KARACSONYI J, KARMPALIOTIS D, ALASWAD K, et al. Impact of calcium on chronic total occlusion percutaneous coronary interventions[J]. Am J Cardiol, 2017, 120(1): 40-46.

[7] MORINO Y, ABE M, MORIMOTO T, et al. Predicting successful guidewire crossing through chronic total occlusion of native coronary lesions within 30 minutes. The J-CTO (Multicenter CTO registry in Japan) score as a difficulty grading and time assessment tool[J]. JACC Cardiovasc Interv, 2011, 4: 213-221.

[8] SZIJGYARTO Z, RAMPAT R, WERNER G S, et al. Validation of a chronic total occlusion intervention procedureal success score from the 20, 000-patient EuroCTO registry. The EuroCTO (CASTLE) Score[J]. JACC Cardiovasc Interv, 2019, 12: 335-342.

[9] HOE J. CT coronary angiography chronic total occlusions of the coronary arteries: how to recognize and evaluate and usefulness for planning percutaneous coronary interventions[J]. Int J Cardiovasc Imaging, 2009, 25 Suppl 1: 43-54.

[10] WERNER G S, SURBER R, FERRARI M, et al. The functional reserve of collaterals supplying long-term chronic total coronary occlusions in patients without prior myocardial infarction[J]. Eur Heart J, 2006, 27(20): 2406-2412.

[11] BODEN W E, O' ROURKE R A, TEO K K, et al. Optimal Medical Therapy with or without PCI for Stable Coronary Disease[J]. N Engl J Med, 2007, 356(15): 1503-1516.

[12] WERNER G S, MARTIN-YUSTE V, HILDICK-SMITH D, et al. A randomised multicentre trial to compare revascularization

with optimal medical therapy for the treatment of chronic total coronary occlusions[J]. Eur Heart J, 2018, 39: 2484-2493.

[13] LEE S W, LEE P H, AHN J M, et al. Randomised trial evaluating percutaneous coronary intervention for the treatment of chronic total occlusion[J]. Circulation, 2019, 139: 1674-1683.

[14] BAKS T, VAN GEUNS R J, DUNCKER D J, et al. Prediction of left ventricular function after drug-eluting stent implantation for chronic total occlusions[J]. J Am Coll Cardiol, 2006, 47(4): 721-725.

[15] KIRSCHBAUM S W, BAKS T, VAN DEN ENT M, et al. Evaluation of left ventricular function three years after percutaneous recanalization of chronic total occlusions[J]. Am J Cardiol, 2008, 101(2): 179-185.

[16] GODINO C, BASSANELLI G, ECONOMOU F I, et al. Predictors of cardiac death in patients with coronary chronic total occlusion not revascularized by PCI[J]. Int J Cardiol, 2013, 168(2): 1402-1409.

[17] MOSS A J, HALL W J, CANNOM D S, et al. Improved survival with an implanted defibrillator in patients with coronary artery disease at high risk of ventricular arrhythmia. Multicenter Automatic Defibrillator Implantation Trial Investigators[J]. N Engl J Med, 1996, 335(26): 1933-1940.

[18] BIGGER J T. Prophylactic use of implanted cardiac defibrillators in patients at high risk for ventricular arrhythmias after coronary artery bypass graft surgery. Coronary Artery Bypass Graft (CABG) Patch Trial Investigators[J]. N Engl J Med, 1997, 337(22): 1569-1575.

[19] PATEL V G, BRAYTON K M, TAMAYO A, et al. Angiographic success and procedural complications in patients undergoing percutaneous coronary chronic total occlusion interventions. A weighted meta-analysis of 18,061 patients from 65 studies[J]. JACC Cardiovasc Interv, 2013, 6(2): 128-136.

[20] VALENTI R, VERGARA R, MIGLIORINI A, et al. Predictors of reocclusion after successful drug-eluting stent-supported percutaneous coronary intervention of chronic total occlusion[J]. J Am Coll Cardiol, 2013, 61(5): 545-550.

[21] COLMENAREZ H J, ESCANED J, FERNANDEZ C, et al. Afficacy and safety of drug-eluting stents in chronic total occlusion recanalization. A systematic review and meta-analysis[J]. J Am Coll Cardiol, 2010, 55(17): 1854-1866.

[22] RAHEL B M, LAARMAN G J, KELDER J C, et al. Three-year clinical outcome after primary stenting of totally occluded native coronary arteries. A randomized comparison of bare-metal stent implantation with sirolimus-eluting stent implantation for the treatment of total coronary occlusions(PRISON Ⅱ study)[J]. Am Heart J, 2009, 157(1): 149-155.

[23] LEVINE G N, BATES E R, BLANKENSHIP J C, et al. 2011 ACCF/AHA/SCAI Guideline for Percutaneous Coronary Intervention. A report of the American College of Cardiology Foundation/American Heart Association Task Force on Practice Guidelines and the Society for Cardiovascular Angiography and Interventions[J]. J Am Coll Cardiol, 2011, 58(24): e44-e122.

[24] WINDECKER S, KOLH P, ALFONSO F, et al. 2014 ESC/EACTS Guidelines on myocardial revascularization. The Task Force on Myocardial Revascularization of the European Society of Cardiology(ESC) and the European Association for Cardio-Thoracic Surgery(EACTS) Developed with the special contribution of the European Association of Percutaneous Cardiovascular Interventions(EAPCI)[J]. Eur Heart J, 2014, 35: 2541-2619.

[25] PATEL M R, CALHOON J H, DEHMER G J, et al. ACC/AATS/AHA/ASE/ASNC/SCAI/SCCT/STS 2017 Appropriate Use Criteria for Coronary Revascularization in Patients with Stable Ischemic Heart Disease: A Report of the American College of Cardiology Appropriate Use Criteria Task Force, American Association for Thoracic Surgery, American Heart Association, American Society of Echocardiography, American Society of Nuclear Cardiology, Society for Cardiovascular Angiography and Interventions, Society of Cardiovascular Computed Tomography and Society of Thoracic Surgeons[J]. J Am Coll Cardiol, 2017, 69: 2212-2241.

第二章 器 械 篇

第一节 CTO 指引导管的选择和操作要点

CTO 需要清晰的器械选择和技术操作思路,指引导管(guiding catheter)选择是 CTO 手术顺利进行和手术成功率提高的首要步骤。指引导管是支持和传送器械和血流动力学检测的基本管道,由于 CTO 病变为高阻力复杂病变,术中输送器械多,需要提供一个高稳定性、强支撑力的操作平台,而指引导管则是 CTO 操作平台的基石。

CTO 指引导管的选择需要支撑力强、稳定性高、同轴性好,兼顾安全性。宜充分预估病变特征,结合血管解剖特征,根据术者自身特点选择合适的指引导管。对各种指引导管性能的充分了解、对各种病变特点的详尽评估,是指引导管合理选择的基础。

一、指引导管的支撑力

CTO 操作平台的支撑力和稳定性主要来源于指引导管。CTO 介入器械常硬且外形偏大,支撑力强是器械前行的基础。操作过程中的导丝穿透、微导管跟进、球囊支架成功通过迂曲动脉和坚硬病变均需要强支撑力;逆向操作、ADR 操作时则需更强的支撑平台。强支撑力的指引导管主要指 Amplatz、EBU/XB 系列等长头导管。

指引导管的支撑力由被动支撑力和主动支撑力共同获得。被动支撑力是指置入导管自身性能(形状或材质等)等获得的支撑性。取决于 3 个要素:①指引导管直径(直径越大,支撑力越强);②指引导管与主动脉壁夹角(越接近 90°,支撑力越强);③指引导管与对侧主动脉壁/窦底接触面积(面积越大,支撑力越强)。EBU、Amplatz 等长头导管更符合上述要素而具有更强被动支撑。主动支撑力是指术者操控(主要是深插或深坐)所获得的额外的支撑力。

在获得强支撑力的同时,要兼顾稳定性、同轴性和安全性。导管头端形状和长度与血管起始段形状和解剖的相配度更高,则稳定性更好。高稳定性平台方能精准操控。若导管头端持续跳动不稳,则导丝和器械操作不稳,阻碍器械的精准操控和定向。导管同轴性好有助于获得高稳定平台。但有时为获得强支撑力,术者常主动操控导管深坐窦底,此时可能牺牲部分同轴性;同轴性差时,应注意避免导管顶在壁上损伤冠脉。强支撑力的长头导管更容易发生并发症,对术者的操控要求更高,应注意血管起始段解剖走行与指引导管头端形状/直径等。主动深插时,在导丝和球囊辅助下可更同轴进行,在获得额外支撑力的同时,减少冠脉损伤。

二、指引导管支撑力不足时的处理策略

由于 CTO 病变坚硬,即使强支撑力导管,操作平台可仍稳定性与支撑力不够,此时除深插/深坐等操作增加主动支撑外,一些特殊器械或操作技巧可增强系统平台支撑力,包括 Guidezilla 或 Guideliner 延长导管、字母导管、球囊锚定技术、双导丝技术及长鞘固定指引导管等,简述如下。

1. Guidezilla/Guideliner 延长导管　是目前应用最多的加强指引导管支撑力的策略。该类延长导管均为快速交换的设计,能够通过标准长度的导丝前送,从指引导管延伸出来并深插入冠脉,为器械前送提供支撑性和同轴性,简单易行。

2. 子母导管　如 5-in-6(7)指引导管加强技术。为稳定支持导管,在现用的指引导管中插入另一尺径更小的指引导管,以延长指引导管的头端并加强支撑性。子导管进入靶血管前,宜先将一球囊前置引导,以避免血管损伤。

3. 长鞘固定指引导管　换用长鞘是加强指引导管的支撑性和稳定性的有效方法。长鞘提供的支撑力主要取决于它与指引导管头端的距离(距离越小,提供支撑力越强),股动脉入路时,若使用金属长鞘,支撑更强。

4. 锚定球囊固定导管　靶血管近端存在分支血管时,可将相应直径的球囊插入到该分支内并充盈锚住导管。当伴有大的分支(如左冠状动脉前降支或旋支)已有支架植入时,球囊锚定于支架处更为安全有效。

5. 球囊协助下导管深插　CTO 病变难以通过时,若 CTO 近端管腔内有一定空间,可送入 OTW 等球囊并充盈,为导丝头端操作提供更好的支撑力;同时轻轻回撤已充盈的球囊,则可实现指引导管深插,操作时注意减少近端血管损伤。

6. 双导丝技术稳定导管　将第二根导丝(尤其是强支撑力导丝)前送至 CTO 病变近端分支内,支撑力低于球囊锚定,但可获得更好的同轴性。若导丝已通过病变,另加一根强支撑力导丝,双导丝可使迂曲的冠状动脉拉直,为器械的前送提供更强的支撑力。

三、指引导管的直径

CTO 操作时,大直径/内腔的导管可获得更强的被动支持、更好的扭力传导、更优的平台稳定性。内腔大的指引导管更利于较硬和大尺寸 CTO 特殊器械(如双腔微导管、IVUS 探头、旋磨和激光导管等)进入,同时一些 CTO 的特殊技术也更易实现。逆向介入时,前向指引导管需要大的内腔,逆向指引导管需要更大支撑力辅助器械通过侧支。应注意到大的指引导管也易引起压力嵌顿、冠脉损伤等并发症。因此,双侧指引导管时,术者常在供血血管旷置一根工作导丝以保护供血血管。齐头闭塞计划进行 IVUS 指导、合并钙化计划进行旋磨或激光治疗,以及计划同侧逆向介入治疗时,应尽可能选择大号指引导管(表 2-1-1)。

表 2-1-1　特殊器械与需要的指引导管直径*

直径(内径)	容纳器械能力
6F(0.071in)	1 IVUS+1 Wire/Finecross;2 Finecross 旋磨头 <1.75mm(1.75mm 或有阻力) 激光导管 0.9mm(1.4mm 或有阻力)
7F(0.081in)	1 IVUS+1 Finecross/Corsiar 旋磨头 <2.0mm 激光导管 1.4mm、1.7mm
8F(0.090in)	1 IVUS+1 Finecross/Corsiar/Crusade 旋磨头 <2.25mm(2.25~2.5mm 磨头则需更大尺径) 激光导管 2.0mm;冠脉定向旋切

注:*以 Medtronic 导管为例(同一外径具备更大内腔)。

经由股动脉入路时,指引导管的直径选择空间更大,而由于桡动脉薄壁鞘的应用,使得桡动脉入路时也可选择 7F 导管。指引导管在主动脉内贴壁走行时存在着自然弯曲,桡动脉途径与股动脉途径弯曲程度略有不同,升主动脉迂曲宽大时,股动脉路径常较桡动脉路径的支撑性更高。CTO 手术时,常选择右桡+右股入路进行操作,或根据情况选择双桡或双股入路。与右桡入路相比,经左桡入路送 AL 导管至右冠状动脉的同轴性和支撑力差;因此,右桡入路更适合送 AL 指引导管到右冠状动脉。一般而言,更宽大的主动脉弓需要选择更大号的指引导管以增强支撑力。升主动脉直径 <3.5cm 或垂位心时,选择小一号指引导管;升主动脉迂曲扩张 >4.0cm 或横位心时,应选大号的指引导管。

四、指引导管的选择

1. **靶血管为左冠状动脉**　左冠状动脉 CTO 时,长头指引导管是多数术者的优先选择。左主干长,可选 EBU/XB/SPB、AL 等导管,一般而言,大号导管可获得更强的支撑。若左主干短或共开口时,EBU 及 AL 可选小号并注意操作的安全性。开口位置高的左主干,宜选偏小的指引导管,高开口左主干 AL 常易操作入冠。旋支开口位置靠下或成锐角时,也可使用 AL 导管。

2. **靶血管为右冠状动脉**　右冠状动脉 CTO 时,AL(0.75、1.0)是多数术者的优先选择,其次 XB-RCA,有时 JL 也可为右冠状动脉提供较强的支撑力。就支撑力而言,AL 导管 >XB-RCA 导管 >SAL 导管 >JR 导管。SAL 和 JR 导管入冠浅、支撑差,但开口病变致长头导管不易钩挂时,可考虑选择,同时合用 Guidezilla 等器械增强系统平台支撑。右冠状动脉"牧羊鞭样"开口或起始段向上时可选择 AL 导管,挂靠困难时,可选 XB-RCA;右冠状动脉起始段向下及异位开口时,常选 AL,但近端严重病变时操作宜谨慎。

3. **特殊情况**　冠脉起源异常时,左冠状动脉起源于右窦时可选 AL、AR 和 MP 导管,右冠状动脉起源于左窦时可选 AL、大号 JL 和 MP 导管。桥血管常选择的导管包括静脉桥(AL 导管、MP 导管、JR 导管、HS 导管等)、内乳动脉桥(LIMA 导管、JR 导管)等。

五、CTO 常用指引导管的特性与选择要点

1. **EBU/XB/SPB 导管**　EBU 导管稳定性/同轴性好(头端长而直)、支撑力强(整体紧贴对侧主动脉壁),操控性好,适用于多数左冠状动脉系统。EBU 提供 3 种支撑模式,包括对侧支撑模式、对侧壁 + 窦底支撑模式、α 支撑模式。EBU 等长头导管易于深插或超选,因此钩挂后应注意压力嵌顿,同轴性差时可在冠脉内预置工作导丝/球囊后通过提拉/旋转以调整同轴性,一般而言,轻微顺钟向前送时对前降支更同轴,逆钟向后撤时对回旋支更同轴。左主干极短/共干或开口病变时,EBU 操作应注意安全,高开口的左冠状动脉较难成功。瘦小的女性及高左冠状动脉开口时,EBU 宜偏小以防深插。XB 及 SPB 导管设计与性能与 EBU 导管相似。

2. **Amplatz 导管**　AL 导管稳定性/同轴性高(头端长而入冠深),支撑力强(稳坐窦底并紧贴对侧主动脉壁),适用于开口高位或偏前/偏后的左冠状动脉系统,大多数起源正常或异常的右冠状动脉系统。超高冠脉开口(升主动脉窦管脊以上)时,AL 是最佳选择;相反,右冠状动脉开口很低(开口窦底伴窦小)时,AL 则不易到位。由于 AL 导管的头端略指向下,如操作不当,易致导管嵌顿、开口损伤,甚至主动脉夹层。AL 撤出时,不要直接回拉导管,尤其底弯低于冠脉开口平面时,宜轻送导管,使头端退至冠脉开口,并旋转使头端离开开口后撤出;在撤出球囊/微导管的同时,垫付球囊于 AL 导管头端一同撤出则更安全;一旦导管头端抵在血管下方内膜不安全时,可前送球囊,使导管头端抬起并撤出指引导管。当开口病变时,使用短头 AL 导管可减少冠脉开口损伤的风险。AR 第二弯较 AL 小,被动支撑力弱于 AL,仅用于 RCA "牧羊鞭样"开口。

3. **XB-RCA 导管**　支撑力和稳定性逊于 AL(第一弯较 AL 更平缓、入冠相对浅),兼顾被动与主动支撑,易于操控,深插相对安全。XB-RCA 适用于起始段向上或水平等多种右冠状动脉开口形态。

4. **SAL 导管**　头端比 AL 短 6~8mm,被动支撑较差、无法深坐获得主动支撑。当右冠状动脉开口病变而不易钩挂或难度较低仅需较短同轴段时可选尝试,复杂 CTO 病变不推荐。SAL 和 JR 导管支撑力不足时,可选择字母导管/延长导管等其他方式以加强支撑。

5. **其他指引导管**　多功能 MP 导管适用左、右静脉桥血管或高位左主干开口及向下右冠状动脉开口,LIMA 指引导管适用于开口向上的桥血管、右冠状动脉和左冠状动脉桥血管等。短头(Short Tip,ST)和侧孔(Side Hole,SH)导管在 CTO 操作中应用少,主要在左主干/右冠状动脉开口病变时尝试。

六、指引导管的特殊考虑

1. **"乒乓"指引导管**　复杂冠脉介入特别是需要同侧逆向开通 CTO 时,使用"乒乓"指引导管可以化

繁为简。此时择另一径路置入另一指引导管进行操作,避免使用原指引导管交换器械或体外化造成的拥堵。使用两个指引导管时,单指引导管容纳较困难的多介入器械的移动也将更加顺畅。

2. **短指引导管** 当操作路径过长,尤其是需要通过长的心外膜侧支或者长的内乳动脉或大隐静脉桥血管进行治疗时,常规指引导管可能过长,此时可使用短指引导管或尾端接一小号的短鞘自制短指引导管。随着加长微导管及球囊导管等器械的出现,短指引导管应用减少。

3. **侧孔指引导管** 大尺径导引导管影响冠脉血流或合并开口病变时,为减少压力嵌顿,有术者使用 SH 侧孔导管或自制侧孔导管。应当指出,侧孔导管并不降低冠脉损伤的风险,且造影剂通过侧孔外漏,增大用量而不易获得满意的造影图像。自制侧孔时,可增加器械剐蹭阻力,导致器械推送困难甚至毁形,不建议常规使用。

4. **无鞘指引导管** 为了减少对穿刺路径血管的损伤,日本专家设计了无鞘(sheathless)指引导管。7F 大尺径无鞘导管可应用于桡动脉路径,而不增加桡动脉闭塞等并发症。随着 7F 薄壁鞘的出现,无鞘指引导管的应用减少。

5. **双侧指引导管钩挂顺序** 双侧指引导管时,可先钩挂操纵性要求高的导管,以避免相互干扰。钩挂右冠状动脉导管(通常为 AL)时,如已提前挂靠左冠状动脉导管,为避免干扰,可在左冠状动脉预留导丝或将左冠状动脉导管轻提后,再钩挂右冠状动脉。双侧造影打造影剂时,宜先注射逆向供血血管、后注射 CTO 靶血管以保证安全。

6. **导丝通过病变后更换指引导管** 导丝通过 CTO 病变后,若需更换指引导管,可插入 0.035in 300cm 长导丝,并退出原 0.014in(1in=0.025 4m)上的微导管或球囊,进行指引导管更换。将原指引导管撤出而不使 0.014in 导丝脱出病变,透视下保持导丝固定不动情况下将指引导管尾端退到导丝尾端,缓慢将指引导管移出鞘管(若尾端接注射器并持续注射液体,有助于原指引导管移出)。新指引导管可沿两根导丝(通过病变的 0.014in 导丝和 0.035in 导丝)前行到达升主动脉,此时撤出 0.035in 导丝,将小型号(1.25mm 或 1.5mm)的球囊导管插入,即可沿此轨道前送和插入新的指引导管。

七、指引导管相关并发症

1. **导管压瓣** 若 CTO 操作过程中发生动脉血压下降,应想到指引导管压瓣,导致急性主动脉瓣反流的可能。EBU、AL 等长头指引导管,尤其在深坐窦底时,可压瓣造成主动脉瓣无法闭合,导致急性主动脉瓣关闭不全,大量主动脉血液倒回左室,动脉舒张压或收缩压/舒张压同时下降。突然发生的动脉血压突降或伴心动过速,尤其升压、补液处理效果欠佳时为提示信号,轻提导管解除压瓣,动脉血压即可恢复。

2. **导管嵌顿** 强支撑力导管(导管直径大或同轴性差),或冠脉(左主干/右冠状动脉)开口病变时,可发生导管嵌顿、压力衰减。大腔导管与小冠脉开口的口径不匹配也是压力衰减的重要原因。逆向供血血管一旦发生导管嵌顿,将诱发整体血流动力学不稳定,因此 CTO 介入时,供血血管需要重点保护,一般可置入导丝或带球囊保护。正向靶血管发生导管嵌顿时,对血流动力学的影响取决于近端有无重大生理意义的分支。双侧压力检测时,常会发生正向靶血管压力嵌顿,而逆向供血血管压力却正常稳定,此时整体血流动力学稳定而不必担忧;特别是靶血管为右冠状动脉而近端无重大生理意义分支时,血流动力学无影响的嵌顿,患者常可耐受,无需特殊处理。有时在 ADR 操作时,术者会主动造成导管(或子导管/延长导管)嵌顿,旨在阻断靶血管冠脉入口的前向血流,减少血肿。

3. **冠脉开口损伤** 冠脉开口损伤易发生于开口病变或导管同轴性差时,尤其 AL、EBU 等长头强支撑导管,当需要深插/深坐导管获得主动支撑时,应注意避免冠脉壁损伤。导管同轴性差时,强力推注造影剂的前向压力常是导致开口夹层损伤甚至逆行撕裂至主动脉夹层的根源。导管压力变化时禁推造影剂,开口病变压力衰减时,即使小剂量造影剂推注也可能损伤血管,导致灾难性的血管夹层。为防止冠脉开口损伤,可于主动脉窦内预先旷置一根刹车导丝保护;而对于逆向供血血管,宜常规置入导丝保护,一旦出现问题,便于迅速应对。开口有病变或同轴性差时,可垫付球囊或微导管保护以增加安全性。冠脉开口发生夹层时,通常需要植入支架,应在术毕撤出导丝前确认双侧冠脉开口是否损伤(图 2-1-1,图 2-1-2)。

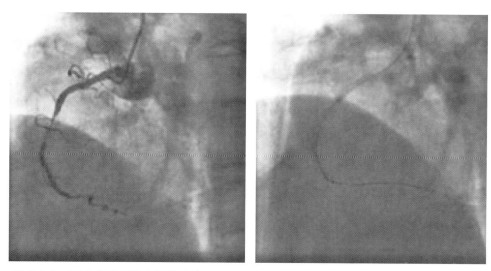

图 2-1-1　CTO 靶血管为右冠状动脉，JR 4.0 造影导管同轴性差，导管顶在壁上易损伤冠脉。介入操作时选择 7F AL 1.0 指引导管获得良好的同轴性和支撑力，成功开通右冠状动脉 CTO

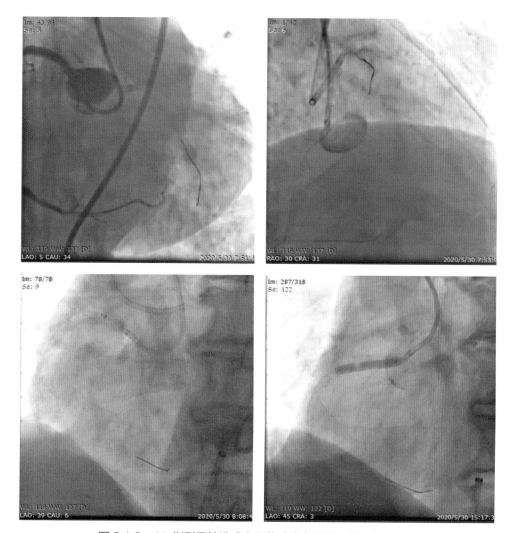

图 2-1-2　AL 指引导管造成右冠状动脉夹层逆行撕至主动脉窦

4. 指引导管血栓形成　CTO 常合并迂曲、钙化、弥漫长病变等，操作耗时长，双侧指引导管长时间置于冠脉内，同时较多大尺寸专用器械容纳在指引导管内，易于发生导管内血栓形成。一旦供血血管发生血栓形成，将导致灾难性后果。因此，定时检测 ACT 尤为重要，切忌长时间只关注操作而忽略 ACT 监测，并及早发现肝素抵抗或外周注射部位肝素外渗等未达标的危险境况。器械较多时，要定时放血并冲洗指引导管。在操作过程中，需时刻注意指引导管压力变化；一旦系统压力出现问题，亦要想到导管内血栓形成的可能，禁止推注造影剂使导管内血栓推入冠脉。一旦发生，退出并更换导管或采用"乒乓"指引导管替换是明智的选择。

5. 指引导管扭折　桡 / 髂动脉迂曲时，导管旋转可使指引导管扭折，压力曲线消失，甚至外周大血管的穿孔或损伤。此时试图回撤扭折的指引导管是错误的操作。应将指引导管前送，将扭折段送达一个宽阔区域，并将 0.035in 导丝插入指引导管内，反向旋转的同时前送导丝，解开扭折导管的打结缠绕，拉直并撤出。

CTO 靶血管为 LAD，靶血管左冠状动脉选择 7F EBU3.5 指引导管，逆向右冠状动脉供血血管选择 7F AL1.0 指引导管。术前双侧造影时，AL1.0 同轴性差（抵在右冠状动脉下壁），在推注造影剂时，右冠状动脉损伤夹层并逆行撕至主动脉窦，开通 LAD，于右冠状动脉开口至近段植入支架 1 枚，患者平稳出院（图 2-1-2）。

CTO 靶血管为 RCA，老年女性闭塞段钙化严重但远端血管条件尚可，拟行 ADR 开通。8F AL1.0 在右冠状动脉开口深插造成嵌顿减少血肿，有创血流动力学监测提示右冠状动脉导管嵌顿，但左冠状动脉指引导管提示整体血压正常，患者血流动力学稳定，Crossboss/Stingray 系统完成 ADR，完成 ADR 撤出系统时发现血栓形成，采用"乒乓"指引导管置换后完成手术（图 2-1-3）。

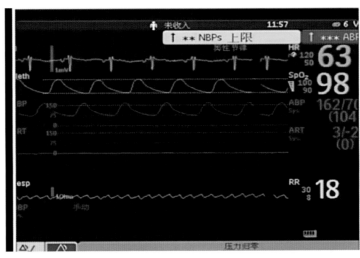

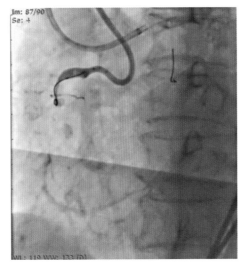
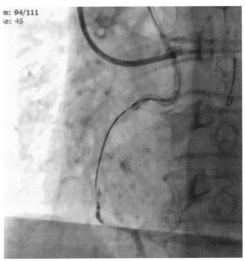

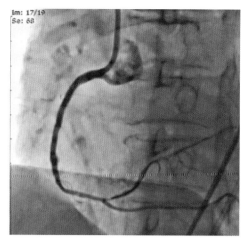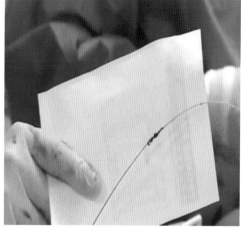

图 2-1-3　AL 1.0 导管主动嵌顿下 ADR 完成右冠状动脉 CTO

（卜　军）

参 考 文 献

［1］WU E B, BRILAKIS E S, MASHAYEKHI K, et al. Global chronic total occlusion crossing algorithm: JACC State-of-the-Art Review［J］. J Am Coll Cardiol, 2021, 78（8）: 840-853.

［2］KARACSONYI J, VEMMOU E, NIKOLAKOPOULOS I, et al. Current challenges and prevention strategies for chronic total occlusion（CTO）complications［J］. Expert Rev Cardiovasc Ther, 2021, 19（4）: 337-347.

［3］DAWSON K, CHENEY A, HIRA R S, et al. Toolbox for coronary chronic total occlusion percutaneous coronary intervention［J］. Interv Cardiol Clin, 2021, 10（1）: 25-31.

［4］MOYNAGH A, GAROT P, LEFÉVRE T, et al. Angiographic success and successful stent delivery for complex lesions using the Guideliner five-in-six system- a case report［J］. Am Heart Hosp J, 2011, 9（1）: E44-E47.

［5］GALASSI A, GRANTHAM A, KANDZARI D, et al. Percutaneous treatment of coronary total occlusion part 2: technical approach［J］. Interv Cardiol, 2014, 9（3）: 201-207.

［6］WANG Y, ZHANG X J, ZHAO H W, et al. Active retrograde extra backup with a mother-and-child catheter to facilitate retrograde microcatheter collateral channel tracking in recanalization of coronary chronic total occlusion［J］. J Interv Cardiol, 2020, 2020: 4245191.

［7］HIROKAMI M, SAITO S, MUTO H, et al. Anchoring technique to improve guiding catheter support in coronary angioplasty of chronic total occlusions［J］. Catheter Cardiovasc Interv, 2006, 67（3）: 366-371.

［8］COLA C, MIRANDA F, VAQUERIZO B, et al. The Guideliner™ catheter for stent delivery in difficult cases: tips and tricks［J］. J Interv Cardiol, 2011, 24（5）: 450-461.

［9］KUMAR S, GOROG D A, SECCO G G, et al. The Guideliner "child" catheter for percutaneous coronary intervention-early clinical experience［J］. J Invasive Cardiol, 2010, 22（10）: 495-498.

［10］SARKAR K, SHARMA S K, KINI A S, et al. Catheter selection for coronary angiography and intervention in anomalous right coronary arteries［J］. J Interv Cardiol, 2009, 22（3）: 234-239.

第二节　CTO 导丝介绍

CTO 逆向介入治疗对导丝的选择原则实际和正向操作时大同小异，即根据不同的病变特征、不同的血管部位及解剖形态以及不同的操作阶段来选择性能各异的导丝。当然，术者的技术特征及个人喜好也常常影响导丝的选择。总的来说，要做好逆向介入治疗，在不同的操作阶段，选择正确、合适的导丝，对手术的安全性、成功率及手术效率都有较大的影响。因此,要成为一名成功的 CTO 术者,必须充分了解不同导丝的构造与性能,通过体外模型及实战操作全面体会导丝的表现及触觉反馈,然后结合自己的技术特点和技术水平,以及前面所述导丝选择的一般原则来选择合适的导丝。

一、导丝的基本构造

导丝的重要组件包括芯丝、弹簧圈及护套、涂层等,这些组件的材质及制作工艺共同决定了导丝在冠状动脉中的性能和表现(图 2-2-1)。

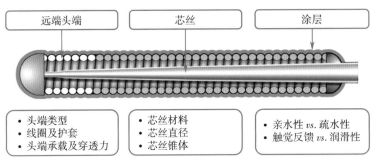

远端头端	芯丝	涂层
• 头端类型 • 线圈及护套 • 头端承载及穿透力	• 芯丝材料 • 芯丝直径 • 芯丝锥体	• 亲水性 vs. 疏水性 • 触觉反馈 vs. 润滑性

图 2-2-1　导丝的基本结构

1. 导丝的芯丝　芯丝材料、直径和锥体的设计与构造共同影响着导丝的扭控反应性、支撑力、柔顺性及跟踪性。导丝的芯丝通常由不锈钢、镍钛合金或两种材料的特定组合构成。不锈钢芯丝的优点是扭控反应、支撑力和推送性比较好,易于塑形。缺点是柔顺性及抗扭性不如镍钛合金,更易损坏变形。镍钛合金的优点是抗扭性、柔顺性和形状保持性优异,耐用。缺点是输送支撑力不足、更易发生缠绕,更难塑形。几乎所有冠脉导丝的外径均为 0.014in。头端直径越小,导丝柔顺性越佳,在复杂迂曲解剖结构中的扭控性越佳,但支撑力不足。芯丝锥体的类型及长度连同芯丝直径一起影响着导丝通过迂曲解剖结构的支撑力、易脱垂性、跟踪性和操控性。长锥体芯丝不容易发生脱垂,增加支撑力,改善通过迂曲解剖结构的跟踪性,增强扭控性。

2. 导丝头外套　导丝的远端外套包括弹簧圈型和聚合物型。芯丝头端包裹弹簧圈,导丝触觉反馈更好。芯丝远端 30~40cm 套以塑料的多聚物外套,并加上亲水涂层使得导丝润滑性及通过性更好(图 2-2-2)。

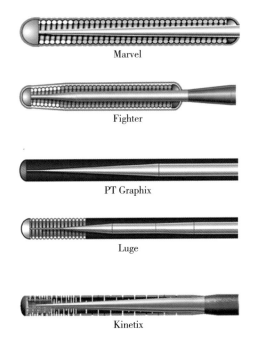

完整线圈头端
线圈缠绕在芯丝远端上
优点:头端弹性/触觉反馈

Marvel

套在弹圈上的聚合物护套
聚合物护套套在线圈上
优点:线圈提高头端弹性,聚合物护套提高通过性及器械输送顺畅性

Fighter

完整聚合物头端
聚合物护套套在芯丝远端上
优点:提高通过性及器械输送顺畅性

PT Graphix

线圈头端,聚合物护套
弹簧圈缠绕在远端头端上,聚合物护套套在芯丝上
优点:混合型设计提高远端头端的触觉反馈和弹性及器械输送顺畅性

Luge

微切口镍钛合金套筒
微切口镍钛合金套筒套在芯丝远端上
优点:提高精确的操控性

Kinetix

图 2-2-2　导丝头外套的类型及功能

3. **导丝涂层**　包括亲水涂层、疏水涂层及混合涂层。亲水涂层导丝与水结合形成光滑的凝胶,提高通过性和跟踪性,但降低触觉反馈。疏水涂层导丝润滑性不如亲水涂层导丝,阻力相对较大,但触觉反馈较好(图 2-2-3)。

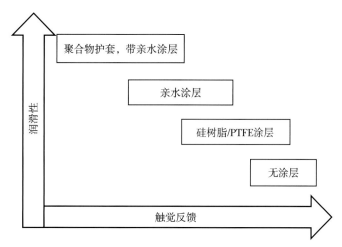

图 2-2-3　导丝涂层与导丝润滑性及触觉反馈的关系

二、CTO 逆向介入治疗常用的导丝及性能

用于 CTO 逆向介入治疗的各种导丝构造不同,性能各异。一种完美的导丝应兼具柔韧性、操控性、润滑性、触觉反馈、支撑性,但实际上没有一种导丝能符合以上所有条件,在实际操作中需根据病变性质选择不同导丝。

1. **Sion 系列导丝**　Sion 系列导丝为一体化复合核芯导丝,包括 Sion、Sion Blue、Sion Black 导丝。Sion 导丝 28cm 全亲水涂层,头端硬度 0.7g,前端较柔软,扭矩传递性较好,润滑性适中,具有良好的通过性。Sion Blue 为 1.5cm 硅油涂层及 18.5cm 亲水涂层,头端硬度 0.5g,支撑性好,安全性更高。Sion Black 导丝是一种聚合物护套型亲水涂层导丝,涂层长 40cm,头端硬度 0.8g,具有更强的润滑性及扭矩传递性,可用于普通工作导丝不能通过的高度扭曲、蛇形、螺旋形通道,用于逆向 CTO 侧支通道的通过。

2. **Suoh 03 导丝**　Suoh 03 导丝是一种 52cm 全亲水涂层外径 0.014in 的 19cm 线圈的导丝,头端负荷仅 0.3g,有头端预制形状和直头端两种。因头端非常软,塑形困难,建议尽量使用预塑形的导丝。从安全性角度讲,Suoh 03 导丝是心外膜通道首选导丝。对于间隔支血管蛇形迂曲,Sion 导丝难以通过时,可将 Suoh 03 导丝作为第二选择。操控 Suoh 03 导丝时,需以 360°顺时针及逆时针交替选择并在旋转导丝后稍做等待,避免过度旋转导致导丝扭曲、变形(图 2-2-4)。

3. **Fielder XT 系列导丝**　Fielder XT 系列导丝性能如表 2-2-1。XT-R 导丝润滑性好,易于通过细小及蛇形扭曲血管,因其前端较硬及润滑性好,也容易误入通道以外的细小血管,导致血管损伤或穿孔(表 2-2-1)。

4. **Gaia 系列导丝**　Gaia 系列导丝为锥形头端设计,可轻松进入 CTO 病变,Gaia 1 头端硬度 1.7g,Gaia 2 头端硬度 3.5g,Gaia 3 头端硬度 4.5g。头端的复合核芯技术及 1mm 小弯预塑形,使导丝在 CTO 病变内轻松操控并保持良好的头端塑形。Gaia 系列导丝有 40cm 亲水涂层,在微导管中亦可顺滑操控。头端球形帽处没有亲水涂层,以此降低穿孔风险(图 2-2-5)。

5. **Pilot 系列导丝**　聚合物护套和 Turbocoat® 亲水涂层具有出色的顺滑性和跟踪性,耐用性明显提高,单个标记距离头端 4.5cm 便于测量病变长度,Core-to-tip 头端和头端弹簧圈提供精确的触觉反馈和头端控制力。RESPONSEASE 流线形核芯锥体在优化扭控性的同时提供额外的支撑力,适用于通过迂曲及

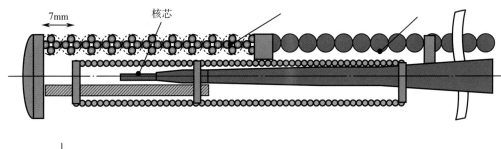

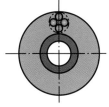

图 2-2-4 Suoh 03 导丝的结构及性能

Suoh 03 导丝的结构特点：①外层 Rope 弹簧圈，提升柔软度和跟踪性；②头端前 7mm 无核芯、无 ACT ONE，提升柔软度达到 0.3gf 头端硬度；③扭丝，提升柔软度和抻拉强度。

表 2-2-1 Fielder XT 系列导丝的性能

	Fielder XT-R	Fielder XT	Fielder XT-A
头端硬度	0.6g	0.8g	1.0g
头端外径	0.26~0.36mm（0.010~0.014in）	0.23~0.36mm（0.009~0.014in）	0.26~0.36mm（0.010~0.014in）
长度	190cm	190cm	190cm
亲水涂层/聚合物护套	17cm	16cm	17cm
弹簧圈长度	16cm	16cm	16cm
显影长度	16cm	16cm	16cm

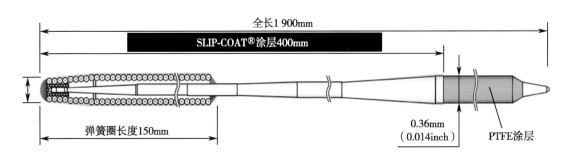

图 2-2-5 Gaia 系列导丝的结构及性能

轻度钙化长病变。使用时，头端 1mm 塑小折弯，快速旋转或 Knuckle 技术可以迅速通过闭塞节段。Pilot 50 头端硬度 1.5g，Pilot 150 头端硬度 2.7g，Pilot 200 头端硬度 4.1g。选择 Pilot 150 或 Pilot 200 取决于术者的个人偏好和技术熟练度（图 2-2-6）。

  6. Conquest Pro 系列导丝 Conquest Pro 是前端直径 0.008in 和 0.009in，硬度 9g、12g、20g，轴径 0.014in 的锥形导丝，导丝穿过坚硬组织的能力较强，但穿孔的风险高于其他导丝。Conquest Pro 系列导丝触觉反馈非常差，在逆向通路中则更差，使用 Conquest Pro 导丝行逆向入路操作时，应避免用于扭曲血管或闭塞血管走行不清的情况。使用时，必须多体位造影或选择造影了解血管三维成像，有目标地推进导丝。

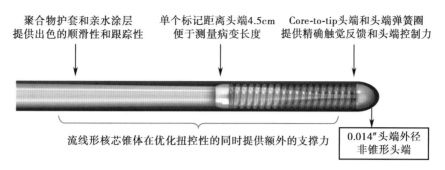

聚合物护套和亲水涂层
提供出色的顺滑性和跟踪性

单个标记距离头端4.5cm
便于测量病变长度

Core-to-tip头端和头端弹簧圈
提供精确触觉反馈和头端控制力

流线形核芯锥体在优化扭控性的同时提供额外的支撑力

0.014″头端外径
非锥形头端

图 2-2-6 Pilot 系列导丝结构及性能示意

7. Ultimate Bros 3 导丝 又称为 UB 3 导丝, 其头端有 40cm 亲水涂层, 0.014in 内径的弹簧圈类型导丝, 头端硬度为 3g, 导丝润滑性较好, 通过性较好, 头端较钝, 不容易进入血管外, 因此安全性更好。对于扭曲蛇形或血管走行不明的病变以及支架内完全闭塞病变等特殊的 CTO 病变, 或者 CTO 逆向介入治疗时若远端纤维帽在分支部位且没有残端时, 由于硬导丝会增加穿孔风险, Ultimate Bros 3 导丝是不错的选择。Ultimate Bros 3 导丝在操控上主要使用 "钻" 的技术。

8. Sentai 系列导丝 Sentai 导丝性能如表 2-2-2, SAMURAI, 用内部线圈技术 (ICT), 保持芯丝远端共轴对准, 由此更容易实现 1∶1 扭控性并降低发生缠绕的可能性。Hornet 10、Hornet 14 为亲水涂层导丝, 硬质导丝锥形头端 (头端硬度为 8~20g), 可提高穿透力和通过性。Fighter 导丝 1.5g 头端硬度, 18cm 聚合物护套及亲水涂层, 导丝长锥体、低通过切迹和聚合物护套特性, 可实现优异的通过性、跟踪性以及扭控性 (表 2-2-2, 图 2-2-7)。

表 2-2-2 Sentai 系列导丝结构参数

产品	头端硬度 / gf	不透射线段长度 / cm	外径 / in	弹簧圈 / 线圈长度	远端涂层	芯丝材料	可用长度
Samurai	0.5	4	0.014	20cm	中度亲水性	不锈钢	190/300
Samurai RC	1.2	4	0.014	24cm	亲水性	不锈钢	190/300
Fighter	1.5	3.5	0.014	18cm	亲水性	不锈钢	190/300
HORNET 10	10	3.5	0.014	15cm	亲水性	不锈钢	190/300
HORNET 14	14	3.5	0.014	15cm	亲水性	不锈钢	190/300

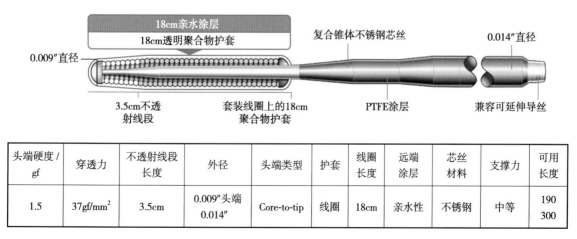

18cm亲水涂层

18cm透明聚合物护套

复合锥体不锈钢芯丝

0.014″直径

0.009″直径

3.5cm不透射线段

套装线圈上的18cm聚合物护套

PTFE涂层

兼容可延伸导丝

头端硬度 / gf	穿透力	不透射线段长度	外径	头端类型	护套	线圈长度	远端涂层	芯丝材料	支撑力	可用长度
1.5	37gf/mm²	3.5cm	0.009″头端 0.014″	Core-to-tip	线圈	18cm	亲水性	不锈钢	中等	190 300

图 2-2-7 Sentai 系列导丝结构及性能

9. **RG 3 导丝**　RG 3 导丝是为了完成体外化专用的一种导丝,导丝长 330cm,头端硬度 3g,外径仅 0.010in,显影部分 3cm,弹簧圈 8cm,可轻松地在微导管内操作并进入正向 Y 阀连接处。使用方法:沿建立好的逆向微导管送入 RG 3 导丝至正向导引导管与 Y 阀连接处,旋开"三通旋塞",用导引针迎接 RG 3 导丝完成体外化。

三、导丝的规范操控

1. **导丝的塑形**　术者通常使用导丝导引针头端或配备的导丝塑形针对导丝头端进行塑形,初次弯曲通常位于导丝远端 1~2mm,二次弯曲通常位于初次弯曲近端的几毫米处。导丝塑形段的长度和角度要适应目标血管的解剖结构,正确的头端塑形可以控制术者手部向导丝头端推送力的传递,不正确的头端塑形导致推送力无法传递到导丝的头部,影响导丝在病变中的操控性。在 CTO 介入治疗中,除了引导微导管到达"工作区"或者导丝进攻方向有较大成角外,大多数时候导丝头端的塑形只要求头端 1mm 的初次弯曲,这样才能在 CTO"阵地战"中充分发挥导丝的攻击力和操控性。

2. **导丝的操控手法**　术者左手控制导丝的前进与后退,左手小指、环指和中指与大鱼际握住 Y 接头;大拇指和示指捏住指引导丝,操控导丝的进出距离,右手旋转导丝控制头端方向右手大拇指和示指捏住旋钮,操控导丝的旋转速度和度数(图 2-2-8)。使用扭控器能有效地控制导丝旋转度数,有利于精准操控。建议初学者均使用扭控器进行操作。右手的示指及拇指旋转则精准性较差,但部分术者习惯用此方法。以 Gaia 导丝操控为例,Gaia 是一类偏移操控性很好的导丝,以导丝行进目标方向为轴线,首先旋转 30°偏移操控,稍停顿片刻,如果旋转不足,再旋转 30°停顿片刻,方向稳定后轻推导丝远端尖端,保证导丝头端不被压弯。每旋转一次,变换一次方向,必要时稍微回拉,变换方向后再旋转,不要让导丝头端被压弯及变形,重复上述动作,保证导丝向正确的方向前进。使用 Gaia 导丝进行逆向入路操作时,应尽可能地将微导管靠近 CTO 病变处进行操控。

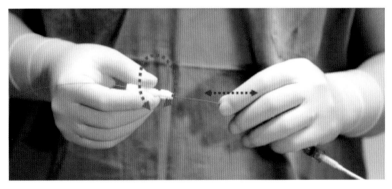

图 2-2-8　导丝的规范操作

四、CTO 逆向介入治疗操作导丝的选择及操作技巧

1. **逆向进入侧支阶段**　拟行逆向途径开通闭塞血管,首先需用导丝将微导管送至可利用的侧支近端,一般选择普通工作导丝即可,如 BMW(Abbott)、Runthrough(Terumo)、Sion(Asahi)、Sion Blue(Asahi)以及新近面市的 Marvel(BSC)、Samurai(BSC)等,均可考虑。不宜选择较硬的导丝,避免损伤血管出现夹层、穿孔等并发症。如果间隔支分支角度较大时(>60°等),也可选择头端柔软的聚合物护套的亲水导丝,如 Fielder XT-R,并在头端进行双弯塑形(第一弯在导丝头端 2mm 处塑 45°~90°,第二弯的角度视主支血管直径而定),将导丝前端对着分支方向。有些开口角度刁钻或反向分出侧支,还需借用双腔微导管或反转导丝技术才能进入。

2. **通过侧支阶段**　间隔支侧支主要包括从前降支逆行进入间隔支及从后降支逆行进入间隔支。目前主流选择是 Sion 导丝, Samurai RC（BSC）也被推荐用于侧支通过。操控导丝时，动作应轻柔，不要过多地旋转操作，否则容易引起血管壁损伤，有时不刻意推送导丝，而是配合心脏收缩及舒张运动轻轻旋转导丝，让导丝自行寻找突破的方向前进反而会有意想不到的效果。在有些比较扭曲的间隔侧支，Sion Black、XT-R 以及头端极其柔软的 Suoh 03 均可尝试更换。XT-R 导丝前端较细，可用于管径较细的间隔支，操控 XT-R 导丝需随着心搏的节奏慢慢地朝着目标向前推进，同时注意导丝变形情况，避免导丝过分深入分支导致血管穿孔。在间隔侧支通过时也可使用"冲浪"技术，这种技术是在大致了解侧支解剖的情况下，使用导丝去探寻潜在侧支通路。相比传统的根据事先造影确定的侧支寻径操作方法，导丝"冲浪"技术往往效率比较高，而且有可能探寻到肉眼没有发现或造影没有显现的侧支通道。当然，"冲浪"技术需要术者具备一定的解剖知识和丰富经验，不能漫无目的地"冲浪"，一旦"冲浪"不成功，再返回来仔细阅读造影图像决定侧支通过的路径。另外，"冲浪"技术禁用于心外膜侧支，以免造成血管的破裂和心脏压塞。

对于心外膜侧支，目前国内术者还是多用 Sion 导丝，XT-R 和 Sion Black 也用于替代更换，它们的润滑性更好，使得通过性增强，但其亲水特性使其容易误入分支血管而导致穿孔，需小心、缓慢操作。Suoh 03 相比其他导丝安全性更高，它的头端负荷只有 0.3g，是目前最软的导丝，前端 1mm 处已有预塑形，是专门为心外膜侧支通过而设计的导丝，可作为心外膜侧支通过的首选导丝。不管使用何种导丝，在心外膜侧支内操控导丝，动作应更轻柔，粗暴盲目的推送及过多、过快的旋转均易造成血管破裂。

逆向通过侧支时导丝选择建议可参考表 2-2-3。

表 2-2-3　逆向侧支通过时导丝选择建议

侧支血管解剖结构	通过侧支血管导丝的选择	
	间隔支	心外膜侧支血管
连续迂曲	1. Sion/Samurai 2. Samurai RC 3. Suoh 03 4. XT-R	1. Sion/Samurai 2. Suoh 03 3. XT-R（侧支血管直径小） 4. Sion Black
血管迂曲处发出小分支血管	1. Sion/Samurai 2. Suoh 03 3. XT-R（侧支血管直径小） 4. Sion Black	1. Suoh 03 2. Sion/Samurai 3. XT-R（侧支血管直径小） 4. Sion Black
严重成角	1. Suoh 03 2. XT-R（侧支血管直径小） 3. Sion Black	1. Suoh 03 2. Sion/Samurai 3. Sion Black
不可视侧支血管	1. Sion/Samurai 2. Sion Black 3. XT-R	不建议尝试

3. 逆向通过 CTO 病变阶段　逆向导丝一旦通过侧支，如果微导管也能顺利跟进，下一步就面临着逆向进攻 CTO 闭塞段的操作了。在这一阶段的操作中，可以与前向操作进行类比，甚至可以将逆向当成前向来操作。

（1）逆向进入 CTO 远端纤维帽：对于极个别组织疏松的远端纤维帽，Sion 甚至可直接通过，如不成功，换用 Fielder XT-R/XT-A 导丝，一般都可通过；远端纤维帽若呈锥形，可按照 Fielder XT-R/XT-A→Gaia 或 UB 3→Conquest Pro 导丝升级的顺序推送导丝进入远端纤维帽。若远端纤维帽呈钝头且比较致密（如伴钙化），也要像进攻前向纤维帽一样，常需要借助穿透力较强的 Gaia 3 或者 Conquest、Hornet（BCS）系列导丝。

（2）CTO 病变节段内：CTO 病变节段内导丝的选择与前向相同，聚合物护套的 Fielder XT-A、Pilot200，具备钻通能力的 UB 3 及穿透力较好的 Gaia 和 Conquest 系列均可能用到，但是选择的原则不变，在前行路径比较清楚的情况下，导丝硬度及穿透力可以根据需要升级，如血管走行路径不清楚，则应采用亲水涂层的导丝配合 Knuckle 技术前进才能提高安全性。与前向操作相比，逆向导丝操控性常常会下降，需要微导管紧跟予以支撑。使用 Knuckle 技术时，通常选用聚合物护套型导丝，如 Fielder 系列、Pilot 系列导丝和 Fighter 导丝，一些日本术者还提供了使用 Sion Black 的经验。Knuckle 操作时，需要在不旋转的情况下推送导丝，然后紧跟着推进微导管（一般选用 Corsair 微导管），然后再推进导丝来交替进行。同正向 Knuckle 一样，逆向 Knuckle 也要避免将导丝直接推送越过近端纤维帽。

（3）反向 CART：反向 CART 是逆向导丝通过 CTO 闭塞段的主要方式。这个时候导丝的选择要取决于正向导丝、逆向导丝的相对位置关系：如果预估正向导丝在斑块内，而逆向导丝在内膜下，除了一方面加强正向球囊的扩张以外，另一方面逆向导丝可以选择穿透力较强的导丝进行操作；同样，如果逆向导丝在斑块内，而正向导丝在内膜下，同样也可以选用穿透力较强的导丝，如 Gaia 3 或者 Conquest 系列，对着正向球囊穿刺寻求交汇通过；如果考虑正向导丝、逆向导丝都在内膜下，逆向导丝应选择一个操控性比较好的导丝去靠近正向导丝，并沿着它的路径通过（在这种情况下，笔者的经验是用 UB 3 导丝）。反向 CART 遇到困难时，可借助 IVUS 来准确判断正、逆向导丝的位置关系，然后再根据上述原则来选取逆向导丝。

4. 体外化阶段 当逆向微导管已经进入到正向指引导管以后，可以开始进行体外化。早年体外化常使用 300mm 的工作导丝（如 300mm BMW）或聚合物护套导丝（如 300mm Field FC），但目前一般都使用专用的 RG 3（参见表 2-2-2）。

5. Rendezvous 操作时 Rendezvous 法分为正向 Rendezvous 和逆向 Rendezvous。正向 Rendezvous 是操控正向导丝进入逆向微导管，这是最常用的方法，而逆向 Rendezvous 是操作逆向导丝进入正向微导管，常常在逆向微导管不能跟进进入正向指引导管时启用这种方法。进入微导管的导丝常常选用头端操控性能良好工作导丝，通过多体位投照确认指引导丝前端和微导管头端的位置在同一条线上，然后操控导丝进入微导管。为了避免后续操作中导丝滑出，同时也为了使系统更加稳定，导丝应尽可能长地进入微导管，起到良好的固定作用。

6. 正向准备阶段 良好的正向准备工作可以在很大程度上提高逆向操作的效率和安全性。正向准备阶段导丝的选择和操作与 CTO 正向 PCI 时基本相同，在本节不再赘述，主要区别是这个时候的正向导丝操作不必按部就班拘泥于正向 PCI 的步骤，而是可以突破纤维帽后，使用亲水涂层的导丝配合 Knuckle 技术迅速通过 CTO 节段到达启动反向 CART 的地点，这样手术效率会大大提高。

（贺 勇 涂清鲜）

参 考 文 献

[1] KARROWNI W, MAKKI N, DHALIWAL A S, et al. Single versus double stenting for unprotected left main coronary artery bifurcation lesions: a systematic review and meta-analysis [J]. J Invasive Cardiol, 2014, 26 (6): 229-233.

［2］张斌,廖洪涛,靳立军,等.经心外膜下侧支循环逆向介入治疗冠状动脉慢性完全闭塞病变［J］.中华心血管病杂志,2010,38（9）:794-797.

［3］DUNLIANG M A. Septal collateral distal tip injection during retrograde percutaneous coronary intervention for chronic total occlusion［J］. South China Journal of Cardiology, 2020, 21: 235-239.

［4］KNUUTI J, WIJNS W, SARASTE A, et al. 2019 ESC Guidelines for the diagnosis and management of chronic coronary syndromes［J］. Eur Heart J, 2020, 41（3）: 407-477.

［5］SONG Y B, PARK T K, HAHN J Y, et al. Optimal strategy for provisional side branch intervention in coronary bifurcation lesions: 3-year outcomes of the SMART-STRATEGY randomized trial［J］. JACC Cardiovasc Interv, 2016, 9（6）: 517-526.

［6］张斌,吴开泽.冠状动脉慢性完全闭塞病变介入治疗进展［J］.实用医学杂志,2018,34（23）:3837-3840.

［7］BRILAKIS E S, MASHAYEKHI K, TSUCHIKANE E, et al. Guiding Principles for Chronic Total Occlusion Percutaneous Coronary Intervention［J］. Circulation, 2019, 140（5）: 420-433.

［8］PARK S J, AHN J M, FOIN N, et al. When and how to perform the proviSional approach for distal LM stenting［J］. EuroIntervention, 2015, 11 Suppl V: V120-V124.

［9］TSUCHIKANE E, YAMANE M, MUTOH M, et al. Japanese multicenter registry evaluating the retrograde approach for chronic coronary total occulusion［J］. Catheter Cardiovasc Interv, 2013, 82（5）: E654-E661.

［10］OKAMURA A, IWAKURA K, NAGAI H, et al. Chronic total occlusion treated with coronary intervention by three-dimenSional guidewire manipulation: an experimental study and clinical experience［J］. Cardiovasc Interv Ther, 2016, 31（3）: 238-244.

［11］MORINO Y, KIMURA T, HAYASHI Y, et al. In-hospital outcomes of contemporary percutaneous coronary intervention in patients with chronic total occlusion insights from the J-CTO Registry（Multicenter CTO Registry in Japan）［J］. JACC Cardiovasc Interv, 2010, 3（2）: 143-151.

［12］林敬业,钟志安,张斌,等.Knuckle技术辅助反向控制性正向和逆向内膜下寻径技术治疗钙化迂曲的冠状动脉慢性完全闭塞病变［J］.中国介入心脏病学杂志,2018,26（6）:316-319.

第三节　微导管的选择和操作技术

微导管是逆向开通 CTO 病变不可或缺的辅助器械,2019 年 CTO-PCI 全球专家共识指出,微导管对于导丝操控和交换有重要作用,主要包括:①增加导丝穿透力和操控性,提高导丝通过侧支循环或复杂病变的成功率;②高选择性造影了解冠脉侧支血管走行;③导丝升、降级时,可使用微导管进行导丝快速交换或尖端塑形;④建立前向-逆向轨道;⑤微通道技术松弛斑块,提高导丝和微导管通过性;⑥双腔微导管增加导丝支撑力、穿透力和辅助导丝通过角度过大分叉病变。此外,微导管还可用于输送球囊、支架、线圈、凝血酶等。

一、微导管的分类

微导管按结构特征可分为以下 5 类（图 2-3-1）:①大直径微导管:包括 Corsair（Asahi Intecc, Nagoya, Japan）、Turnpike 和 Turnpike Spiral（Teleflex, Wayne, PA, USA）;②小直径微导管:包括 Finecross（Terumo, Somerset, New Jersey）、Caravel（Asahi Intecc）、Turnpike LP（Teleflex）和 Micro 14（BTG, London, United Kingdom）;③成角微导管:例如 Supercross（Teleflex）和 Venture（Teleflex）;④双腔微导管:例如 Crusade（Kaneka, Medix Corp, Osaka, Japan）;⑤斑块修饰微导管:包括 Tornus（Asahi Intecc）和 Turnpike Gold（Teleflex）。

为便于临床应用,按结构将微导管简化为单腔微导管与双腔微导管（表 2-3-1）。

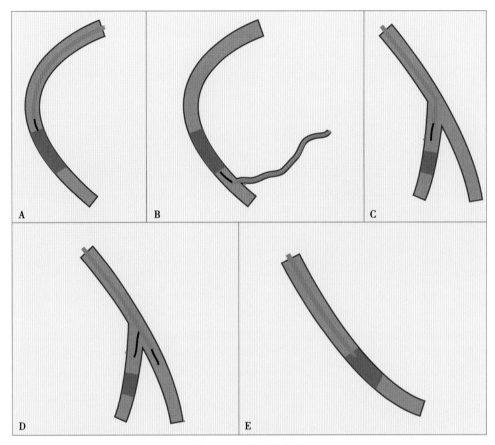

图 2-3-1　微导管分类

A. 大直径微导管；B. 小直径微导管；C. 成角微导管；D. 双腔微导管；E. 斑块修饰微导管。

表 2-3-1　常见微导管

单腔微导管	Finecross				
	Corsair 系列	Corsair	Corsair Pro	Corsair Pro XS	
	Tornus				
	Turnpike 系列	Turnpike	Turnpike Spiral	Turnpike Gold	TurnpikeLP
	Caravel				
	MAMBA	MAMBA Flex			
	Centercross	Multicross			
	instantpass				
双腔微导管	Kancka Crusade				
	超声双腔微导管				
	ASAHI Sasuke				

二、微导管的结构及操作要点

1. Finecross 微导管 Rendezvous 逆向常用的 Finecross 微导管长度为 150cm，尖端外径为 1.8F（0.6mm），内径为 0.45mm，远端外径为 2.6F（0.87mm），杆部为不锈钢编制的辫状结构。微导管的管身呈锥形结构，从远端向头端逐渐缩小，头端外表面有亲水涂层，腔内有聚四氟乙烯涂层。Finecross 微导管亲水涂层的外表面、不锈钢编织结构和较硬的头端，使导管具有良好的抗扭折性和灵活性，容易通过迂曲的闭塞病变；内腔是尼龙聚四氟乙烯涂层，导丝推送阻力小，操控性能优异。Finecross 微导管外径较小（1.8Fr），可应用于 6Fr 指引导管，并兼容其他器械。此外，Finecross 微导管操作较为简单，直接向前推送，必要时可适当旋转。缺点：支撑力较差，难以通过复杂的钙化病变，联合球囊及延长导管操作虽可增加支撑力，但也增加了操作的复杂程度及并发症的发生率；当然，对于有些复杂的病变，使用小球囊扩张后可有助于 Finecross 通过病变；此外，Finecross 通过逆向侧支的能力稍差，有研究认为首选 Finecross 可能是微导管通过侧支循环困难的因素之一（图 2-3-2）。

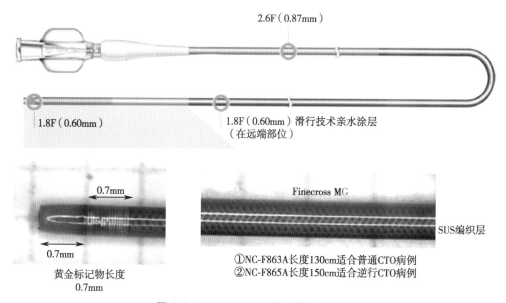

图 2-3-2 Finecross 微导管结构示意

2. Corsair 微导管 逆向常用的 Corsair 微导管长度为 150cm，尖端外径 0.45mm（锥形），远端外径 2.6F（0.87mm）。头端含钨粉树脂，呈锥形，具有灵活、柔软的特点。头部和体部之间独特的钨合金编织结构，使 Corsair 微导管具有优良的支撑力和推送力。体部表面亲水涂层和加强型锥形管身，有助于微导管通过迂曲、细小的侧支血管和微通道。与 Finecross 微导管相比，Corsair 微导管外径偏大，常联合使用 7F 或以上的指引导管，但其支撑力及稳定性高于 Finecross 微导管，当通过侧支循环时，较高的支撑力和稳定性能避免微导管和导丝波动。Corsair 微导管头端由其特殊设计，可旋转扩张微通道，并与导丝贴合较好，具有良好的通过性，有助于降低导管相关的血管穿孔并发症的发生，适用于迂曲、细小的侧支血管（如心外膜侧支）。但 Corsair 微导管操作较复杂，为边旋转边推送，前进时采用逆时针方向旋转，后撤微导管时采用顺时针方向旋转，因此对操作者经验要求高。近年来，随着介入难度的增大，Corsair 也暴露出了一些问题，如对于复杂病变，过度旋转（>连续旋转 10 圈而不释放）时，可能导致导管变形、头端断裂，或导丝和微导管缠绕，从而致使手术失败及并发症的发生。因此 Asahi 公司对 Corsair 导管进行了改进，改良后的微导管为 Corsair pro，相对于原有的 Corsair 微导管，Corsair pro 微导管尖端具有更好的柔韧性，更容易通过迂曲的血管病变，并且减少对迂曲的侧支血管的损伤；其尾端结构也改为螺旋结构，降低了撤除微导管时从尾端将微导管拉断的风险。总体而言，Corsair pro 微导管头端柔韧性、导管顺应性和通过性更好，并发症发生率较低，当然对于一些难以通过的复杂迂曲的病变，Corsair pro 仍难以通过，因此 Asahi 公司未来要上市的 Corsair pro XS，可能具有类似于 Caravel 的通过性且兼具旋转的能力（图 2-3-3）。

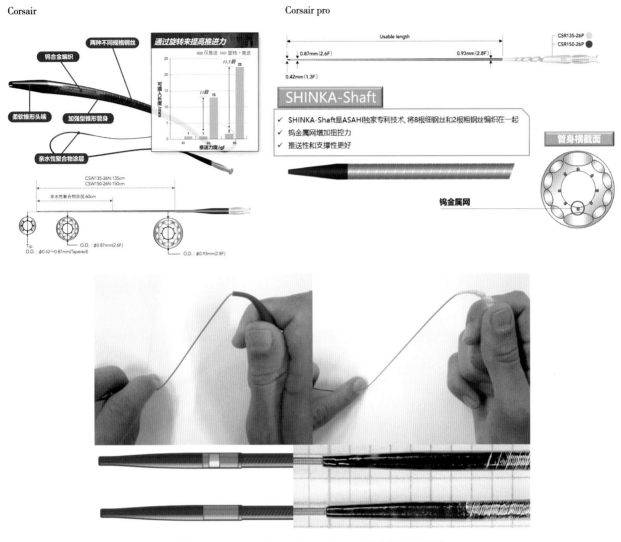

图 2-3-3 Corsair *vs.* Corsair pro 微导管结构示意

3. Tornus 微导管 Tornus 微导管长度为 135mm，有 2.1F 和 2.6F 两种规格。2.1F 微导管尖端外径 1.8F（0.61mm），近中段外径 2.1F（0.71mm），远端 3.3F（1.1mm）。2.6F 微导管尖端外径 2.1F（0.70mm，13cm），近段外径 2.6F（0.87mm），中段外径 3.0F（1mm），远端 4.1F（1.37mm，30cm）。头端为钛合金并逐渐变细，表面是亲水性涂层，导管内腔为疏水涂层，具有良好的通过性和导丝的操控性。外表为不锈钢金属丝顺时针缠绕制成，呈螺旋状，有助于微导管通过坚硬致密的病变部位，Tornus 微导管可使支撑力增加 60%~70%，辅助球囊通过的有效性达 85% 以上。Tornus 主要依靠旋转通过病变，不建议用力推送，此外，应避免原位过多的旋转，通常认为回转不超过 20 圈，需释放掉累积的扭矩后才可继续旋转微导管，在旋转过程中，需密切观察"安全系统"，如"安全系统"被破坏，应立即停止旋转并将微导管小心撤回；交换微导管时，建议使用延长导丝或球囊压迫法（图 2-3-4）。

4. Turnpike 微导管 Turnpike 微导管包含 Turnpike Catheter（standard version）、Turnpike Spiral Catheter、Turnpike Gold Catheter 和 Turnpike LP Catheter。Turnpike 微导管具有独特、坚固的多层轴结构，独特的 5 层复合轴结构使得导管具有卓越的灵活性和柔韧性，有利于导管通过复杂迂曲的血管；双层双向线圈的独特设计有效地将扭矩从导管中心转移到尖端；外层聚合物层与头端 60cm 亲水涂层结构，使导管具有良好的通过性，适用于迂曲的血管。目前主要是欧美国家应用较多，国内应用相对较少，该型微导管抗折能力较强，鉴于该型微导管头端较软，通过复杂 CTO 病变的能力相对于 Corsair 稍差。

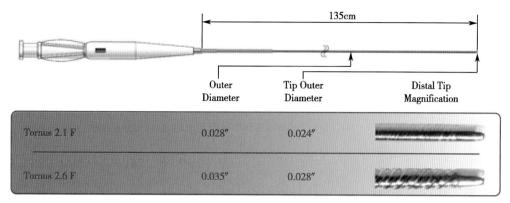

图 2-3-4 Tornus 微导管结构示意

5. Caravel 微导管 常用微导管无法通过侧支血管时,可选择 Caravel 微导管。Caravel 微导管头端成锥形,长度为 135cm。头端外径为 1.4F,头端内径为 0.40mm,体部外径为 1.9F,体部内径为 0.43mm。Caravel 微导管对器械选择的限制较少。独特的编织结构具有在不损害血管内腔的情况下保证灵活性,并保持最佳导丝性能的特点。可以较为顺利地通过迂曲、成角的侧支血管。此外,Caravel 外径较小,6F 指引导管中可以同时容纳两根 Caravel,而 7F 指引导管中可以同时容纳一根 Caravel 和 IVUS,可操作性较强。但需要注意的是,Caravel 微导管只能推送,在推送过程中不要旋转(图 2-3-5)。

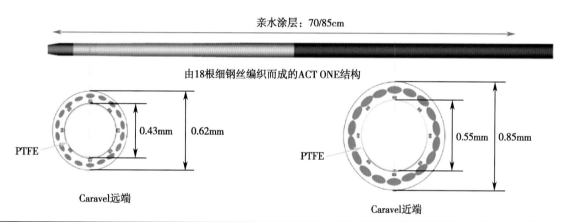

型号	外径			内径			全长	涂层长度
	头端	远端	近端	头端	远端	近端		
Caravel 135cm	0.48mm (1.4F)	0.62mm (1.9F)	0.85mm (2.6F)	0.40mm (0.016in)	0.43mm (0.017in)	0.55mm (0.022in)	135cm	70cm
Caravel 150cm	0.48mm (1.4F)	0.62mm (1.9F)	0.85mm (2.6F)	0.40mm (0.016in)	0.43mm (0.017in)	0.55mm (0.022in)	150cm	85cm

图 2-3-5 Caravel 微导管结构示意

6. MAMBA 微导管 MAMBA 微导管家族包括 MAMBA 与 MAMBA Flex,其特点为:①一体化钢丝捻股,旋转时提高了推送力,由 11 根锥形钢丝捻股而成,整体无焊接点,拥有较小的通过外径,同时能提供良好的支撑力与灵活性。②抗折头端,金属线圈部分延伸到离顶端 1mm 处,增加力量的延伸,又扩展头端抗折性。③导管拥有 Hydro Pass 亲水涂层,耐用、光滑。④ MAMBA Flex 135(2.1F)为正向首选,通过性、灵活性更好,可用于迂曲血管、小血管、角度较大的边支;MAMBA 135(2.4F)适用于高阻力病变;MAMBA Flex 150(2.1F)适用于逆向技术,可用于侧支循环、微通道和迂曲血管;当然,在临床应用中有术者认为该型微导管完成体外化比较困难,原因还有待探讨(图 2-3-6)。

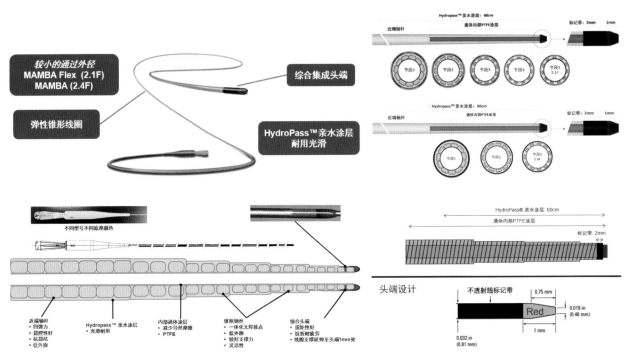

图 2-3-6　MAMBA 微导管结构示意

7. CenterCross 微导管　CenterCross 头端具有可膨胀的镍钛合金支架,该支架长 10mm,膨胀直径为 4mm,支架内腔为 3F,可容纳 0.014in 或 0.018in 微导管和导丝,或 0.035in 导丝。该装置的工作长度为 130cm,外径为 1.8mm(0.071in),可兼容 7F 导管和 6F 指引导管。操作时,将该装置送入靶病变近端锚定,为微导管和导丝提供良好的支撑。当导丝穿刺通过靶病变后,可撤回 CenterCross,随后按常规操作开通靶病变。该型微导管国内尚无使用经验,但由于其前端的支架结构较硬,可能难以避免对病变部位处较脆弱的血管产生损伤。

8. Instantpass 微导管　国产 1.7F Instantpass 微导管作为目前市面上最小规格的冠脉微导管,其远端外径仅为 1.7F,管身细而且软,在迂曲细小的血管内匍匐前进能力强,当 Corsair 微导管无法通过侧支血管时,使用 1.7F Instantpass 微导管往往能顺利通过;1.7F Instantpass 微导管主要有 150cm 和 170cm 两种规格,170cm 1.7F Instantpass 微导管主要用于 CTO-PCI 逆向介入治疗,如果逆向侧支血管迂曲或者路径较长,且没使用 90cm 指引导管时,可以尝试使用该款微导管(图 2-3-7)。

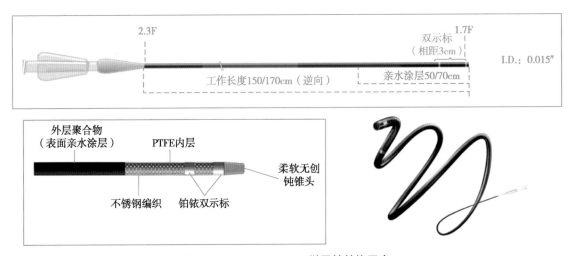

图 2-3-7　Instantpass 微导管结构示意

9. 双腔微导管 双腔微导管由快速交换系统和整体交换系统组成,快速交换系统含有端孔,经端孔沿着已植入冠脉内的导丝将双腔微导管送入靶血管内。整体交换系统含有侧孔,用于更换导丝和塑形,其作用与单腔微导管类似。双腔微导管的双腔结构可有效地避免导丝缠绕,同时增加导丝支撑力和穿透力,适用于分叉病变、成角病变、CTO 病变等。KDLC 双腔微导管外径大,需 7F 以上的指引导管才可兼容其他器械;无亲水涂层的头端平头设计,使得 KDLC 双腔微导管通过病变能力偏差。而 Sasuke 双腔微导管拥有类似于 Corsair 的头端设计,通过病变能力较好,扁平的管腔设计,增加了导丝操控的准确性。临床上双腔微导管常用于:①平行导丝技术;②近段纤维帽分叉病变;③在闭塞病变远端进入真腔时防止远端分支丢失;④当逆向侧支靠近远端纤维帽时,辅助前向导丝进入远端血管真腔;⑤在逆向介入治疗中,协助逆向导丝从供体血管进入侧支血管或从侧支血管进入受体血管。当然,撤出双腔微导管操作难度相对较大,主要的方法包括:①延长导丝;②球囊锚定技术;③ Nato 法;④专用球囊导管 Kusabi 导管(图 2-3-8)。

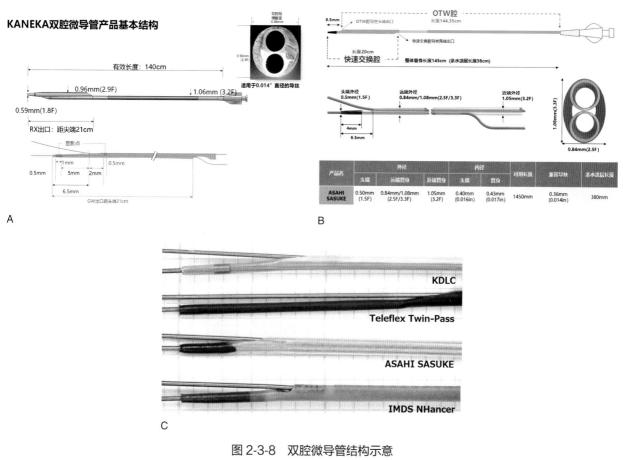

图 2-3-8 双腔微导管结构示意
A. KDLC 双腔微导管;B. Sasuke 双腔微导管;C. 不同类型微导管对比示意。

10. 血管内超声双腔微导管 国内汝磊生教授自主研发了血管内超声双腔微导管,由超声导管和单腔微导管组成,超声导管可作为快速交换系统将此导管送入靶血管内,而单腔微导管可作为整体交换系统,用于导丝更换和塑形。头端外径最大 3.5F,管腔外径 3.6F,导管长度为 1 350mm,距离头端1 000mm 处设有深度标记,头端 240mm 表面为亲水涂层。与双腔微导管相比,此导管的穿刺导丝和超声探头位置相对固定,导丝操控性好;超声探头可实时显示穿刺部位结构特征,实时指导导丝穿刺方向。当 CTO 段入口不明或导丝位于假腔时,送入血管内超声双腔微导管,穿刺导丝可在超声图像实时指导下进行更换、塑形以及精准穿刺,从而快速、高效地指导导丝进入闭塞段或操纵导丝进入血管真腔(图 2-3-9)。

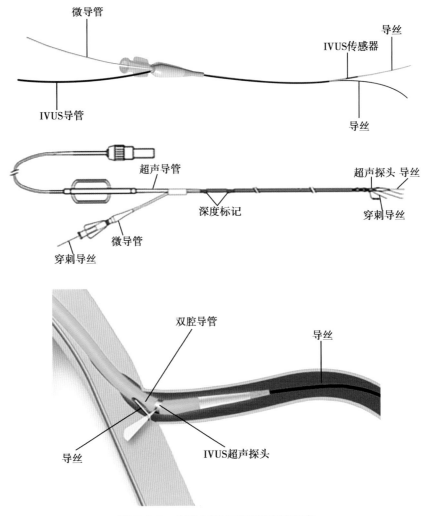

图 2-3-9 血管内超声双腔微导管示意

对于伴有分叉的无残端 CTO 病变,首先将血管内超声双腔微导管沿分支导丝送入分支血管远端,当血管内超声双腔微导管难以进入分支血管或内膜下组织时,可采用小球囊低压扩张。随后采用手动及自动相结合的方式逐渐回撤此导管,使其显示闭塞入口结构信息,指导穿刺导丝的选择和塑形。然后在超声图像的指导下,实时调整导丝穿刺角度进入闭塞入口。当导丝穿刺进入内膜下组织时,将血管内超声双腔微导管沿进入内膜下的导丝送入并占据假腔入口,此时要注意轻柔操作,防止夹层扩大或穿孔。根据超声图像提供的信息进行导丝选择和塑形。然后在超声图像实时指导下,明确穿刺导丝和真腔的位置关系,操控导丝进入远端血管真腔,操作过程中注意抗凝,防止血栓形成。

三、常用微导管使用技术和临床应用

1. 增加支撑力 研究发现,逆向指引导管支撑力不足是微导管介入失败的重要原因。因此,在逆向介入治疗中,微导管联合应用子母导管或延伸导管增加支撑力,如使用球囊锚定技术,导管深插、双导丝、多导丝技术等,以增强微导管和导丝的穿透力和操控性,提高微导管和导丝通过侧支循环或复杂病变的成功率。

2. 建立前向 - 逆向轨道

(1)标准逆向流程:当逆向导丝进入前向指引导管后,通过球囊锚定来固定逆向导丝。随后,逆向微导管沿逆向导丝进入前向指引导管,建立前向 - 逆向轨道,更换逆向导丝为 RG 3 等导丝进入前向指引导管,然后再沿此长导丝前向送入球囊等器械,完成 CTO PCI(图 2-3-10)。

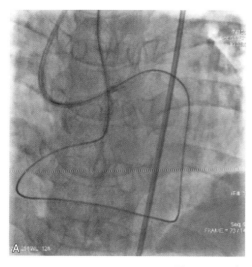
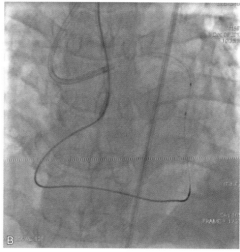

图 2-3-10　标准逆向手术流程
A. 逆向微导管至正向指引导管；B. RG 3 完成体外化后球囊扩张。

（2）经典 Rendezvous 技术：送入逆向导丝入前向指引导管内，沿前向指引导管送入另外一根微导管，然后沿此前向微导管送入导丝至逆向微导管，操控前向导丝通过逆向微导管并前进至闭塞血管远端真腔，回撤逆向微导管完成 PCI 操作。对吻位置常选择前向指引导管头端弯曲处。

（3）改良 Rendezvous 技术：当逆向导丝、微导管难以送入前向指引导管时，在闭塞病变部位操控前向导丝穿刺进入逆向微导管或者操纵逆向导丝刺入前向微导管（图 2-3-11）。

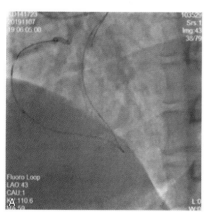
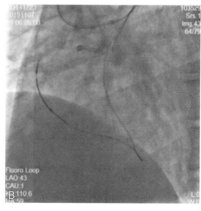
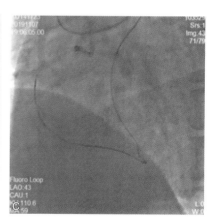

图 2-3-11　改良 Rendezvous 技术
A. 导丝在 CTO 闭塞段穿刺逆向微导管；B、C. 正向导丝进入逆向微导管。

（4）Tip-in 技术：在锁骨下至头臂干段内的指引导管内的 Rendezvous 技术，一般于主动脉弓处进行，在此部位可以使在指引导管内的前向和逆向微导管往同一弧度贴靠，从而容易操控前向导丝进入逆向微导管，建立轨道。

操作要点：①当逆向导丝进入前向指引导管后，需前向送入球囊锚定逆向导丝，然后再送入逆向微导管至前向指引导管；②常规使用 RG 3 导丝，逆向长导丝头端需经前向指引导管穿出；③放置 RG 3 时，应防止逆向微导管滑出前向指引导管，可选择在放置 RG 3 时锚定逆向微导管；④撤出逆向微导管前，建议进行造影检查有无侧支破裂，可在保留体外化导丝时回撤逆向微导管到供血血管；⑤进行非选择造影。如果造影时发现侧支血管破裂，可即刻沿 RG 3 导丝前向、逆向送入微导管至侧支血管穿孔处，以防发生心脏压塞。

3. 微通道技术　即通过微导管将少量对比剂（1ml）轻轻注射到斑块内，通过软化和松弛斑块，改变其顺应性，有助于导丝和微导管沿阻力最小的路径前进。随后，微通道技术发展成目前所称的 Carlino 技术，即在斑块内轻轻注射最小体积的造影剂（<0.5ml），目的是改变斑块顺应性，使导丝和微导管易通过纤

维钙化斑块。其原理与造影剂引起斑块内微通道液压扩张有关。此外,该技术有利于明确微导管和导丝在闭塞病变中的位置,找到合适的侧支血管,判断导丝是否到达远端血管真腔。Carlino 技术目前广泛应用于难以通过的闭塞病变,成功率高,并发症发生率低(图 2-3-12)。

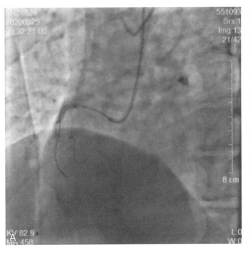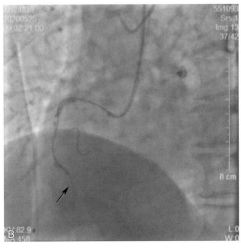

图 2-3-12 Carlino 技术

A. 微导管置于 CTO 闭塞段前;B. 经微导管推注造影剂。

操作要点:①尽量使用最小剂量造影剂,这样造影剂可沿阻力最小,即较疏松的斑块进入闭塞病变,减少血管夹层扩大风险;②根据手感和图像调整注射力量;③微导管通过闭塞段近段纤维帽几毫米后注射造影剂,往往可显示远端血管真腔(与造影剂引起的斑块内微通道聚集有关),使用低穿透力导丝可通过闭塞段。

4. 导丝升降级技术 导丝升级或降级时,可使用微导管进行导丝交换。当导丝在闭塞部位寻径遇到阻力时,可进行导丝升级。导丝穿刺成功后,向前推送微导管,并进行导丝降级。微导管内进行导丝的升级/降级,可增加导丝穿刺成功率。

操作要点:当血管走行不清,导丝穿刺路径不明时,需注意可能发生血管穿孔风险,避免用力推送导丝和微导管。

5. 微导管 Kunckle 技术 逆向介入治疗时,使用微导管 Kunckle 技术可辅助进行反向控制逆向寻径技术。操作步骤:①当导丝进入内膜下,推送过程中遇到较大阻力时(如钙化病变),可更换导丝为聚合物涂层导丝(如 Pilot 200)至血管内膜下;②使用锥形抗扭曲微导管(如 Corsair 微导管)沿 Knuckle 导丝推送至导丝尖端,撤出导丝,得到 Knuckle 微导管(图 2-3-13)。

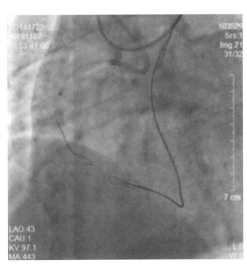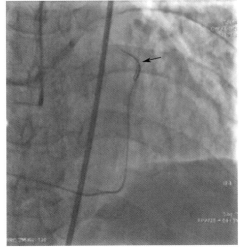

图 2-3-13 微导管辅助 Kunckle 技术

操作要点：①熟练掌握导丝 Knuckle 技术；② Kunckle 导丝选择多聚复合物涂层的导丝（如 Pilot 200），且导丝 Knuckle 环不要过小，以免进入小分支血管；③选择锥形尖端且抗扭曲的微导管；④当内膜下阻力偏大时，可使用血管内超声明确病变特征，指导后续处理，或使用微通道技术。

6. 高选择性造影　高选择性造影是指使用微导管推注造影剂，常用于指导逆向导丝通过侧支循环，可提供侧支血管的走向、迂曲程度、与受体血管角度等信息，帮助术者选择恰当的侧支血管，调整导丝的前进方向（图 2-3-14）。

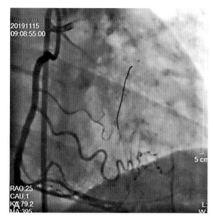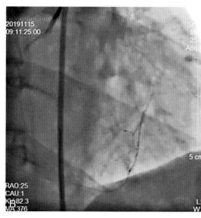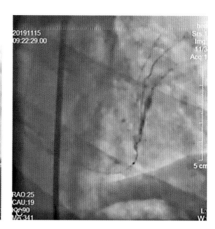

图 2-3-14　高选择性造影
A. 常规造影；B、C. 经微导管超选择造影。

操作要点：①建议使用 2ml 注射器推注造影剂，需恒速推注；②推注造影剂之前，首先负压抽吸微导管直至看到回血，有时需等待较长时间才能看到回血，要有足够的耐心，以防引起侧支血管的损伤。

7. 双腔微导管反转导丝技术　日本于 2008 年提出应用反转导丝技术治疗严重成角的分叉病变。在逆向介入路径中，双腔微导管反转导丝技术也适用于辅助逆向导丝从供体血管进入侧支血管。操作步骤：①导丝头端常规塑形后，在距离导丝头端 3cm 处再塑反折弯，呈天鹅颈样；②导丝塑形完成后，送入 Crusade 导管的整体交换腔，反折部分经侧孔探出；③沿非靶血管内的导丝送入双腔微导管，到达分叉病变远端；④缓慢回撤双腔微导管至靶血管近端，小心操纵反转导丝，使其头端进入靶血管内；⑤继续缓慢回撤至导丝反折部分到达分叉病变处，仔细操纵导丝反转部分全部进入靶血管，停止回撤，推送导丝前进至靶血管远端（图 2-3-15）。

操作要点：①建议选择亲水多聚复合物涂层导丝塑反折弯，导丝推送性好，不易折断；②建议距导丝顶端 3cm 处塑反折弯，距离过短会影响导丝行进，距离过长则增加血管损伤和导丝折断风险。

8. 双腔微导管平行导丝技术　根据欧洲、亚太、中国 CTO-PCI 操作流程图，均强调前向介入治疗中使用平行导丝技术，以提高 CTO PCI 的成功率。在逆向介入治疗中，如逆向导丝进入靶血管远端纤维帽内膜下，也可使用双腔微导管平行导丝技术，辅助逆向导丝进入远端血管真腔。操作步骤：①沿进入内膜下的导丝送入双腔微导管，使导管端口堵在假腔入口；②对第二根导丝预塑形后，沿整体交换腔经侧孔送入第二根导丝；③借助病变特点、影像学指导和操作手感调整导丝升降级；④第二根导丝从假腔的远端开始，由远及近，准确操控导丝进入血管真腔（图 2-3-16）。

操作要点：①应尽早启动平行导丝技术，不要过度操作进入内膜下的第一根导丝，防止内膜下夹层进一步扩大；②建议选择间隔支侧支，如心外膜侧支较大，也可考虑；③小心操作双腔微导管通过侧支血管，以免发生侧支血管穿孔、夹层、微导管嵌顿等风险；④如果靶病变较长或严重钙化，第二根导丝虽然已进入血管真腔，但尚未穿出靶病变时，可回撤第一根导丝，沿进入真腔的第二根导丝跟进微导管，进行多次平行导丝技术，达到逐渐缩短靶病变长度，直至导丝完全通过靶病变。

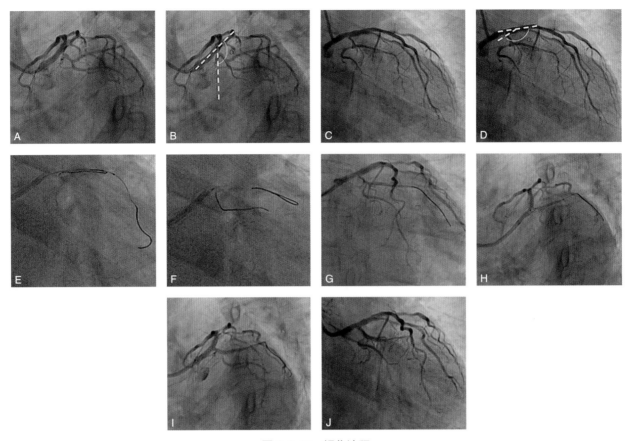

图 2-3-15 操作流程

A. 蜘蛛位影像；B. 蜘蛛位反折型成角示意；C. 肝位影像；D. 肝位反折型成角示意；E. 双腔微导管辅助反转导丝进入 LCX 起始部；F. 回撤双腔微导管导丝进一步进入 LCX；G. 撤除双腔微导管后推送导丝至血管远端；H. LCX 近端植入支架；I、J. 支架术后影像；α. 反折型成角 >150°。

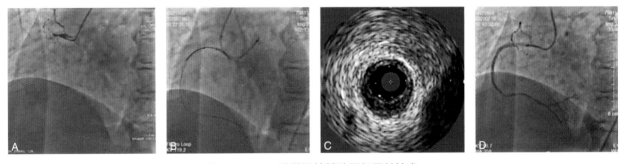

图 2-3-16 双腔微导管辅助平行导丝技术

A. RCA 近端 CTO；B. 初始导丝进入内膜下，启用双腔微导管辅助平行导丝技术；C. IVUS 明确第二根导丝位于内膜内；D. 再血管化后结果。

四、逆向微导管通过失败的因素和处理措施

微导管和 Sion/Felder FC/XT 等操控性较好、直径较细的导丝组合，是逆向开通 CTO 的利器。微导管提供强有力的支撑，方便更换导丝，进行高选择性造影、建立轨道等，是协助逆向导丝顺利通过病变部位的关键。因此，寻找影响微导管通过的因素，并给予相应的处理措施，对于提高逆向介入治疗成功至关重要。常见微导管不能进入的部位主要包括侧支循环和前向指引导管。

1. 微导管不能通过侧支循环 美国的一项临床注册研究（PROGRESS-CTO）入选了 2 968 名行 CTO

PCI 的患者,发现在逆向开通 CTO 的患者中,通过侧支循环时常用微导管为 Corsair/Corsair pro（29%）、Turnpike LP（26%）和 Caravel（22%）。

国内葛均波院士团队观察了逆向微导管不能通过的因素和处理措施,结果发现起始使用 Finecross MT 微导管是导致微导管不能通过侧支循环的独立预测因素,通过更换微导管,如更换为 Corsair、Caravel 微导管,可增加逆向微导管通过成功率。辽宁省人民医院心内科团队也观察了逆向导丝通过侧支循环而微导管通过困难的因素,研究发现起始微导管通过成功率为 79.2%,使用 Finecross MT 微导管是引起微导管通过失败的因素,考虑与 Finecross 微导管无微通道扩张作用有关。其他影响微导管通过侧支循环的因素还包括 CC 0~1 级间隔支侧支、CC1 级的心外膜侧支、侧支开口角度 <90°、侧支出口角度 <90°。

处理措施:①使用支撑力强的指引导管、联合子母导管、延伸导管、球囊锚定技术等增加微导管支撑力;②靶病变使用小球囊 2~4 atm 扩张,压力不宜过大,防止发生血管穿孔、撕裂等并发症,或更换为 Corsair 微导管扩张微通道,以增加微导管通过性;③更换其他微导管失败后,继续寻找新的侧支血管通道;④快速旋转微导管且兼顾指引导管的惯性。

2. **逆向导丝进入正向指引导管,但微导管不能跟进**　逆向微导管不能进入正向指引导管是逆向 CTO PCI 治疗失败的原因之一。临床最常用的方法为增加逆向支撑力（如使用强支撑指引导管、延伸导管等）、更换不同微导管或体外化导丝（如 R350 更换为 RG 3）、主动脉弓处使用 Tip-in 技术、逆向导丝用正向小球囊锚定、正逆向球囊挤压修饰阻挡微导管的病变部位、微导管对吻技术、正向导丝穿刺进逆向微导管以及逆向导丝穿刺进正向微导管等。此外,还可使用主动拖带技术、前向球囊扩张修饰微导管受阻挡的部位,以及主动迎接技术（即前向送入 Guidezilla 导管、子母导管缩短逆向导丝至前向指引导管距离、主动迎接逆向导丝进入前向指引导管）。

综上所述,术者应根据 CTO 病变特征、侧支血管解剖特点、对器械的熟练程度等,选择合适的微导管进行操作。术中应根据影像学特点、指引导管情况等选择不同的操作技术。熟练掌握处理微导管不能跟进逆向导丝的相关操作技术,以进一步提高 CTO 病变逆向介入治疗成功率。

（汝磊生）

参 考 文 献

［1］BRILAKIS E S, MASHAYEKHI K, TSUCHIKANE E, et al. Guiding principles for chronic total occlusion percutaneous coronary intervention. Circulation, 2019, 140: 420-433.

［2］FISCHELL T A, MOUALLA S K, MANNEM S R. Intracoronary thrombin injection using a microcatheter to treat guidewire-induced coronary artery perforation. Cardiovasc Revasc Med, 2011, 12: 329-333.

［3］FUJIMOTO Y, IWATA Y, YAMAMOTO M, ET AL. Usefulness of Corsair microcatheter to cross stent struts in bifurcation lesions. Cardiovasc Interv Ther, 2014, 29: 47-51.

［4］VEMMOU E, NIKOLAKOPOULOS I, XENOGIANNIS I, et al. Recent advances in microcatheter technology for the treatment of chronic total occlusions. Expert Rev Med Devices, 2019, 16: 267-273.

［5］GALASSI A R, WERNER G S, BOUKHRIS M, et al. Percutaneous recanalisation of chronic total occlusions: 2019 consensus document from the EuroCTO Club. EuroIntervention, 2019, 15: 198-208.

［6］TSUCHIKANE E, KATOH O, SHIMOGAMI M, et al. First clinical experience of a novel penetration catheter for patients with severe coronary artery stenosis. Catheter Cardiovasc Interv, 2005, 65: 368-373.

［7］葛均波,黄东,张峰,等. 螺旋穿透微导管（Tornus）在冠状动脉慢性完全闭塞病变介入治疗中的应用. 中国介入心脏病学杂志, 2008, 16（4）: 184-186.

［8］YANZHUO MA, GUANGDAO HOU. Recanalization of chronic total occlusion using a new device: the real-time intravascular ultrasound double-lumen microcatheter. Chin Med J（Engl）, 2020, 134（4）: 1-2.

［9］WANG Y, ZHANG X J, ZHAO H W, et al. Active retrograde extra backup with a mother-and-child catheter to facilitate retrograde microcatheter collateral channel tracking in recanalization of coronary chronic total occluSion. J Interv Cardiol, 2020: 4245191.

［10］BRILAKIS E S, GRANTHAM J A, THOMPSON C A, et al. The retrograde approach to coronary artery chronic total occluSions: a practical approach. Catheter Cardiovasc Interv, 2012, 79: 3-19.

［11］FUNATSU A, KOBAYASHI T, NAKAMURA S. Use of the kissing microcatheter technique to exchange a retrograde wire for an antegrade wire in the retrograde approach to intervention in chronic total occlusion. J Invasive Cardiol, 2010, 22: E74-77.

［12］VO M N, RAVANDI A, BRILAKIS E S. "Tip-in" technique for retrograde chronic total occluSion revascularization. J Invasive Cardiol, 2015, 27: E62-64.

［13］AZZALINI L, URETSKY B, BRILAKIS E S, et al. Contrast modulation in chronic total occluSion percutaneous coronary intervention. Catheter Cardiovasc Interv, 2019, 93: E24-E29.

［14］CARLINO M, DEMIR O M, COLOMBO A, et al. Microcatheter Knuckle technique: A novel technique for negotiating the subintimal space during chronic total occluSion recanalization. Catheter Cardiovasc Interv, 2018, 92: 1256-1260.

［15］KAWASAKI T, KOGA H, SERIKAWA T. New bifurcation guidewire technique: a reversed guidewire technique for extremely angulated bifurcation--a case report. Catheter Cardiovasc Interv, 2008, 71: 73-76.

［16］NOMURA T, KIKAI M, HORI Y, et al. Tips of the dual-lumen microcatheter-facilitated reverse wire technique in percutaneous coronary interventions for markedly angulated bifurcated leSions. Cardiovasc Interv Ther, 2018, 33: 146-153.

［17］丰雷, 慕朝伟. 应用反转导丝技术处理极度成角的分叉病变一例. 中国循环杂志, 2014, 11: 937.

［18］TANABE G, OIKAWA Y, YAJIMA J, et al. Retrograde parallel wire technique using a dual lumen catheter can be useful for percutaneous coronary intervention with chronic total occluSion. J Cardiol Cases, 2018, 17: 25-28.

［19］NIKOLAKOPOULOS I, CHOI J W, ALASWAD K, et al. Equipment utilization in chronic total occluSion percutaneous coronary interventions: Insights from the PROGRESS-CTO registry. Catheter Cardiovasc Interv, 2021, 97(4): 658-667.

［20］ZHONG X, GE L, MA J, et al. Microcatheter collateral channel tracking failure in retrograde percutaneous coronary intervention for chronic total occluSion: incidence, predictors, and management. EuroIntervention, 2019, 15: e253-e260.

［21］WANG Y, ZHANG X J, ZHAO H W, et al. Incidence, predictors, and strategies for failure of retrograde microcatheter tracking after successful wiring of septal collateral channels in chronic total occlusions. Clin Interv Aging, 2020, 15: 1727-1735.

［22］李成祥. 冠状动脉慢性闭塞病变的逆向技术. 中国介入心脏病学杂志, 2014, 22(10): 675-680.

第四节　辅助器械在逆向 CTO PCI 治疗中的应用

在冠状动脉介入治疗早期, CTO PCI 的手术成功率仅为 60%~70%, 而 CTO 病变是使患者改为 CABG, 从而达到完全血运重建的主要原因之一。以往在 CTO 病理生理基础、专用器械和手术技巧等方面的欠缺是导致 CTO PCI 疗效欠佳的原因。

近年来, CTO PCI 最大的进展之一是逆向介入治疗技术的提出, 使 CTO PCI 的手术成功率得到明显提高。逆向 CTO PCI 技术发展历程已有 10 余年, 手术方法由日本 CTO 专家进行系统化之后, 并在世界其他地区得到广泛应用。但是, 没有良好的介入器械, 仅凭手术技巧很难成功。通过 CTO 介入专家和器械生产商之间的合作, CTO PCI 相关的辅助介入器械不断得到改进, 以克服以往 CTO 介入设备的缺点。

有些 CTO 介入专家到其他医院导管室进行手术演示交流时, 通常会携带一些个人使用的辅助器械, 包括长鞘、型号较大的强支撑指引导管、专用导丝、球囊或微导管、抓捕器以及弹簧圈。所有 CTO 术者应该学习这些专家不懈努力追求 "誓必成功" 的精神。而且, 导致手术失败的原因不应该是因器械准备不足, 而确实是因 CTO 病变的复杂程度。换句话说, CTO 术者应该使用最合适的辅助器械来应对 CTO 介入治疗中的各种困难。另外, 还要预防并发症的发生, 即使其发生的概率再小, 也要作好充分准备。尽可能让每次的 CTO PCI 都成为 CTO 患者们最后的冠脉介入治疗。

幸运的是, 我们生活在这样一个时代: 我们的心脏导管室可提供各种各样的专门用于复杂 CTO PCI 治疗的 "武器装备"。本章将讨论在逆向 CTO PCI 治疗中使用的一些辅助器械。

一、CTO PCI 治疗中的器械应用

表 2-4-1 展示在正向和逆向 CTO PCI 治疗过程中的不同阶段可能用到的器械。除了其中一些器械是

基本且必不可少的,其他的则是辅助性的,主要用于应对复杂病变介入治疗中的困难或者处理可能出现的并发症。例如 Stingray 球囊或者 RG 3 导丝是 CTO 介入治疗的专用器械,而其他器械则常用于非 CTO 病变介入治疗。该列表还包括用于处理不能通过或者球囊不能扩张的病变,尤其是钙化 CTO 病变,以及处理冠状动脉穿孔的器械。

表 2-4-1　正向和逆向 CTO PCI 治疗过程中用到的器械

	正向	逆向
基本器械	鞘管 指引导管 微导管 导丝 球囊 支架 IVUS	鞘管 指引导管 微导管 导丝 球囊 支架
ADR 技术	Stingray™ 球囊 IVUS	
反向 CART 技术	IVUS 锚定器械	体外化导丝 延长导管 微导管 抓捕器 锚定器械
不能通过或者球囊不能扩张的病变	延长导管 CTO 专用球囊 微导管 旋磨术或轨道旋切术 血管内碎石术 准分子激光	
并发症处理	带膜支架 弹簧圈 / 脂肪粒 / 明胶海绵栓塞	弹簧圈 / 脂肪粒 / 明胶海绵栓塞

将这些器械划分为正向 PCI 器械和逆向 PCI 器械可能有欠缺,因为作好正向准备是逆向 CTO PCI 治疗过程中不可或缺的一部分。逆向 CTO 术者需要熟悉掌握正向和逆向 PCI 的器械和技术,而且在尝试更复杂的逆向 PCI 病例前应更加熟练掌握正向导丝技术。因此,本书虽然侧重于逆向 CTO PCI 治疗技术,但也会提到一些正向介入器械。一些基本器械例如指引导管、导丝和微导管则在其他章节讨论。

1. 鞘管——直径和长度　大多数 CTO 介入专家选择经双侧股动脉入路、7F 或 8F 指引导管和超长鞘管。7F 或 8F 指引导管可送入型号更大或数量更多的器械。通过以上方法,可提供最大的支撑力,以协助器械更好地通过扭曲的侧支循环和 CTO 钙化病变。表 2-4-2 列出了不同型号的指引导管与各种器械的兼容情况。

股动脉入路可使用各种型号的鞘管。超长的股动脉鞘管有不同的长度和直径。常用的长鞘是 Radiofocus IntroducerII®(Terumo)和 Super Arrow-Flex®(Telefax)鞘管,长度为 25~100cm。即使在股动脉无明显扭曲的情况下,双侧常规使用长度为 45cm 的 7F 或 8F 长鞘,其远端可达胸主动脉内,为指引导管提供最大的支撑力。

尽管桡动脉 - 股动脉入路或者双侧桡动脉入路可用于复杂 CTO PCI 治疗,但由于桡动脉的直径小于股动脉,因此指引导管的直径和支撑力有所限制。创新性的解决方案是无鞘指引导管的应用。第一款商业化无鞘指引导管是 Eucath®(Asahi Intecc Co Ltd, Aichi),其 6.5F、7.5F 和 8.5F 型号的管腔内径分别为

表 2-4-2　不同型号的指引导管对器械或 PCI 技术的兼容性

指引导管和血管入路	器械	技术
6F（内径 1.80mm） 任何血管入路	所有尺寸球囊 所有尺寸支架 IVUS OCT 0.9mm 激光斑块消融器械 1.25~1.5mm 旋磨头 延长导管 所有微导管 Stingray™ 球囊	锚定球囊 双单轨球囊导管 双微导管 单腔微导管的球囊锚定
7F（内径 2.06mm） 股动脉 桡动脉（7.5F 无鞘导管）	以上加： 同时双支架 1.4~1.7mm 激光导管 1.75mm 旋磨头	更大器械的球囊锚定（双腔微导管、Tornus™ 微导管、Stingray™ 球囊）
8F（内径 2.29mm） 股动脉 桡动脉（8.5F 无鞘导管）	以上加： 2.0mm 激光导管 2.0mm 旋磨头	双 OTW 球囊 IVUS 指导的 CTO PCI

6F、7F 和 8F。然而，其管腔外径比小一个尺寸的标准鞘管外径还小（例如 7.5F 无鞘指引导管的外径小于标准 6F 鞘管的外径）。因此，大部分桡动脉可容纳更大型号的无鞘指引导管，例如 7F 或 8F。这些无鞘导管的使用需要特殊的专业知识，因为高度亲水涂层性能，可能会增加指引导管的不稳定性。新一款的 Railway® 无鞘指引导管（Cordis）现在也已上市。与 Eucath® 相比，其优势在于：可直接插入血管内，而无须先前插入标准鞘管导引针；而且，由于该产品与其他商用指引导管有兼容性，因此不需专用指引导管。

还有一种方法可在桡动脉入路中使用更大尺寸的指引导管，即减少鞘管的管壁厚度。Glidesheath Slender® 套件（Terumo）通过独有的薄壁技术，将导引鞘管的外径降低 1F，同时将内径增大 1F。7F Glidesheath 鞘管可置入 7F 指引导管，其外径仅略大于 6F 标准鞘管。

对于热衷于桡动脉入路的 CTO 术者来说，薄壁鞘管和无鞘指引导管已使桡动脉入路成为 CTO PCI 的合适之选。表 2-4-3 比较 2 个无鞘指引导管和 GlidesheathSlender® 鞘管的外径。

表 2-4-3　无鞘指引导管和薄壁鞘管的外径的比较

鞘管和无鞘指引导管的尺寸	标准鞘管外径 / mm	标准指引导管内径 / mm	Eucath™ 无鞘指引导管（+0.5F）外径 / mm	GlideSheath Slender™ 鞘管外径 / mm	Railway™ 无鞘指引导管
4F	2.0				
5F	2.29	1.5		2.13	1.65
6F	2.62	1.8	2.16	2.46	2.10
7F	2.95	2.09	2.49	2.79	2.30
8F	3.32	2.29	2.80		

2. 血管内超声（IVUS）　IVUS 可显示冠状动脉的横截面图像，并在冠状动脉腔内、血管壁和斑块等方面提供有价值的解剖信息。此外，还可测量管腔面积和直径以及病变长度，以供术者选择更合适的支架。临床研究表明，对于行冠状动脉支架植入术的患者，IVUS 指导下的 PCI 治疗可改善其预后，尤其是高风险患者和复杂冠脉病变（如 CTO PCI）患者。

对于提高 CTO PCI 手术成功率，使用 IVUS 有以下作用：

（1）在正向准备过程中明确近端纤维帽位置（图 2-4-1）：没有良好的锥形残端是 CTO PCI 治疗的主要挑战之一，特别是 CTO 近端纤维帽模糊不清而分支刚好从残端发出的情况。如果分支直径足够大并且 IVUS 导管可以通过，则可将 IVUS 导管从分支回撤以明确近端纤维帽位置。有两种方法可协助导丝穿刺 CTO 纤维帽：通过 8F 指引导管送入 IVUS 导管并实时指导导丝穿刺；或者多次行 IVUS 检查，以确认导丝在血管腔内的位置。因为分支可能没有足够的长度以送入头端较长的 IVUS 导管，Eagle Eye®（Philips Volcano）IVUS 导管因其头端较短，可能更佳。

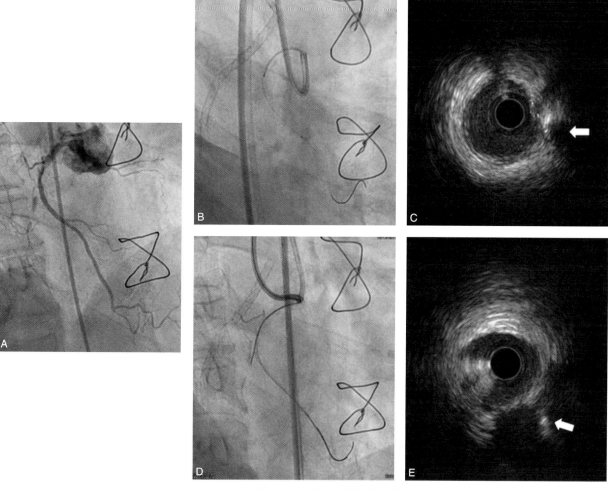

图 2-4-1　通过 IVUS 明确近端纤维帽位置

A. RCA 中段 CTO 近端纤维帽模糊不清且锐缘支从残端发出；B、C. 将 IVUS 导管从分支回撤以明确近端纤维帽位置；D、E. 导丝穿刺近端纤维帽，并通过 IVUS 确认导丝位置（图片由 Lim ST 医生提供）。

（2）确定逆向导丝的位置（图 2-4-2）：在采用初始逆向策略或者反向 CART 技术的情况下，当逆向导丝越过近端纤维帽时，放置在 CTO 近端纤维帽附近的 IVUS 导管可以确定逆向导丝在血管中的确切位置，并确认是否重回真腔。对于 RCA 开口 CTO 病变或涉及 LAD 和 LCX 开口的前三叉 CTO 病变，IVUS 显得尤为重要，因为如果逆向导丝越过近端纤维帽后未确定是否在真腔内而继续前行的话，分别有造成主动脉夹层或在 LM 内膜下通过的风险。

（3）辅助反向 CART 技术：当启动反向 CART 技术时，正向球囊扩张后造成一定的空间（不管是斑块内还是内膜下结构），为正、逆向导丝交汇创造条件。有时尽管进行多次球囊扩张和调整逆向导丝位置，正、逆向导丝还是很难交汇在一起。这时有必要通过 IVUS 确定正逆向导丝的相互位置情况。

正、逆向导丝在 CTO 段有 4 种可能的位置关系，并且只能通过 IVUS 评估来确定。基于 IVUS 检查结果，对于不同的导丝位置关系，需要采取不同的策略（图 2-4-3）。

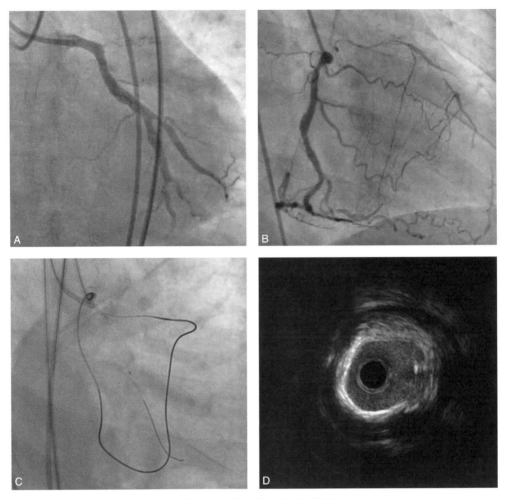

图 2-4-2　确定逆向导丝的位置

A. LAD 开口闭塞病变；B. RCA 发出室间隔侧支供应 CTO 远端；C、D. 逆向导丝通过 CTO 段进入 LM 后（C），通过 LCX 的导丝送入 IVUS 导管并放在 LM 位置（D），证实逆向导丝位于 LM 真腔内（图片由 Tan CH 医生提供）。

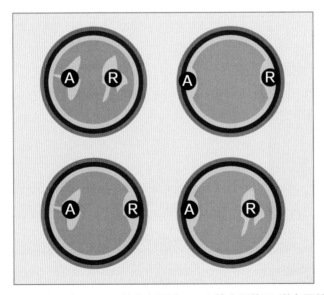

图 2-4-3　在反向 CART 技术中通过 IVUS 检查评估正、逆向导丝的位置关系，根据结果采取不同的策略以贯通正、逆向导丝

A 为正向导丝，R 为逆向导丝。

IVUS 指导下的反向 CART 技术有助于评估血管直径大小并选择合适的球囊,以提高导丝交汇效率、减少穿孔风险;此外,当正、逆向导丝位于不同位置关系时,还可在 CTO 段选择合适的位置进行球囊扩张,制造导丝交汇的空间(近端或远端)。

(4)IVUS 指导支架植入:逆向导丝体外化后,不建议从正向推注造影剂,因为有造成或加重正向内膜下夹层的风险。在这种情况下,推荐 IVUS 指导下的支架植入术,以确保适当的支架直径和长度选择,以及适当的支架后扩张以达到最佳疗效。

3. 延长导管(GEC)　延长导管(guide extension catheter,GEC)实际上是指引导管的延伸,可增强支撑力,还可在困难病变介入治疗中输送器械(图 2-4-4)。

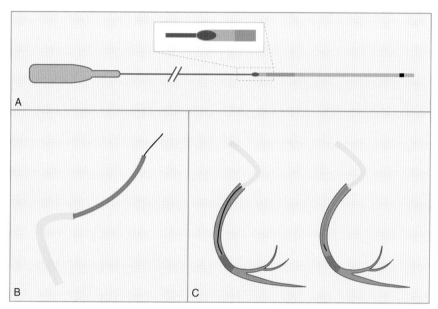

图 2-4-4　经典延长导管(Guideliner™)的结构和功能

最早的延长导管是 Heartrail®(Terumo)子母导管。将长 120cm 的 5F 子导管插入 110cm 标准长的 6F 或 7F 指引导管中,这实际上是一种 "over-the-wire" 技术,需要延长导丝以送入子导管。此后,多家公司开发出多款可快速交换的延长导管,从而让人们意识到该技术对处理复杂病变的有效性。第一款是 Guideliner®(Telefax)延长导管,其次是 Guidezilla®(Boston Scientific Corp)延长导管,接着是 Telescope®(Medtronic)延长导管。后来还有 Guidion®、Guideplus® 和 Boosting® 延长导管。与 5F Heartrail® 子母导管相比,这些延长导管由连接至长金属带或棒的近 20cm 长的管状结构组成。这些延长导管的特性和使用技巧大部分都相似(表 2-4-4)。

表 2-4-4　三种商业化延长导管特征的比较

尺寸 /F	延长导管商标	内径 /in	外径 /in	需要的指引导管内径 /in	延长部分长度 /cm	整体长度 /cm
5.5	Guideliner™ V3	0.051	0.063	6F≥0.066	25	150
6	Telescope™	0.056	0.067	6F≥0.070	25	150
6	Guideliner™ V3	0.056	0.067	6F≥0.070	25	150
6	Guidezilla™	0.057	0.067	6F≥0.070	25	150
7	Telescope™	0.062	0.075	6F≥0.078	25	150
7	Guideliner™ V3	0.062	0.075	6F≥0.078	25	150
7	Guidezilla™	0.063	0.073	6F≥0.078	25	150

延长导管在逆向 CTO PCI 治疗中的应用有以下 3 种情况：

（1）当使用反向 CART 技术时，尽管选用型号较大、支撑力较强的指引导管，但通过正向导丝送入球囊扩张 CTO 段的支撑力可能还不够。在血管空间足够的情况下，使用延长导管可进一步加强支撑力，提高反向 CART 技术成功率。

（2）送入延长导管可缩短逆向导丝进入正向指引导管的距离。尤其是当逆向导丝由于需要通过较长的血管结构而无法进入正向指引导管时，或者在成功反向 CART 技术后进入不同的血管空间内（图 2-4-5）。

（3）有时反向 CART 技术成功后，逆向导丝无法进入正向指引导管，在这种情况下，可送入 IVUS 确定正、逆向导丝成功交汇的位置，然后送入延长导管至该位置，以协助导丝体外化。

总之，如果使用得当，延长导管可简化反向 CART 技术，并且可明显缩短手术时间。

4. 体外化导丝 当逆向导丝成功进入正向指引后，通过球囊锚定逆向导丝并推送逆向微导管进入正向指引内，即可进行导丝体外化。体外化导丝可为正向输送器械提供强大的支撑力。

以前没有专用的体外化导丝，而使用长于 300cm 的工作导丝进行体外化，包括 300cm 的 Pilot®200（Abbott）、325cm 的 Rotawire®（Boston Scientific）和 335cm 的 Viperwire®（CSI）（图 2-4-6）。但是，旋磨导丝容易缠绕，而 Viperwire® 导丝过硬，可能无法通过迂曲的侧支循环。随后研发出专用的体外化导丝，首先是 RG 3 导丝，接着是 R350 导丝。如果没有 RG 3 或 R350 导丝，应避免使用非专用的体外化导丝，以防止并发症，尤其是侧支损伤。

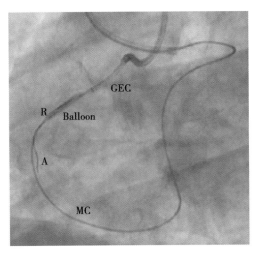

图 2-4-5 延长导管（GEC）辅助的反向 CART 技术

MC. 逆向微导管；A. 正向导丝头端；R. 逆向导丝头端。

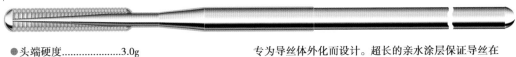

ASAHI RG3 AHW10S302S

- 头端硬度....................3.0g
- 显影长度....................3cm
- 弹簧圈和推送杆覆有 SLIP COAT® 亲水涂层
- 推送杆直径.................0.26mm（0.010in）
- 导丝全长....................330cm

专为导丝体外化而设计。超长的亲水涂层保证导丝在导管内顺利行进的同时，也能有效降低损伤血管内壁的风险

图 2-4-6 专用的体外化导丝

5. 微导管 在正向 CTO PCI 治疗中，微导管有多种用途，因此必不可少。

在逆向 CTO PCI 治疗中，微导管可用于 Rendezvous 技术，即当逆向导丝进入正向指引后，调整其头端进入正向微导管内。然后尽可能送多点逆向导丝至正向微导管内，从而为正向微导管沿着逆向导丝通过 CTO 段提供更好的支持力。在逆向导丝进入正向指引导管但是逆向微导管由于某些原因未能进入正向指引导管因而无法行导丝体外化的情况下，这种技术尤其有效。为了提高此技术的成功率，应将正向微导管放在正向指引导管的弯曲部位（图 2-4-7）。

使用正向球囊扩张进行反向 CART 技术后，正向微导管通常较容易穿过 CTO 段并进入血管远端真腔，从而建立正向轨道。但是，在严重钙化病变或逆向导丝直接通过 CTO 病变而未启动反向 CART 技术的情况下，由于支撑力欠佳，正向微导管可能难以通过 CTO 段。

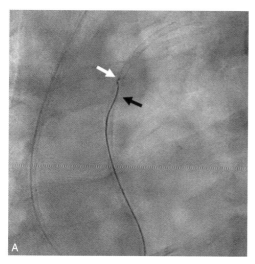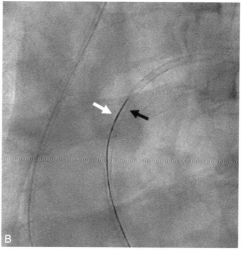

图2-4-7　Rendezvous 交汇技术

A. 逆向导丝进入正向引导导管（黑色箭头）后，将正向微导管的头端（白色箭头）置于正向指引
导管的较大弯曲部位；B. 在逆向导丝尖端无严重损坏的情况下，可很容易地操控逆向导丝朝向并
进入正向微导管头端内。

双腔微导管（dual lumen catheter，DLC）是 CTO PCI 治疗中经常使用的一种特殊类型微导管。顾名思义，它包含2个腔，即端孔的快速交换腔和端孔近端的整体交换腔（over the wire，OTW）。本书的其他章节有阐述 DLC 的功能，但出于完整性考虑，此处将简要介绍 DLC 在逆向 CTO PCI 治疗中的应用。DLC 具有以下几个特殊功能：

（1）正向平行导丝技术：在第一根导丝进入假腔之后，通过 OTW 腔将 DLC 送进 CTO 体部后，无需再次操控另一根导丝进入 CTO 段，而是直接利用 DLC 端孔近端的整体交换腔送入第二根导丝，启动平行导丝技术。

（2）辅助通过逆向侧支通道的平行导丝技术：从 RCA 发出连接至 LAD CTO 远端的室间隔侧支，其出口角度往往比较大，而且比较扭曲，还存在分支。送入第一根导丝至后降支可有助于拉直血管结构，再通过 DLC 送入第二根导丝，可提高通过室间隔侧支的效率。

（3）分支导丝辅助下的正向导丝技术：当 CTO 的近端纤维帽处或其附近有分支时，将第一根导丝送入分支后，将 DLC 推送至近端纤维帽附近。然后通过 OTW 腔送入 CTO 导丝穿刺进入近端纤维帽。对于涉及 LAD 或 LCX 开口的 CTO 病变以及近端纤维帽角度较大的 CTO 病变，此技术可提供支撑力，且可提高导丝定点穿刺力。

（4）导丝体外化成功后，辅助正向导丝进入 CTO 远端血管。有时体外化导丝位于侧支通道内，通过该导丝送入 DLC，再通过 OTW 腔送入第二根导丝进入远端血管，避免发生丢失正向轨道的风险。

目前亚太地区有2种常用的商业化 DLC，即 Crusade® 和 Susuke®。这两种 DLC 的外径比单腔微导管稍大，如果使用6F指引导管，交换 DLC 可能需借助延长导丝。以上两种 DLC 都可通过快速交换腔推送至目标位置。

6. 抓捕器　当成功行反向 CART 技术后，因为逆向导丝尖端受到严重损坏或者头端变形，偶尔会遇到逆向导丝无法进入正向指引导管，但能通过血管开口并进入主动脉内的情况。如果逆向微导管无法继续推进通过 CTO 段，术者也无法交换新的工作导丝。如果更换不同形状的正向指引导管后仍然无法捕获逆向导丝，实现逆向导丝体外化的唯一方法是通过抓捕器捕获逆向导丝。

有多种类型的抓捕器，包括单圈、三圈、抓取篮或抓钳（图2-4-8）。最常用于在主动脉内捕获逆向导丝的是三圈抓捕器，例如 Ensnare。将抓捕器从正向指导导管送出后，在升主动脉中展开，在3个不同方向打开套圈的情况下，将逆向导丝捕获进入其中一个套圈通常不难。然后，回撤抓捕器，并将逆向导丝锚定后回拉至正向指引导管内。

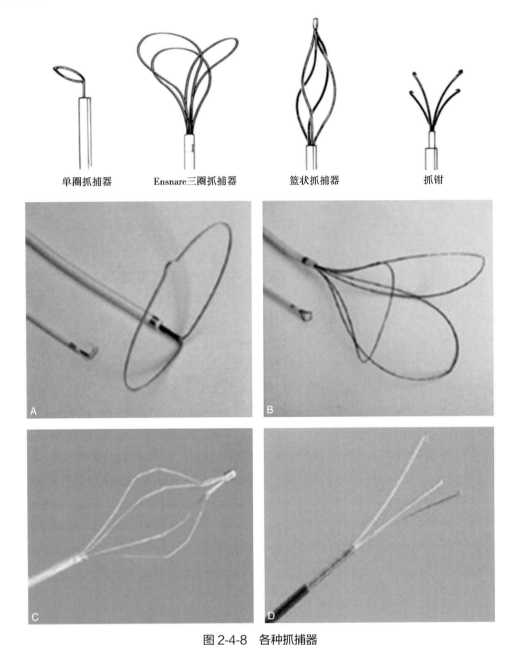

单圈抓捕器　　　Ensnare三圈抓捕器　　　篮状抓捕器　　　抓钳

图 2-4-8　各种抓捕器

A. 单圈抓捕器；B. Ensnare 三圈抓捕器；C. 篮状抓捕器；D. 抓钳。

一旦逆向导丝被正向指引导管内的抓捕器捕获后,有多种方法可以完成体外化。

（1）最简单的方法是通过类似球囊锚定的作用,用抓捕器将该逆向导丝锚定后,将逆向微导管推送到正向指引导管内。接下来松开抓捕器,将逆向导丝交换为体外化导丝。

（2）松开抓捕器后,按照常规方法用球囊锚定逆向导丝,逆向微导管推送至正向指引导管内后完成导丝体外化。

（3）如果由于逆向导丝的缠绕而抓捕器无法在正向指引导管内释放逆向导丝,可以尝试使用"push and pull"技术来释放逆向导丝。可替代的方法是:可以在抓捕器的远端用球囊锚定逆向导丝,从而可以在不拉动逆向导丝的情况下回撤抓捕器,因而避免侧支通道的损伤。

（4）如果上述方法失败,可以把逆向微导管推送至冠脉开口的位置,再把抓捕器从正向指引导管推送到较多空间的主动脉内后再松开。然后将逆向导丝交换为 RG 3 导丝送至升主动脉内,重复抓捕过程,但是这次将 RG 3 导丝直接拉出至正向指引导管外,从而使导丝体外化。抓捕器可以轻易地在体外松开（图 2-4-9）。

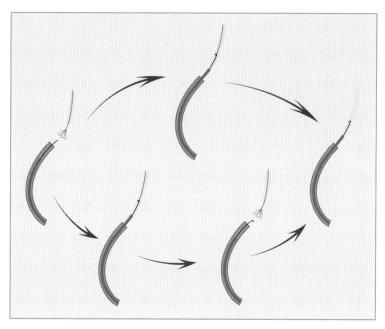

图2-4-9　应用抓捕器在主动脉内抓捕逆向导丝

上半图显示抓捕逆向导丝的常规方法，然后推送逆向微导管进入正向指引导管内，松开抓捕器并退出逆向导丝，接着使用 RG 3 导丝进行体外化。如果由于逆向导丝的缠绕而抓捕器无法在正向指引导管内释放逆向导丝，则使用下半图所示的方法，把逆向微导管推送至冠脉开口的位置，松开抓捕器后将逆向导丝交换为 RG 3 导丝，抓捕 RG 3 导丝，直接拉出至正向指引导管外，从而使导丝体外化，并在体外松开抓捕器。

如果导管室没有商业化抓捕器，则可以通过使用指引导管、工作导丝和球囊导管组装成可调整大小的自制单圈抓捕器（图2-4-10）。

7. 专用球囊

（1）用于间隔支扩张的 Over-The-Wire（OTW）球囊：OTW 球囊在实践中很少使用，现在很难购买。但是，准备充分的 CTO 介入专家在其 CTO 工具箱中总会保存一些 OTW 球囊。在逆向微导管无法通过室间隔侧支通道的情况下，可使用较小的 OTW 球囊（1.0~1.25m）来扩张室间隔通道。由于当前的微导管通过外径越来越小，而且有些微导管旋转时可用作侧支通道扩张器，因此上述情况现在很少发生。心外膜通道切勿用球囊扩张。

（2）专用锚定球囊：球囊锚定技术可以用来协助撤出 OTW 的器械，因而不必使用延长导丝。球囊在指引导管头端扩张锚定导丝，可在不撤出导丝的情况下撤出导丝上的器械。此方法简单、快速且安全，但是需要在透视下进行，以防止球囊尖端送出指引导管外并损伤血管。Kusabi®（Kaneka）是专用的 2.7mm 锚定球囊，导管长度为 107cm 或 117cm。由于其长度短于常规的球囊导管，因此不

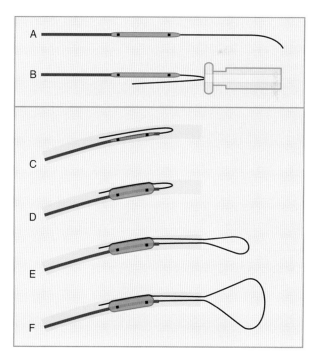

图2-4-10　自制单圈抓捕器

A. 球囊定在距离导丝头端 20~30mm 的软导丝上；B. 将突出的导丝部分反折后插入 Y 阀内；C. 将自制抓捕器送至指引导管头端 20~30mm 以内的位置；D. 扩张球囊，并将反折的导丝锚定在指引导管内；E. 推送导丝，抓捕器圈套将从指引导管头端展开；F. 通过推送和回撤导丝可调整圈套的大小。

会超过正常长度的指引导管头端之外,从而无须在透视下即可确保锚定球囊的位置,并可缩短交换器械的时间。

8. 器械　处理不能通过或不能扩张的病变。在成功施行反向 CART 技术之后,体外化导丝可为推送器械通过 CTO 病变提供良好的支撑力。但是,在少数情况下,特别是在严重钙化病变中,器械可能无法通过或对病变进行扩张。在未行反向 CART 技术而建立导丝轨道的情况下(例如使用逆向导丝直接通过技术或者导丝对吻技术),以上情况经常发生。主要原因是在进行反向 CART 技术时,无论是在斑块内还是内膜下进行球囊扩张,CTO 体部已被修饰,这有利于器械通过 CTO 病变。

不能通过的病变是指没有球囊可通过该病变,而不能扩张的病变是指球囊可通过,但不能充分扩张该病变。这两种情况几乎都是由于严重钙化引起的。表 2-4-5 列出一些用于处理这两种情况的器械和技术。需要注意的是,某些器械和技术可以同时用于处理此两种情况。

表 2-4-5　处理不能通过或不能扩张的病变的辅助器械和技术

不能通过的病变	不能扩张的病变
加强指引导管支撑力(Guideliner™)	切割球囊/棘突球囊(Angiosculpt™、Wolverine™、Lacrosse NSE™)
小尺寸"CTO"专用球囊(NIC Nano™ 和 Blimp™)	超高压球囊(OPN™)
更具支撑力的导丝(Wiggle™ 和 Grand Slam™)	血管内碎石术(Shockwave™)
球囊锚定技术	旋磨术或轨道旋切术
Tornus™ 或具旋转性能的微导管	准分子激光
球囊辅助下的微小夹层技术	
旋磨术	
准分子激光	

(1)器械和技巧:处理不能通过的病变。可能会面临不能通过的病变的第一个征兆是微导管无法通过病变。在被认为是不能通过的病变之前,应首先使用外径小的半顺应性气球(1.0~1.5mm)尝试通过该病变。对于处理不能通过的病变,第一个策略是预防性使用直径更大、支撑力更强的指引导管,因为在此阶段再尝试更换指引导管可能面临正向导丝脱出的风险。如果确实需要更换指引导管,建议在撤出或送入指引导管时使用长 260cm 的 J 型交换导丝,以稳定正向导丝。

现在,更简单且常用的提高支撑力的技巧是使用延长导管。通过使用球囊锚定技术,将延长导管尽可能推送到靠近病变的位置,以最大限度地支持微导管或者球囊导管等器械通过病变。

目前,有一类专门为不能通过的病变而设计的通过外径低的球囊。NIC NanoHydro®(SIS Medical)和 Blimp®(IMDS)球囊是我们导管室中此类球囊可用到的两款产品。在转向使用更费力的技术(例如旋磨术或激光消蚀术)之前,如果有存货的话,值得尝试使用这些性能良好的专用球囊。此外,新型 Ryurei®(Terumo)1.0~5mm 球囊具有较好的通过病变性能,有时表现甚至超过这些专用 CTO 球囊(表 2-4-6)。

表 2-4-6　用于处理不能通过的病变的专用小球囊特征的比较

	球囊直径	球囊长度	前端外径	通过外径	爆破气压
NIC Nano Hydro™	0.85mm	6/10/15mm	0.41mm	0.50mm	21
Blimp™	0.6mm	5mm	0.50mm	0.52mm	30
Ryurei™	1.0mm	5mm	0.41mm	0.58mm	14
Ikazuchi™ Zero	1.0mm	6mm	0.42mm	0.60mm	14
Sapphire™3	0.85mm	10mm	0.40mm	0.53mm	16

当正向微导管难以通过病变时,如要交换更具支撑力的导丝,例如 Wiggle® 导丝(Abbott),很有可能会失去正向导丝的轨道。一些经过特殊设计的缠绕型微导管可以快速旋转,以减少与近端血管的摩擦力并增加扭矩力,从而有助于通过高阻力病变。目前有一系列具有不同设计和性能的微导管,包括 Tornus®(Asahi)、Corsair®(Asahi)、Finecross®(Terumo)、Turnpike®(Telefax) 和 Mamba®(Boston Scientific Corp)等系列微导管。这些微导管将在本书其他章节讨论。其中 Tornus® 微导管是一款针对这种不能通过的病变而设计的微导管。它是一种金属交换缠绕的微导管,由 8 条单独的较大金属导丝组成。这些金属丝绞在一起形成螺旋状,2.1F Tornus® 微导管的金属丝直径为 0.12mm,2.6F Tornus 88Flex® 微导管的金属丝直径则为 0.18mm。这是一款具有高度推送性能的器械,在通过钙化病变中特别有效(图 2-4-11)。

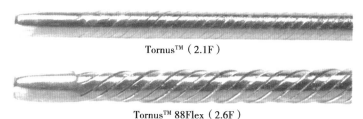

Tornus™（2.1F）

Tornus™ 88Flex（2.6F）

图 2-4-11　Tornus® 微导管,可用于处理不能通过的病变

如果在不能通过的病变近端有合适的分支,则可使用球囊锚定技术。当利用分支进行球囊锚定固定指引导管时,该技术可极大地提高器械的可推送性。如果指引导管内腔足够大,则可使用该技术辅助送入球囊、Tornus 和其他微导管。

如果所有方法均失败,则应考虑进行旋磨术或激光消蚀术。旋磨术的缺点是必须送入专用的 Rotawire™ 旋磨导丝至血管远端,而该导丝因操纵性欠佳,只能通过微导管进行交换。如果微导管没有通过病变,作为最后的选择,可将微导管卡在尽可能远的病变中,然后撤出正向导丝,再尝试用旋磨导丝通过病变。此策略很可能会丢失正向导丝轨道。只有在 Rotawire 导丝成功到位的情况下才能进行旋磨术,通常从最小的 1.25mm 磨头开始。与 Rotawire® 导丝相比,Viperwire®(CSI)导丝具有更好的操纵性,并且通过病变的可能性更大。但是,如果轨道旋切术(OAS)的头端不能通过病变,其旋磨头距离头端有一些距离,也只能处理病变的近端,所以可能无法奏效。

准分子激光使用脉冲气体和卤素的混合物来产生短波、高能紫外光(UV),并通过以下 3 种机制进行斑块修饰:光化学能、光热能和光机械能。紫外线可破坏碳 - 碳键,并且键的振动可加热细胞内水分子温度,从而导致细胞破裂和汽化,从而裂解组织和细胞。阈值能量是紫外线产生汽化作用所需的能量,而脉冲频率是 1 秒内发射的脉冲次数,均由术者控制以达到最佳效果。运作时需注入生理盐水以冲走造影剂并冷却激光导管。在高阻力病变中,使用造影剂可增强汽化作用和修饰斑块效果,但会增加冠脉穿孔的风险。准分子激光导管可通过 0.014in 导丝送入,这使其比其他斑块修饰器械更具优势。它有不同的尺寸,用于 CTO 病变最好的选择是 0.9mm 准分子激光导管(图 2-4-12)。为了具有足够能量渗透和达到斑块修饰的最佳效果,建议选择缓慢推进导管(0.5mm/s)。其使用方法简便,遗憾的是大多数导管室并无配备。

处理不能通过的病变的最后一种技术是球囊辅助下的微小

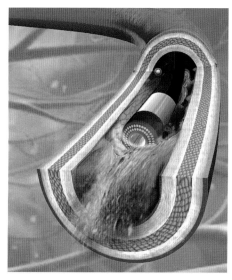

图 2-4-12　准分子激光导管处理
不能通过的病变的模拟图

夹层技术,但其疗效不可预测,而且成功率最高仅为50%。具体做法是推进球囊紧靠病变,并有意在靠近病变处破裂球囊,这可能在病变周围或病变内部形成微小夹层。此方法可改变病变的形态而使另一个球囊通过病变。此技术操作简便,但有导致心肌造影剂滞留或冠脉穿孔的风险。

（2）器械和技巧:处理不能扩张的病变。不能扩张的病变通常是由于血管钙化严重,导致合适的非顺应性球囊（NC）在高压力状态下无法扩张病变。此类病变若植入支架,会导致支架膨胀不全和较差的临床预后。有一些专门设计以压力集中化处理此类病变的球囊,从而实现扩张病变的更佳性能。

1）切割球囊:由NC球囊组成,其表面有纵向排列的刀片。Wolverine®切割球囊的尺寸为2.0~3.25mm（装3个刀片）或3.5~4.0mm（装4个刀片）。主要通过刀片切割斑块形成裂缝后进行球囊扩张（图2-4-13）。

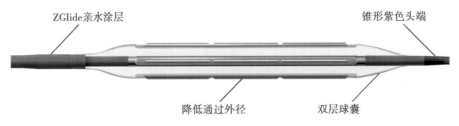

图2-4-13　Wolverine®切割球囊

2）棘突球囊:由安置在球囊上的螺旋状刻痕金属或尼龙元件组成,用于锁定纤维钙化斑块并对其施加外向扩张力。AngiosculptRX®（Spectranetics）刻痕球囊由3条镍钛合金刻痕元件排列成螺旋结构的半顺应性球囊组成。与NC球囊相比,它可使初始管腔更加均匀扩大。Lacrosse NSE®（Goodman Co., Ltd）棘突球囊具有3条尼龙棘突（宽度为0.014in和高度为0.015in）附着在13mm NC球囊两端。NSE棘突球囊扩张时,通过聚力于尼龙棘突上,从而在钙化病变部位制造多条裂隙达到最优扩张效果,因此具有类似"切割"效果（图2-4-14）。

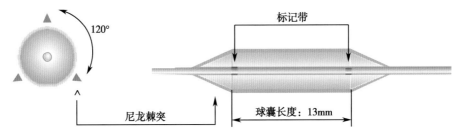

图2-4-14　Lacrosse NSE球囊

3）超高压球囊:最高压力可打到40atm。OPN®球囊（SIS Medical）具有独特的双层球囊结构,选用合适尺寸的球囊可使超高压均匀地膨胀和传递,而冠脉穿孔的风险也较低。

4）血管内碎石术（IVL）:是处理因严重钙化而不能扩张的病变的新技术,通过连接至球囊内的电动液压碎石发生器产生超声波能量,从而消蚀钙化斑块。Shockwave®IVL系统（Shockwave Medical Inc）的球囊直径为2.5~4.0mm,长度为12mm,选取球囊的直径与血管参考直径为1:1。球囊导管连接到发生器,10秒内发出10个超声波能量脉冲,每个球囊最多可用8个循环。IVL在钙化弧>270°时效果最好,因为超声波回声可导致钙化斑块破裂。此技术易于使用,与OPN超高压球囊和切割球囊相比,其通过外径较低,且很少发生并发症。

当上述所有方法均不能使病变扩张时,需要对病变进行旋磨术。旋磨术目前应用广泛,因为在大部分手术量多的导管室都有配备,并且大多数术者都有相关操作经验。新型的轨道旋切术（OA）也可以用于处理这种不能扩张的病变,其优点是不需要增大磨头。前面提到的准分子激光冠脉消蚀术也可使用。

9. 并发症处理　CTO PCI治疗的常见并发症是冠状动脉穿孔、供体血管损伤、侧支循环缺血以及器械脱落或卡顿。其中,冠状动脉破裂或穿孔是最严重的并发症之一,因为可能很快导致患者死亡。

从理论上讲,CTO PCI治疗应该比较安全,因为血管已经闭塞,远端血流通常由多条侧支循环供应。但是,在CTO血管路径未明确的情况下使用专用的CTO硬导丝进行侵入性的导丝寻径技术以及在扭曲细小的侧支通道内操控导丝和微导管,以上过程中出现冠脉穿孔并不少见。由于冠状动脉穿孔可能致命,因此采取预防措施并为此并发症作好准备非常重要。本节将讨论用于处理冠状动脉穿孔的辅助器械。

冠状穿孔可出现在3个部位,其处理策略取决于穿孔的位置(图2-4-15)。

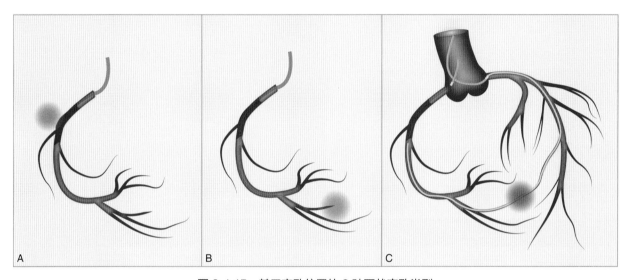

图2-4-15　基于穿孔位置的3种冠状穿孔类型
A. 心外膜血管穿孔;B. 远端分支穿孔;C. 侧支穿孔。

1)球囊或支架扩张导致的心外膜血管破裂。根据Ellis穿孔分级,血液可能迅速积聚在心包腔内,且患者情况可能会迅速恶化。

2)导丝尖端导致的心外膜远端分支穿孔。此类穿孔可能导致局限性心肌血肿,一般为良性;如果穿孔至心包腔内,可能会导致心脏压塞;有时可能连至心室腔内或冠状静脉,一般无须处理。

3)导丝或微导管导致的侧支穿孔:室间隔侧支穿孔通常为良性,但因室间隔侧支位于心肌内,有可能导致较大血肿并引起干性心脏压塞,这种情况很难处理。心外膜侧支穿孔通常会导致心脏压塞。一般将微导管从逆向通道撤出后侧支穿孔才被注意到。因此在完全撤出逆向微导管之前,必须行冠脉造影检查有无侧支穿孔。

对于因球囊扩张或支架扩张而导致的心外膜血管穿孔,明确的处理方式是植入带膜支架以封堵穿孔部位。而对于心外膜远端分支穿孔或侧支穿孔,通常通过栓塞方式进行处理,应尽可能远地进行栓塞,以最大限度地减少心肌损伤的范围。

(1)心包穿刺术:为处理这种威胁生命的并发症而作好准备,所有导管室都必须备好心包穿刺套件,尤其是对于严重钙化病变和CTO病变。当由于冠状动脉穿孔而导致血流动力学不稳定时,心包穿刺引流术可挽救患者生命。可在心脏超声或透视检查的指导下进行心包穿刺术。常用的穿刺点是肋下入路,如果使用透视检查进行指导,左侧位是引导心包穿刺针对准心脏的最佳投照位(图2-4-16)。

(2)带膜支架:带膜支架是处理冠脉穿孔的有效补救方法。带膜支架可由各种材料制成,包括ePTFE材质和处理过的马心包材料。其通过性能取决于双层支架或单层支架设计。重要的是,要注意带膜支架

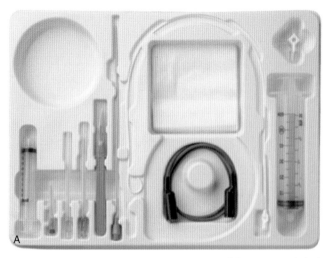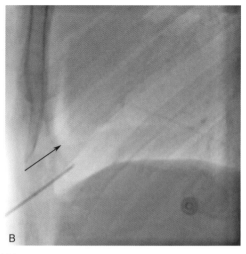

图 2-4-16 心包穿刺术

A. 预包装的商业化心包穿刺套件。B. 在透视下进行肋下心包穿刺术。左侧位可展示穿刺针与心影相切（黑色箭头指向"光晕现象"）。

的规格与各种指引导管的兼容性。目前市场上通过外径最小的带膜支架是 PK Papyrus®（Biotronik）。因其良好的输送性能而备受推荐。必须用较大压力扩张带膜支架，确保支架良好贴壁且可封堵穿孔部位。还要行冠脉造影确定造影剂再无外渗。

表 2-4-7 列出的是市场上可用的带膜支架。

表 2-4-7 不同带膜支架特性的比较

	GRAFTMASTER™	Direct-Stent™	BeGraft	PK Papyrus™	Aneugraft Dx™
厂家	Abbott Vascular	In~Situ Technologies	Bentley Innomed	Biotronik	ITGI Medical
覆膜材质	膨体聚四氟乙烯	膨体聚四氟乙烯	膨体聚四氟乙烯	静电纺聚氨酯	处理过的马心包材料
支架材质、设计	不锈钢（316L）、三明治设计	不锈钢（316L）、三明治设计	钴铬（L-605）、单层设计	非晶碳化硅涂层的钴铬（L-605）、单层设计	不锈钢（316L）、单层设计
指引导管兼容性	6F（≤4.0mm）7F（>4.0mm）	6F 7F	5F	5F（≤4.0mm）6F（≥4.0mm）	6F
卷缩外径	1.63~1.73mm	1.2~1.8mm	1.1~1.4mm	1.18~1.55mm	1.26~1.41mm
支架直径（mm）	2.8~4.8	2.25~6.0	2.5~5.0	2.5~5.0	2.5~4.0
支架长度（mm）	16~26	10~38	8~24	15~26	13~27
释放命名压	15 atm	8 atm	10~11 atm	7~8 atm	5 atm

（3）栓塞材料：对于心外膜远端分支穿孔或侧支穿孔，若球囊延长时间压迫难以处理，只能通过栓塞治疗。多种致血栓形成的材料可用于封堵穿孔血管，有些材料是专门为处理冠脉穿孔而设计的产品，而另外一些是自制材料或用导管室材料制成。

表 2-4-8 是用于栓塞的材料清单，以下仅讨论术者常用的材料。

表2-4-8　用于栓塞的材料

专门设计的材料	弹簧圈（标准化，分推送性和可拆卸性）
	凝血酶
	沉淀剂（Onyx™）
	胶水
	微球
自制材料	皮下脂肪
	血凝块
	明胶海绵
	可吸收缝合线
	导丝尖端

1）弹簧圈：是专用的金属线，有各种形状，在血管中可致血栓形成，从而用于处理动脉瘤或血管穿孔。确定穿孔部位之后，送入导丝至该穿孔血管，并将外径合适的微导管的头端置于穿孔部位附近。然后将弹簧圈推送至穿孔部位以封堵血管。弹簧圈的类型分为推送性或者可拆卸性。推送性的弹簧圈是通过使用导丝或专用推送器而推送置入。可拆卸性的弹簧圈则可在释放弹簧圈之前通过控制部件进行重新定位。可拆卸性的弹簧圈的主要优点是在放错位置时有机会取出，但需要花费更多的时间。

大多数商业化弹簧圈与最小内径为0.018in的微导管相兼容，例如Finecross®（Terumo）和Mizuki®（Kaneka）微导管。因此，用弹簧圈进行封堵时，必须交换为这些微导管或其他更大内径的微导管，例如Progreat®（Terumo）微导管。Concerto®（Medtronic Ev3）可拆卸性弹簧圈的外径较小，其对微导管要求的最小内径为0.016 5in。

与弹簧圈相似，有报道使用剪断的导丝头端封堵血管。尽管导丝头端不是专门为栓塞血管而设计，但在没有其他材料的情况下，这种材料也可能用于挽救生命。

2）皮下脂肪：当没有弹簧圈时，皮下脂肪可用于栓塞远端分支穿孔或侧支穿孔。通常在股动脉穿刺部位获取大小合适的皮下脂肪。然后将其放入装有盐水的注射器中，并将注射器朝上，使脂肪颗粒漂浮在微导管尾端附近后注入微导管内，从而封堵穿孔部位。

3）明胶海绵：是一种可吸收性的用于表面创口止血的材料，也可用于栓塞血管。将明胶海绵切成小块后放入装有盐水的注射器内，然后通过三通接头将另一个装有盐水的注射器进行相互混合。最后将制成的明胶海绵浆液注入微导管内。

4）其他：据报道，其他材料如血凝块或可吸收缝合线等材料也有良好的封堵效果。

这些自制材料的优点是材料便宜且易于获得，并且通常有效。但是，由于不像弹簧圈那样不透射线，因此很难验证是否已将材料输送到穿孔部位。有术者建议将其与造影剂混合后再注入，以便观察。

还可以注入其他材料来封堵远端分支穿孔，例如凝血酶等，但多数是介入放射科医师使用，冠脉介入术者很少用。

逆向CTO PCI治疗是复杂的手术过程，需要掌握一定的策略、技术和技巧。在CTO PCI治疗获得良好疗效方面，CTO器械起着至关重要的作用。更好的器械，尤其是CTO专用器械，不仅可提高CTO介入治疗的手术成功率，而且还可提高手术效率，最重要的是可提高手术的安全性。因此，对于CTO术者来说，了解导管室中可用的器械并熟悉其功能和型号显得非常重要。术者以"誓必成功"为座右铭，应该选择最合适的器械，让每例CTO手术都获得最大的手术成功率。

尽管不一定都要配备上述辅助器械，但如果有的话，它们可以增强术者对完成更加复杂CTO病变的信心。在追求成功、安全、高效的CTO PCI过程中，相关器械的应用必不可少。

（黄顺伦　著，吴开泽　译）

第五节　并发症处理及器械应用

一、冠状动脉穿孔的处理

CTO介入治疗过程中出现冠脉穿孔并不少见。理想情况下,预防冠脉穿孔的发生是最佳方法,但是在统计概率上仍会出现,尤其是复杂病例。因此最重要的策略是作好冠脉穿孔发生的准备。

总的来说,应该根据是血管近端穿孔还是远端穿孔来进行区分和处理。例如右冠状动脉近端的血管穿孔可能会立即导致心脏压塞和循环崩溃。而一些远端小血管穿孔甚至可以保守观察。因此处理的方法是不同的。

1. 近端血管大穿孔

(1)处理的实用技巧和要点:我们尝试通过在实际案例中遇到的困难和深度的思考,以探讨处理冠脉穿孔的实用技巧和要点(图2-5-1)。

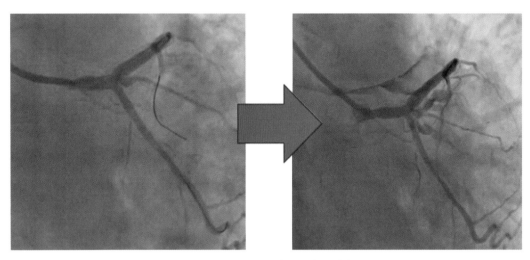

图 2-5-1　近端冠脉穿孔的典型病例

图2-5-1是一个近端冠脉穿孔的典型病例:球囊后扩张后出现近端血管破裂。在现实中,术者要马上做出反应,因为在这种情况下,患者的病情将在数分钟之内恶化,如这例患者,收缩压迅速降至约60mmHg,然后昏迷。除非术者很有经验,否则在如此大的压力下,难以套用各类文献和指南。

在近端血管大穿孔中,处理的技巧是团队快速采取行动,合作无间。术者、助手和护士们相互配合是重中之重。大致分工如下:

术者的操作要点:找出穿孔位置并植入带膜支架。

助手和护士的操作要点:"IABP"。I=Inotrope and IVF(静脉注射血管活性药物和静脉输液),A=pericardial drainage and Aspiration(心包穿刺和抽吸引流),B=Blood transfusion(输血),P=Pump set(泵入装置)。

明确具体的穿孔部位对于指导接下来如何植入带膜支架非常重要,因为通过注射造影剂难以100%确认穿孔部位,这种情况经常发生。球囊封堵是定位穿孔位置和安排植入带膜支架的好方法。此外,球囊压迫既可马上止血,也可降低心脏压塞和失血的风险(图2-5-2)。

根据该病例的造影检查根本分不清是LM、LCX或LAD出血。但通过球囊封堵可以确定穿孔部位越过LAD开口,而不是在LM或LCX。

接下来通常需要植入带膜支架。除了某些不合适植入带膜支架的情况,术者须准备带膜支架的植入。如果没有,就需要自制带膜支架了。

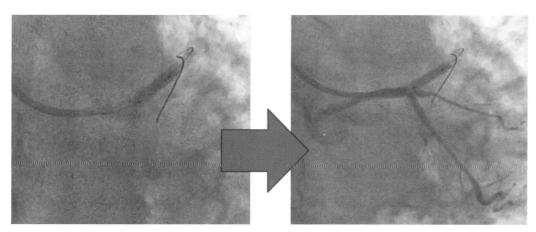

图 2-5-2　球囊封堵

传统方法建议建立另外一条血管通路。带膜支架的输送应使用双指引导管技术。通常情况下,心包引流也应首先准备就绪,因为老一代的双层带膜支架的输送性能非常差。在操作过程中,以下状况经常发生,例如支架脱载、输送失败和穿孔部位覆盖失败等(图 2-5-3)。

在使用带膜支架方面,16 个大气压是释放带膜支架所需的最小压力。在大多数情况下,需要 22 个大气压才能达到支架良好贴壁。另外,某些支架在膨胀过程中会缩短,因此对于老一代带膜支架,需要多准备 2mm。

术者还需调节导管室的气氛,并确保团队能正常运作。

助手和护士的操作要点具体如下(图 2-5-4):

I=IVF & Inotrope 静脉。静脉内输液和血管活性药物,立即稳定患者生命体征。

A=Aspiration 抽吸。助手协助术者进行超声引导下心包穿刺术,并经心包引流管进行抽吸,因为如果不抽吸,血液只能缓慢流出。助手必须及时抽吸心包积液,谨防积液再次增多以避免出现心脏压塞。

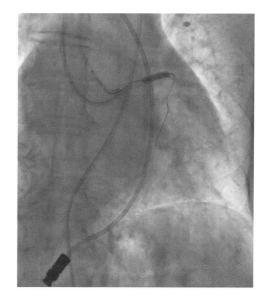

图 2-5-3　双指引导管和心包引流

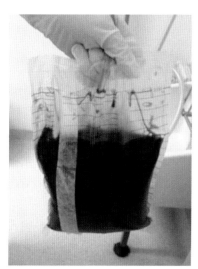
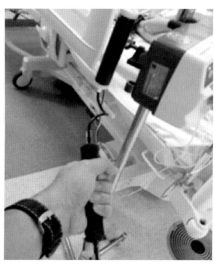
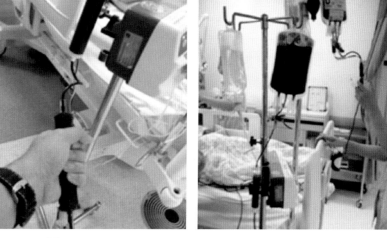

图 2-5-4　IABP

B=Blood transfusion 输血。患者 10 分钟内失血可能超过 1L。一旦出现大量失血,需要及时输血。

P=Pump set 泵入装置。在极端情况下,当需要快速输血或补液时,应使用泵入装置。这样可以确保在数分钟内就可以输入 1L 液体或血液。在大多数情况下不需要此装置,除非情况非常紧迫。这可以帮助挽救大量失血患者。

术后护理也很重要。复发性出血或心脏压塞很常见。需要在 CCU 病房中密切监护患者,并定期行超声检查。

(2)器械更新:

1)心包穿刺术:心包穿刺术没有过多的更新,主要是超声引导下进行穿刺和使用 Micropuncture® 套件(Cook Medical, Bloomington, IN)。其较小的 21 号针头可减少医源性损伤(图 2-5-5)。

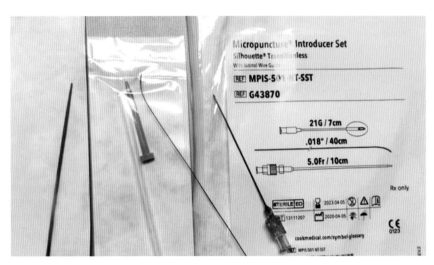

图 2-5-5　心包穿刺术套件

传统的心包引流方式通常操作比较快。在该套件用于心包穿刺术之前,首先需要用于穿刺股动脉入路并反复练习,以熟悉穿刺手感,并观察从针头流出的缓慢血液。

2)带膜支架:新一代的带膜支架实际上改变了冠脉穿孔的处理方式。目前市场上较好的带膜支架之一是 PK papyrus。支架覆膜的厚度减小到 90μg,这与许多第二代 DES 支架相类似。其输送性能也与常用的第二代 DES 支架相类似。

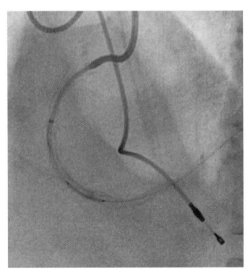

图 2-5-6　通过延长导管输送 3.5mm
PK papyrus 支架的病例

最重要的是,3.5mm PK papyrus 支架可以通过延长导管。而且 3.5mm 带膜支架最大可膨胀到 4.6mm。这些带膜支架将改变目前冠脉穿孔的处理方式和思考策略(图 2-5-6)。

因此,在近端血管穿孔的情况下,目前可以通过球囊压迫对穿孔部位进行定位,然后直接送入带膜支架,而无须准备另外的指引导管。遇到困难时,可使用延长导管。因此操作流程应简单化。一些研究还表明,PK papyrus 支架的支架内再狭窄发生率(ISR)与 BMS 支架相似。

通常情况下,无论使用哪种支架,仍然建议在植入带膜支架后使用 12 个月的双抗血小板药物治疗(DAPT)。

2. 血管远端穿孔　CTO PCI 治疗过程中导丝导致的血管远端穿孔很常见。在大多数情况下很容易处理,但并非总是如此。

最重要和最常见的问题是出现"遗漏"冠脉穿孔的情况。如果遗漏并且没有及时处理冠脉穿孔,1~4 小时后患者将因心脏压塞导致心源性休克。处理原则:①通过微导管行超选择性造影以定位穿孔部位;②用合理的方法进行封堵。

导丝导致的血管远端穿孔通常需要数小时才出现心脏压塞。因此有时间通过微导管进行超选择性造影。建议使用3ml小的注射器进行造影。超选择性造影有时会扩大穿孔范围,因此须将微导管放在穿孔附近,但不要过于靠近可疑的穿孔部位。

如果有时找不到穿孔部位,则可通过深插延长导管,并注射造影剂以帮助定位穿孔部位。使用不同的投照位进行确认也很重要。

这是一个"遗漏"远端穿孔的病例(图2-5-7)。常规冠脉造影没有发现穿孔,但超选择性造影可明显看到穿孔位置。

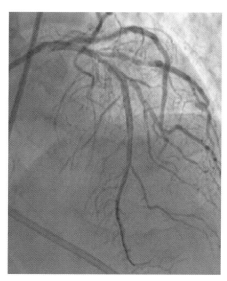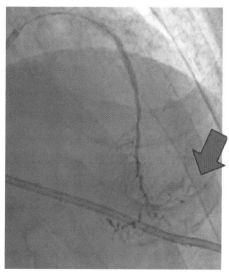

图2-5-7　"遗漏"远端穿孔的病例

大部分远侧穿孔的严重并发症是由于"遗漏"而发生的。在CTO PCI中,须始终记住通过同侧和对侧造影检查有无冠脉穿孔。有时经正向进行封堵,但是由于逆向血流仍会继续出血,可能需要双侧封堵。

一旦确定了穿孔的位置,处理上就相对简单。有很多方法可以封堵。

(1)脂肪栓塞:是最常见的方法之一,并且很有效。建议使用3ml小的注射器通过微导管注射脂肪。有时由于脂肪漂浮在水中,很难将其固定在微导管中。可以先使用导丝导引针或导丝的硬尖端将脂肪推入微导管中。

(2)可吸收缝合线:3.0号缝合线是一个不错的选择,其在X射线中不可见,并且是无菌的,很容易获得。可以将缝合线剪成2mm,并使用导丝导引针将其置入微导管中。然后通过微导管使用导丝将2mm缝合线推入,以密封穿孔的小血管。可以重复1~10次或更多次,直到穿孔封堵成功为止。这方法是安全、无菌和价廉的,也不会引起血栓形成。

(3)血凝块:从理论上讲,这是很好的方法,但较难获取凝块。在实验室中尝试也很难制作血凝块。我们尝试使用1ml注射器、造影导管、鱼精蛋白或者导引针等很难制作凝块。

(4)微导管抽吸:一些术者使用负压器通过微导管进行负压抽吸10~15分钟。可以通过收缩远端小血管来封堵一些小穿孔。这可能不是一个好方法,并且很可能无法奏效。

(5)弹簧圈:对于中等大小的血管穿孔,弹簧圈是不错的选择。但在非常小的血管中,弹簧圈可能无法"缠绕"而无法起效。有时弹簧圈会脱落入主血管中,这会很危险。选择合适的血管来使用弹簧圈是很重要的。另外,弹簧圈的选择也很重要。一些弹簧圈与MRI不兼容。一些弹簧圈不是致血栓形成的。弹簧圈释放的机制可能也会有所不同。一些弹簧圈需要更大直径的微导管,需要在导管室中准备好,以避免紧急情况下出现麻烦。通常,不要指望一个弹簧圈就能解决穿孔问题。很多情况下需要3个或更多的弹簧圈来封堵穿孔(图2-5-8)。

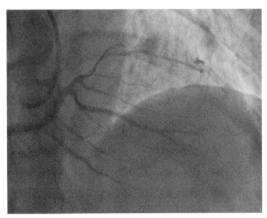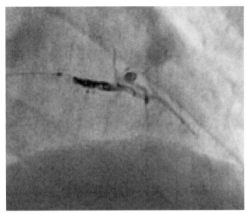

图 2-5-8　使用弹簧圈封堵穿孔

以上病例送入 3 个弹簧圈后仍有血液从穿孔处流出。因此,选择致血栓形成的弹簧圈非常重要。解决方案之一是用导丝推入弹簧圈后使用球囊或者微导管继续推动,使它们紧密地挤在一起。另一个方法是混合使用弹簧圈和脂肪(图 2-5-9)。

使用弹簧圈有一个重要技巧。可以将弹簧圈送至第一个放置好的弹簧圈的远端,前提是微导管或 OTW 球囊可以通过该弹簧圈并送至向远端。在弹簧圈放置得过近或者发现对侧有逆向供血的情况下,此技巧很有用。

使用弹簧圈可能费用会很昂贵,因为在一个病例中可能需要使用 3~5 个弹簧圈。

如果需取回已放置的弹簧圈,推荐的方法是使用 2 条导丝和延长导管辅助的双导丝缠绕技术(twist wire technique)。

(6)球囊延长压迫:与近端血管不同的是,对远端小血管进行球囊压迫,患者可以耐受很长时间。可以先尝试 20 分钟的球囊压迫,然后再考虑其他封堵方法。ACT 必须保持在合理范围内,不要逆转肝素(图 2-5-10)。

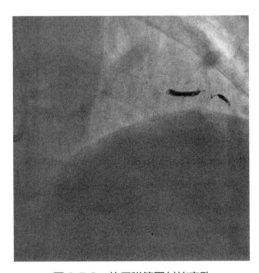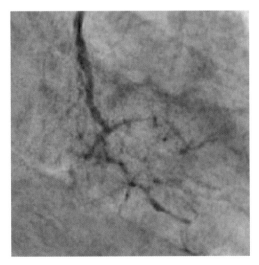

图 2-5-9　使用弹簧圈封堵穿孔　　　　图 2-5-10　使用球囊压迫

该病例是在三叉处的血管穿孔。任何封堵方法都可能导致分支丢失。通过 2.0mm 球囊以 2 个大气压压迫 20 分钟可以封堵成功。

(7)明胶海绵:这是有效的方法,注意避免主分支的栓塞和血栓形成。总的来说,此方法安全。有时,球囊封堵有助于避免明胶海绵回流。

(8)美敦力公司的微血管塞子(MVP):其可用于 >1.5mm 的血管,可有效地堵塞血管并封堵穿孔。

个人认为,任何合理的方法都可以封堵血管远端穿孔。最重要的仍然是不要"遗漏"它。

二、脱落器械的取出

器械断裂和脱落的发生率低,但可能在复杂介入病例中发生。重要的是要安全、有效地将它们取出。

1. 商业化抓捕器 市场上有多款抓捕器,可以根据情况选择适合的抓捕器来使用。有些抓捕器的圈套尺寸可灵活变化。有些具有不同的形状和大小。在主动脉内,Ensnare 是抓捕器械的最佳选择。在冠状动脉内,Micro Elite 抓捕器是唯一基于 0.014in 兼容导丝的抓捕器,其螺旋环形的设计,大小分别为 2mm、4mm 和 7mm,可抓捕冠状动脉内的器械。

在 CTO PCI 治疗过程中,以上 4 种类型的抓捕器可用于处理大多数情况。推荐使用 Micro Elite 和 Ensnare 抓捕器(图 2-5-11)。

2. 自制抓捕器 在真实世界中,如果导管室没有以上商业化抓捕器,可以自制抓捕器。

(1)Satoru 自制灵活抓捕器:使用此抓捕器将逆向导丝抓捕进入指引导管内非常有用(图 2-5-12)。

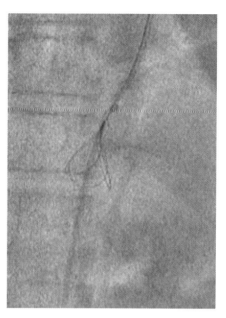

图 2-5-11 主动脉内的 Ensnare 抓捕器

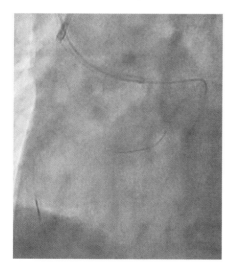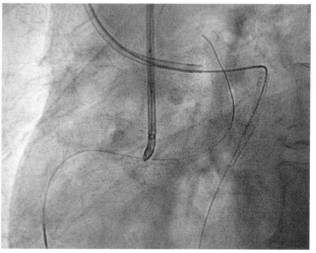

图 2-5-12 使用 Satoru 自制灵活抓捕器将逆向导丝抓捕进入指引导管

通过使用工作导丝、2.0mm 球囊和延长导管可以很容易地组装此抓捕器。用球囊压迫导丝的尖端,然后通过推送或回拉导丝,就此组成一个灵活的抓捕器(图 2-5-13)。

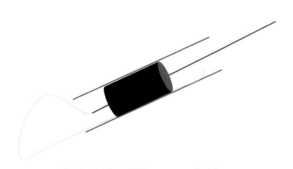

图 2-5-13 组装 Satoru 抓捕器

（2）RG 3抓捕器（用或不用延长导管）：最简单的抓捕器是使用RG 3导丝，使其在指引导管或延长导管内形成U形的1/2。通过回拉或推送导丝，因此形成一个灵活的抓捕器（图2-5-14）。

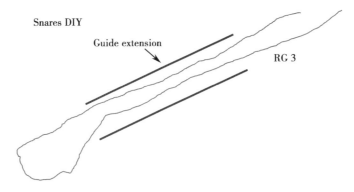

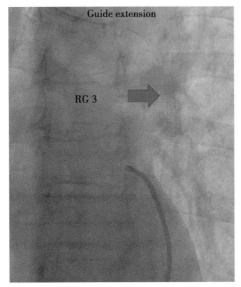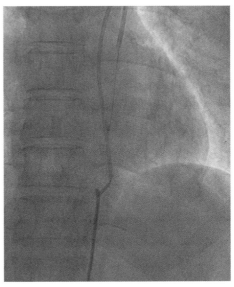

图2-5-14 使用RG 3导丝组装抓捕器

（3）双导丝缠绕技术（twist wire technique）：在冠状动脉内，有些抓捕器不能安全使用，应考虑双导丝缠绕技术。如果有新植入的支架，最好在使用该技术之前确保适当的并列位置。另外，可使用延长导管绕过新植入的支架。

可以使用2~3根导丝。就个人而言，两条导丝已足够。使用此技术成功的关键不是导丝的数量，而是导丝的位置。如果导丝的远端送至两个不同的分支，效果最佳。然后用旋转器固定两根导丝并缠绕。用这种方法，大多数情况下可将物品从冠状动脉内抓捕拉出。

三、血栓抽吸装置

血栓抽吸装置有手动抽吸和机械抽吸。逆向PCI供体血管内血栓形成的情况下，建议进行手动抽吸。AngioJet血栓抽吸系统正在逐渐淡出人们的青睐。有一款新型机械抽吸装置可能有效。Pneumbra抽吸导管的输送性能非常好。主要优点是：与手动抽吸不同，其将提供恒定的抽吸力以抽吸血凝块，并有助于将抽吸的凝块保持在指引导管内。

（Ho LAM）

第三章 策 略 篇

第一节 术 前 评 估

进行 CTO 逆向 PCI 治疗之前,进行充分的术前评估是极为重要的步骤,与治疗成功与否密切相关。其中包括对患者临床情况、冠脉造影结果、逆向介入治疗难度等情况的评估,本节内容将针对这几点进行阐述。

一、临床情况评估

(一) 介入治疗指征

2011 年,美国 ACC/AHA PCI 指南、2018 年欧洲 ESC/EACS 心肌血运重建指南中 CTO-PCI 治疗的推荐列为 2A(证据等级 B)。逆向 CTO-PCI 治疗前应熟悉指南推荐等级,同时结合患者的临床症状、辅助检查、其他血管病变等具体情况,作出最后的治疗决定。

1. 存在临床缺血症状 CTO-PCI 治疗的主要指征仍是改善缺血症状。众多临床研究证实,成功的 CTO-PCI 治疗可改善患者运动耐量和生活质量。但在其他心血管事件终点,如死亡率、左室射血分数等指标上,CTO-PCI 治疗的作用目前尚未被证实。经最佳化药物治疗后,临床仍存在心绞痛、劳力性呼吸困难、乏力等症状的患者,特别是考虑与闭塞冠脉相关时,需积极进行包括 PCI 治疗在内的血运重建治疗。

2. 存在大范围心肌缺血负荷 减少缺血负荷是血运重建的主要目的。对于存在 CTO 病变的患者,无创伤性检查(如心电图运动试验、静息/负荷超声心动图、静息/负荷心脏核素检查等)发现血管支配区域有存活心肌或存在较大心肌缺血负荷(5%~12.5%)时,可考虑进行血运重建。2018 年 ESC/EACTS 血运重建指南指出,无论患者症状如何,当左心室心肌缺血面积 >10%,开通 CTO 对患者的预后是有益的,为 2A 类推荐(B 类证据)。

正电子发射计算机断层显像(PET)是目前评估存活心肌最准确、最有价值的方法,被誉为心肌活性检测的金标准。有研究提示,当 PET 显示存活心肌 >7% 时,PCI 治疗不仅可以降低死亡率,还可以降低心肌再梗死发生率。此外,心脏磁共振(CMR)检查心内膜下钆剂延迟强化的透壁程度(<50% 室壁厚度),为心肌存活的另一证据。反之,当检查提示患者 CTO 血管支配的心肌缺血负荷较小或无存活心肌时,PCI 治疗的价值有限。

3. 达到完全血运重建 多支血管病变患者完成血运重建可改善预后,因此,完全血运重建已成为介入治疗的追求目标。既往资料表明,约 12% 的多支血管病变患者存在 CTO 病变,在 CTO 病变患者中,80% 以上为多支血管病变。为达到完全血运重建以期改善患者预后的目的,CTO-PCI 是一种合理的选择。

(二) 基线临床特征

CTO 病变患者往往存在较为复杂的基线临床特征,如较低的左心室射血分数、更差的肾功能状态、合并其他系统疾病等。这些基线临床特征在 PCI 治疗开始前必须加以重视和分析,以减少围手术期并发症、顺利完成介入治疗。

1. 心功能评估　心功能评估包括临床评估及辅助检查结果。临床评估通常以患者是否能够耐受一定时间的平卧来配合手术进行为主要考虑因素。左心室射血分数（LVEF）是治疗开始前必须要了解的一项检查指标，这对于评估 PCI 治疗术中、术后的风险具有极为重要的预测价值。临床常用手段为心脏超声，改良 Simpson 法测定 LVEF 较常规 M 型更具准确性。对于有条件的单位，应用 PET、CMR 等检查除了可获得心肌活力的信息外，对 LVEF 的评估也更为精准。

LVEF 越低，患者对操作的耐受程度及对急救处理的反应越差，逆向 PCI 治疗操作过程中风险也越高。对于 LVEF<0.35 的患者，需要考虑围手术期血流动力学辅助支持。

2. 肾功能评估　肾功能状态和心血管病患者缺血及出血事件发生密切相关。合并慢性肾功能不全的患者，冠脉病变往往更为复杂，钙化程度严重，多支及 CTO 病变的发生率高。与此同时，肾功能不全本身也是出血高危因素。GRACE、CRUSADE、HAS-BLED 等临床常用的心血管缺血或出血风险评估系统中均将肾功能作为一项重要指标。

对于肾功能不全的患者，术前需要关注冠心病及 PCI 治疗相关药物的使用情况。特别是对于使用抗凝血药的患者，需评估肾功能对药物代谢的影响并及时调整药物使用剂量，以达到同时减少缺血和出血的平衡。

另外，对于基线肾功能不全的患者，逆向 PCI 治疗前及治疗过程中需要注意造影剂的使用剂量，秉承"越少越好"的原则，过多的造影剂使用会进一步加重肾功能的损害及造影剂诱导的急性肾损伤（CI-AKI）的发生。2019 欧洲 CTO 俱乐部共识指出，术中对比剂量用量（ml），不应超过 3.7 倍地估算肾小球滤过率（eGFR）。此外，糖尿病、低血容量、非甾体药物、造影剂类型等也与 CI-AKI 相关。在兼顾心功能的前提下，围手术期充分的水化治疗、终止肾毒性药物的使用及术中应用等渗造影剂等措施可能有助于减少 CI-AKI 的发生。术者经验、对解剖结构的理解、对造影图像的充分阅读、介入治疗过程中影像学检查的应用，有助于减少逆向 PCI 治疗过程中造影剂的使用量。

尽管国内有小样本量的观察性研究发现，连续性肾脏替代治疗（CRRT）或血液透析（HD）可改善 PCI 术后患者的肌酐水平，但这一方式用于 CI-AKI 预防或治疗目前仍无定论。CRRT 或 HD 有助于控制患者的液体平衡、清除血液中的毒素，这对患者心功能的整体控制有益。在有条件的单位，对基线慢性肾功能不全、肾小球滤过率下降或存在蛋白尿的患者，可计划安排 PCI 治疗结束后接受 CRRT 或 HD 治疗。

3. 合并其他系统疾病　糖尿病患者合并多支血管及 CTO 病变更为多见，围手术期各种风险发生率较高，术前需仔细评估。手术当日需考虑手术时间、时长与患者降血糖药的冲突，为避免发生术中低血糖及减少造影剂肾损害，可暂停术前使用胰岛素及二甲双胍等降血糖药。

肺部疾病及伴随的肺功能障碍在老年冠心病患者中较为常见，可降低患者对手术的耐受性，并增加围手术期风险。对于有低氧血症的患者，术前肺功能检查、术中血氧监测是必要的手段。对于严重低氧血症的患者，围手术期无创持续气道正压通气（CPAP）是较为常用的处理手段。

（三）PCI 治疗及辅助器械入路的评估

CTO 患者往往曾经接受过冠脉介入治疗，再次处理时需评估双侧桡动脉、尺动脉、肱动脉、股动脉等介入血管搏动、狭窄、迂曲程度。

考虑围手术期需要 IABP、ECMO 等器械辅助的患者，需评估双侧下肢动脉、颈动脉的狭窄及迂曲程度。

二、冠脉造影结果评估

认真分析冠脉造影结果是逆向 PCI 治疗成功的重要组成部分，特别是对于既往介入失败或结构较复杂的 CTO 病变，深入、系统地复习冠脉造影图像、充分的操作预案和准备可减少术中造影剂及 X 射线剂量，减少术者和患者疲劳，增加 PCI 治疗的成功率。

（一）双侧冠脉造影

国内外各项指南及专家共识中均强调了双侧冠脉造影的重要性。2019 年 CTO 治疗全球专家共识白皮书中更指出,提高 CTO-PCI 成功率和降低并发症最简单、也是最重要的方法就是要有高质量的双侧冠脉造影。

使用 2 个导管、2 路压力监测会增加一些操作的时间和费用,但双侧造影能更好地看清包括 CTO、侧支循环及非 CTO 血管的解剖,可更好地评估病变的复杂性和成功率。对于逆向 PCI 治疗尤为重要,因为双侧造影往往能更清晰地展现侧支血管的解剖及形态,评估导丝通过的难度及并发症的发生概率。做好双侧冠脉造影需要注意以下几点:

1. 造影前观察导管压力 确保导管与冠脉之间同轴良好且没有压力嵌顿,若压力下降或出现嵌顿波形,需要调整导管位置,直到压力曲线正常。开口病变可使用带侧孔导管或进入工作导丝将导管适当顶出至冠脉开口部进行造影。切忌在压力欠顿的状态下大力推注造影剂。

2. 注意造影剂推注力度 造影剂推注的力量应逐渐加压至稳态再逐渐停止推注,这样当造影剂循环至侧支时正是推注力量达稳态时,侧支显影最清晰。如一开始就用过大的力量推注,容易出现心室颤动及冠脉开口夹层,力量过小又导致无效造影。

3. 选择暴露 CTO 病变及侧支循环的最佳体位 熟悉冠脉闭塞时常见的侧支供血血管,如前降支闭塞时,侧支最常见的来源是右冠状动脉左室后支至间隔支;回旋支闭塞时,侧支可来源于同侧心房支血管、右冠状动脉左室后支;右冠状动脉闭塞时,最常见的侧支来源是前降支至间隔支。

根据基线或既往造影结果,在逆向 PCI 治疗开始前有针对性地选择造影投射体位,适当延长透视或电影记录时间以充分暴露侧支。常用的投照体位包括右肩位、右肝位、左前斜头位等。

4. 直接应用指引导管进行双侧冠脉造影 对于计划进行或有可能进行逆向 PCI 的病例,在初始造影结束后应当直接双侧应用指引导管,在介入治疗开始前行双侧冠脉造影。指引导管更大的内腔有助于造影剂推注,以更好地显示侧支血管,尽管造影剂的使用量可能增加,但充分的侧支暴露及有计划的体位选择可减少造影次数,从而减少造影剂使用量。

5. 造影剂推注顺序 强调双侧造影,但并不主张双侧同时推注造影剂,特别是对于一些基线心功能较差的患者,双侧同时推注造影剂意味着在短时间内冠脉同时被造影剂充盈,造成心脏整体缺血,极有可能诱发心力衰竭甚至心室颤动。

比较安全的做法是先行侧支供血侧冠脉造影,在造影剂循环至闭塞段远端时停止推注,然后再开始正向造影。这样既可避免同时推注造影剂带来的心脏整体缺血风险,也可达到充分暴露侧支循环的目的。

6. 避免在造影过程中移动床位 事先调整好造影投射角度及暴露侧支血管所需的位置后,在造影过程中应尽量避免再次移动床位,以获得高质量的造影结果。

7. 同侧侧支供血的 CTO 病变造影 部分 CTO 病变接受同侧血管侧支供血,对于此类情况,在造影阶段可通过单根导管进行。但在介入治疗阶段,可考虑使用单指引导管内应用微导管超选侧支供应血管进行侧支造影,以节省造影剂的使用并获得更高质量的侧支造影。同侧双指引导管技术（"乒乓"指引导管技术）有助于更加容易地操作导丝和微导管,特别是在进行逆向 PCI 治疗时。

（二）冠脉造影影像分析

获得高质量的双侧造影后,需要对造影结果进行仔细地阅读和分析。CTO-PCI 策略的制定在很大程度上取决于对病变的阅片结果,逆向 PCI 治疗开始前需要仔细分析侧支提供血管以及侧支血管的情况。具体内容包括:

1. CTO 病变节段分析

（1）近端纤维帽形态:分析入口残端形态,入口模糊、钝性残端等形态提示难度增加,正向介入的失败率增高;相反,锥形残端意味着更高的正向介入治疗成功率。分析闭塞端是否存在较大的分支血管,能否适用于血管内超声指导下纤维帽穿刺、球囊辅助下内膜导丝进入（BASE）等正向导丝技术;此类正向导丝准备很大程度上也是逆向 PCI 治疗过程中的重要组成部分。

（2）闭塞段长度、走行和组成（斑块性质，如钙化）：通过双侧造影时造影剂的截止点，术者可初步判断闭塞段长度；血管钙化增加导丝通过的难度，但钙化影在一定程度上可提示血管走行。需要注意的是，钙化有时体现在血管外膜，管腔分布可能位于钙化影的边缘部位。若合并严重钙化的闭塞段，术者可考虑导丝结构内通过（内膜下）。斑块旋磨（RA）、准分子激光销蚀（ELCA）等器械的应用有助于对病变进行充分的预处理。

（3）远端纤维帽形态及闭塞远端血管质量：对侧造影有助于闭塞远端纤维帽形态，并观察闭塞远端血管大小、是否存在病变及在闭塞远端接口处是否存在大的分支血管等。远端血管小（<2mm）、存在弥漫性病变、闭塞远端接口处存在大的分支血管等都是正向导丝通过难度增加的预测因素。但需要考虑由于远端低灌注导致的血管失用性萎缩，这种情况导致的远端血管腔细小在完成血运重建后可以恢复。另外，对于冠脉搭桥后自身血管的 CTO，远端纤维帽处往往积聚着更为严重的钙化，而远端纤维帽的钙化会增加正向导丝重入血管真腔的难度。

2. 侧支血管的分析　仔细分析侧支循环和血管的分析是逆向 PCI 治疗开始前的重要步骤，对增加手术成功率和降低并发症的发生率极为关键，并有助于减少造影剂用量、X 射线剂量及操作时间。需要重点关注侧支血管的来源、大小、迂曲程度、侧支血管上有无分支血管、侧支血管入口与出口（与供 / 受体血管之间）的角度、侧支汇入闭塞血管后与闭塞远端纤维帽的距离、侧支提供血管本身有无病变等。

侧支血管通常有间隔支、心外膜侧支以及搭桥术后的桥血管 3 种来源。导丝及器械（微导管）能否成功通过侧支血管到达闭塞段远端的首要预测因素是侧支血管走行（不存在迂曲），其次是血管大小。Werner 分级通常用于评估侧支血管大小，CC0 级代表无连接，CC1 级代表丝状侧支血管连接，CC2 级代表分支样大小的侧支血管连接。但对于间隔支血管，CC0 级不代表导丝无法通过，应用"冲浪"（surfing）技术可寻找到造影不可见的间隔支血管到达闭塞血管。

需要注意侧支血管存在动态开放的现象，特别是对于初次介入治疗失败的病变，在再次治疗时，前次存在的侧支血管可能会消失，但不代表不能使用。因此，对于有前次治疗失败的病例，获得并仔细阅读前次治疗经过的影像尤为重要。另外，当造影不能发现有效的间隔支侧支血管，而存在的心外膜侧支血管不适合用于逆向 PCI 治疗时，可尝试应用小球囊封堵心外膜侧支血管数分钟，再行造影观察是否有间隔支血管开放提供侧支血流。

若双侧造影不能满足对侧支血管信息的判断，微导管超选造影可提供更多的需要信息，特别是对于心外膜侧支血管，微导管超选造影是逆向 PCI 治疗过程中必不可少的步骤。

在选择逆向侧支通道时，需要了解各种侧支血管的特点。如间隔支血管的可扩张性，可以应用小球囊低压力扩张，以便微导管通过；左内乳动脉（LIMA）至前降支间隔支一般不作为逆向通路，因为容易引起痉挛及心脏严重缺血；慎用单一的优势型侧支血管等。

3. 非 CTO 病变血管分析　评估左主干病变和其他非 CTO 病变的严重程度，可能会改变血运重建的策略。特别是当侧支提供血管存在可能在逆向 PCI 治疗过程中影响血流或发生急性闭塞的病变时，应当在开始逆向治疗前先处理此类病变。

4. CABG 术后桥血管分析　CABG 术后患者合并 CTO 的发生率明显增加，对于此类患者，术前应当同时仔细分析桥血管的各项信息，包括桥血管开口是否有狭窄、指引导管是否容易到位、桥血管病变的狭窄程度、是否合并钙化扭曲、远端吻合口是否狭窄、桥血管与原位血管连接的角度、吻合口与 CTO 着陆区的距离、CTO 远端纤维帽的形态等。通过这些因素，综合判断桥血管是否适合作为逆向通路。

需要指出的是，CABG 术后的桥血管通常走行容易判断、管腔粗大、没有分支血管，可作为较好逆向治疗侧支选择。完全闭塞的静脉桥血管，有时也可以作为逆向治疗的侧支通道。通常不建议经 LIMA 至前降支作为逆向介入治疗通路，因为 LIMA 至前降支血管功能重大，一旦术中血流中断或穿孔，会导致急性心力衰竭、严重心律失常等致命性后果。闭塞的 LIMA 桥血管通常行径较长，走行难以判断，也不是好的逆向通路选择。

（三）冠脉 CTA 结果分析

对于既往介入治疗失败或解剖结构复杂的 CTO 病变，可在择期介入治疗开始前进行冠脉 CTA 检查，以获得更多的解剖信息，用于指导介入治疗。特别是对于闭塞近端纤维帽模糊的 CTO 病变，冠脉 CTA 可提供更多的关于闭塞段长度、钙化、血管大小以及重塑方面的信息，这有助于评估逆向 PCI 治疗的难度，制定更合理的治疗策略。

三、逆向介入治疗难度评估

逆向介入治疗是一种高难度、高风险的操作方式，术前充分观察造影影像，评估难易程度对于手术取得高效率成功相当重要。目前各种 CTO-PCI 评分系统有助于评价 CTO-PCI 治疗的普遍难易程度。

（一）J-CTO（日本多中心 CTO 注册研究）评分

J-CTO 评分是最早使用，也是目前最为常用的评估导丝通过难度的积分系统。采用 5 个参数：既往 PCI 失败史、钝形残端、钙化、CTO 入口或闭塞段内至少一个弯曲 >45°、闭塞段长度 >20mm，来评估正向导丝在 30 分钟内通过病变的可能性，得分越高，难度越大。

（二）其他评分系统

其他评分系统包括 PROGRESS-CTO 评分、RECHARGE 注册评分、CL 评分、ORA 评分、W-CTO 评分、CASTLE 评分、CT-RECTOR 评分等。需要指出的是，这类评分系统对于 CTO 介入治疗的成功率都有类似的预测价值，但其多数在正向 PCI 治疗时应用。

（三）应用于逆向 PCI 治疗的相关评分

在进行 CTO 逆向 PCI 治疗时，也有学者对侧支血管建立了相应的评分，来预测逆向导丝通过的难度。日本永松航教授分析了 886 例侧支（其中间隔支侧支 610 例，非间隔支侧支 276 例），于 2020 年提出了 J-Channel 评分：若是间隔支侧支，有 3 个独立影响因素：CC 0 级或 1 级为 2 分；侧支出现逆向弯曲为 1 分；出现 3 个及以上的非螺旋状连续弯，且弯曲的高度 > 两个弯曲之间的距离，为 1 分。若是心外膜侧支，也有 3 个独立影响因素：CC 0 级或 1 级为 3 分；侧支出现逆向弯曲为 1 分；侧支出现螺旋状弯曲（定义为 3 个及以上连续弯曲，且弯曲的振幅 < 弯曲直径的 2 倍）。无论间隔支或心外膜侧支，评分 0 为容易，1~2 分为中等难度，3 分及以上为困难。上述评分系统可有效地评估逆向介入治疗的难度。

国内张斌教授于 2017 年提出了心外膜侧支评分模型，包含 4 个因素：侧支出口与 CTO 的距离 <5mm；侧支迂曲段存在分支；侧支直径 <0.9mm；侧支明显迂曲。每个因素为 1 分，0 分为逆向通过容易，1 分为中等难度，2 分为困难，3 分及以上为非常困难。

需要指出的是，逆向 PCI 治疗的难度在很大程度上由病变的复杂性决定，但术者经验也是重要因素。

（张　奇　罗　裕）

参 考 文 献

［1］NEUMANN F J, SOUSA-UVA M, AHLSSON A, et al. 2018 ESC/EACTS Guidelines on myocardial revascularization［J］. Eur Heart J, 2019, 40（2）: 87-165.

［2］SAFLEY D M, KOSHY S, GRANTHAM J A, et al. Changes in myocardial ischemic burden following percuta-neous coronary intervention of chronic total occlusions［J］. Catheter Cardiovasc Interv, 2011, 78（3）: 337-343.

［3］CHEN K, MILLER E J, SADEGHI M M. PET-based imaging of ischemic heart disease［J］. PET Clin, 2019, 14（2）: 211-221.

［4］BEEK A M, KUHL H P, BONDARENKO O, et al. Delayed contrast enhanced magnetic resonance imaging for the prediction of regional functional improvement after acute myocardial infarction［J］. J Am Coll Cardiol, 2003, 42（5）: 895-901.

［5］GALASSI A R, WERNER G S, BOUKHRIS M, et al. Percutaneous recanalisation of chronic total occlusions: 2019 consensus document from the EuroCTO Club［J］. Euro Intervention, 2019, 15（2）: 198-208.

［6］CREANEY C, WALSH S J. Antegrade chronic total occlusion strategies: a technical focus for 2020［J］. Interv Cardiol, 2020, 15: e08.

［7］KING S B 3rd, GOGAS B D. Opening chronic coronary total occlusions: light in the tunnel or sleeping in Seattle?［J］. Eur Heart J, 2018, 39（7）: 2494-2496.

［8］BRONCHARD R, DURAND L, LEGEAI C, et al. Brain-dead donors in extracorporeal membrane oxygenation［J］. Crit Care Med, 2017, 45（10）: 1734-1741.

［9］AKHONDI A B, LEE M S. The use of percutaneous left ventricular assist device in high-risk percutaneous coronary intervention and cardiogenic shock［J］. Rev in Cardiovasc Med, 2013, 14（2-4）: e144-e149.

［10］KIRTANE A J, DOSHI D, LEON M B, et al. Treatment of higher-risk patients with an indication for revascularization: evolution within the field of contemporary percutaneous coronary intervention［J］. Circulation, 2016, 134（5）: 422-431.

［11］YU C W, LEE H J, SUH J, et al. Coronary computed tomography angiography predicts guidewire crossing and success of percutaneous intervention for chronic total occlusion: Korean Multicenter CTO CT Registry Score as a tool for assessing difficulty in chronic total occlusion percutaneous coronary intervention［J］. Circ Cardiovasc Imaging, 2017, 10（4）: e005800.

［12］GALASSI A R, SUMITSUJI S, BOUKHRIS M, et al. Utility of intravascular ultrasound in percutaneous revascularization of chronic total occlusions［J］. JACC Cardiovasc Interv, 2016, 9（19）: 1979-1791.

［13］VO M N, KARMPALIOTIS D, BRILAKIS E S. "Move the cap" technique for ambiguous or impenetrable proximal cap of coronary total occlusion［J］. Catheter Cardiovasc Interv, 2016, 87（4）: 742-748.

［14］JAMES R, JONATHAN H, JAMES C S, et al. The "side-BASE technique": Combined side branch anchor balloon and balloon assisted sub-intimal entry to resolve ambiguous proximal cap chronic total occlusions［J］. Catheter Cardiovasc Interv, 2018, 92（1）: E15-E19.

［15］HARI P, KIRTANE A J, BANGALORE S. Retrograde approach to an ostial left anterior descending chronic total occluSion through a left internal mammary artery graft［J］. Catheter Cardiovasc Interv, 2016, 87（6）: E224-E228.

［16］WU E B, TSUCHIKANE E, LO S, et al. Chronic total occlusion wiring: a state-of-the-art guide from The Asia Pacific Chronic Total Occlusion Club［J］. Heart Lung Circ, 2019, 28（10）: 1490-1500.

［17］TAJTI P, KARMPALIOTIS D, ALASWAD K, et al. The hybrid approach to chronic total occluSion percutaneous coronary intervention: update from the PROGRESS CTO registry［J］. JACC Cardiovasc Interv, 2018, 11（14）: 1325-1335.

［18］Huang Z H, Ma D L, Zhang B, et al. Epicardial collateral channel for retrograded recanalization of chronic total occluSion percutaneous coronary intervention: Predictors of failure and procedural outcome［J］. J Interv Cardiol, 2018, 31（1）: 23-30.

［19］NAGAMATSU W, TSUCHIKANE E, OIKAWA Y, et al. Successful guidewire crossing via collateral channel at retrograde percutaneous coronary intervention for chronic total occlusion: the J-Channel score［J］. EuroIntervention, 2020, 15（18）: e1624-e1632.

第二节　逆向介入技术的时机和策略

一、逆向介入技术时机

1. CTO 逆向介入技术的适应证　①CTO 病变的解剖结构提示正向技术成功率较低（如口部或较大分支附近的无残端病变、闭塞段较长 >20mm 以及病变近端血管细小、扭曲,桥侧支形成等）,可以首选逆向技术。根据中国 CTO 俱乐部 CTO PCI 策略流程,在 CTO 病变近端缺乏锥形残端且 IVUS 亦未能明确入口的情况下,如有可利用的侧支循环,可以直接启动逆向技术;而在亚太和欧洲 CTO 俱乐部 CTO PCI 策略流程中对直接逆向技术的应用则相对更为激进,除闭塞近端解剖结构不明外,若远端登陆区为小血管、弥漫性病变或累及分支血管,也推荐首选逆向技术。②正向技术失败,可以立即或择期采用逆向技术。对有经验的术者,在 X 线透视时间 <30 分钟、造影剂剂量 <200~300ml 情况下,可立即转为逆向技术。在实

际操作中,正向技术失败是个相对模糊的概念,需结合 CTO 病变解剖特点、前向技术器械配备等进行综合和动态的判断。在中国 CTO 俱乐部 CTO PCI 策略中,一般以平行导丝技术失败作为正向技术失败的判断标准;但是,对于登陆区相对健康且未累及较大分支血管且导管室配备 ADR 相关器械的情况下,则以 ADR 失败作为正向失败的判断标准;也有部分患者 ADR 失败后可再次尝试平行导丝仍然失败再转为逆向导丝技术的。然而,在亚太 CTO 俱乐部 PCI 策略中,平行导丝技术或 ADR 技术失败后,治疗方案推荐尝试 IVUS 指导或 LAST 技术,并不是直接转换为逆向介入治疗。在欧洲 CTO 俱乐部,CTO PCI 策略虽然参考亚洲术者特点在前向中保留了平行导丝技术的推荐,但欧美术者在正向导丝直接通过失败通过后多会立即行 ADR 或转换为逆向技术。同时,上述不同的 CTO PCI 策略中均明确提出了及时进行策略转换的重要性,在手术过程中根据对病变的认识、患者的状态及术者的经验等及时调整手术策略,而非在正向走投无路甚至出现并发症时才考虑逆向技术。对于部分经验极丰富的术者,甚至在手术过程中出现多次的正逆向技术转换尝试,在动态转换过程中确定最佳技术策略而获得手术成功,多次正逆向转换的原因是为了寻找在正向、逆向或 ADR、平行导丝技术之间最安全、有效,又快速、高效的 CTO 开通方法。

2. 侧支循环的选择　　无论首选逆向技术,还是正向技术失败后转化逆向,首要的先决条件是需明确靶血管存在合适的侧支血管。逆向导丝及微导管通过侧支血管是 CTO 逆向介入技术最为关键的步骤。因此,逆向导丝通过侧支难度预判是在 CTO 介入过程中确定启动逆向技术时机的重要依据。逆向导丝能否成功通过侧支受多种因素的影响,一般来说,大致包括 3 个方面:侧支循环条件、术者自身的技术水平和经验、导管室的器械配备。其中,侧支循环条件是决定导丝通过侧支难度的首要因素。在 CTO 介入过程中,除对 CTO 病变本身进行充分评估外,无论是否首选逆向介入技术,均需对侧支循环进行仔细分析以做到有备无患。因此,绝大部分 CTO 病变在进行介入治疗前,均需要多角度双侧冠状动脉造影,必要时还需结合超选择性造影进一步明确侧支循环走行。

侧支血管通常分为间隔支侧支、心外膜侧支、桥血管侧支,也可以分为同侧侧支、对侧侧支。间隔支侧支血管选用造影体位为右前斜位及右前斜位 + 头位,心尖部心外膜侧支选用左前斜位 + 足位及左前斜位 + 头位,而回旋支中远段 - 后侧支至右冠状动脉后侧支选用左前斜位 + 头位、右前斜位 + 头位或后前位 + 头位。侧支循环评估主要包括侧支血管类型、直径与连续性、有无分支、迂曲程度、与供体血管 / 受体血管的角度以及侧支血管汇入受体血管的角度、与闭塞远端的距离等。除了桥血管侧支血管外,目前逆向技术中使用的侧支血管主要包括间隔支侧支血管和心外膜侧支血管。其中间隔支侧支相对来说迂曲较少,行程较短,且破裂后一般不易导致心脏压塞;相反,心外膜侧支多半起始短较容易通过,中段常扭曲成角,导丝难以通过;心外膜侧支走行路径相对较长,易发生破裂和心脏压塞。所以,通常逆向技术时首选间隔支侧支。在使用间隔支侧支进行逆向介入治疗时,应尽量选取可视、连续(CC1 和 CC2 级),迂曲度较小,无严重成角,间隔支侧支与供受体血管夹角 >90°,与受体血管夹角 >90°,且远离闭塞病变远段纤维帽的侧支。当然,对于一些有经验的术者,即使是造影上不可见的间隔支侧支,也可通过"冲浪"(surfing)找到并通过 CC0 级的间隔支侧支。与间隔支侧支血管不同,血管严重成角才是心外膜侧支通过性的主要决定因素而非血管直径。另外,心外膜侧支走行较长,常需准备短指引导管(90cm)或 170cm 微导管。在冠状动脉旁路移植术后患者中,可采用桥血管作为逆向侧支,其中内乳动脉桥损伤或血流阻断后会产生严重的后果,在操作时需小心谨慎,尤其是仅有内乳动脉桥存在,静脉桥及原位血管均完全闭塞时更是如此。静脉桥血管粗大,静脉桥血管 - 心外膜侧支是较常用的逆向途径,而且搭桥术后心包粘连,发生心脏压塞的风险较低,但静脉桥 - 心外膜侧支常无非常好的指引导管,逆向操作时常存在支撑力不足的现象。在个别患者中,甚至可以借助通畅的桥血管开通原位闭塞血管,然后在开通的闭塞血管寻找至靶血管的侧支,通过连续、接力的方式最终开通罪犯血管。这种情况常见于 CABG 术后 RCA 闭塞的情况下,内乳动脉桥至前降支中段以下,吻合口近段间隔支无法利用,可开通 LM-LAD 原位血管,然后通过第一间隔支侧支进行逆向导丝技术,注意,在内乳动脉桥血管通畅的情况下,开通 LM-LAD 不应植入支架。同样,若 LCX 至 RCA 有较好的心外膜侧支,但通过静脉桥血管至回旋支心外膜侧支支撑力不足时,也可以开通 LM-LCX,然后再利用 LM-LCX 至心外膜侧支至 RCA 行逆向介入技术。

除了上述侧支之外,还需要关注自身侧支,多数自身侧支在造影时可见,但也有自身侧支不易发现的情况,比如间隔支至间隔支的自身侧支,反复尝试也可以通过,但间隔支自身侧支由于存在成角,容易破裂。一般情况下,在没有心外膜侧支时,远端血管又显影较好时,需考虑存在自身侧支的情况。

此外,导管室器械配备也是需要考虑的另一个客观因素,适当的器械可在一定程度上降低通过侧支的难度和风险,甚至起到事半功倍的效果。比如 Suoh 03 导丝和 Caravel、Corsair pro XS 等微导管的应用,可显著提高通过迂曲侧支的能力,而弹簧圈等合适封堵器械的配备有助于降低侧支穿孔所带来的严重并发症可能。在此基础上,术者结合自身技术水平对通过侧支难度进行综合判断,以帮助确定合适的逆向介入时机。

总体而言,在正向技术失败的情况下需转换为逆向介入技术,既往正向技术失败、无法判断闭塞入口、支架完全覆盖闭塞入口、预判正向开通困难、远端血管较小、闭塞远端在分叉处等情况下,同时侧支通过难度不大时,可考虑直接采用逆向介入技术;反之,若患者侧支循环条件不佳而存在前向介入条件的情况时,逆向侧支通过后可能会有严重并发症或预判患者会出现不耐受时,尽量根据 CTO 路径尝试不同前向技术以期前向开通病变,若失败后再转换为逆向介入技术。

二、逆向介入技术策略

1. 逆向导丝通过闭塞病变策略　当导丝和微导管通过逆向侧支血管进入 CTO 病变远端后,主要有 4 种技术通过闭塞病变:①逆向导丝直接通过技术;②逆向导丝(微导管)对吻技术;③反向控制性正向、逆向导丝内膜下寻径技术(反向 CART);④其他:如 Knuckle 技术、IVUS 指导下逆向导丝通过技术等。目前,在逆向介入过程中反向 CART 技术使用率及成功率最高,其次是逆向导丝直接通过技术和导丝对吻技术。

(1)逆向导丝直接通过技术:以正向显影血管或导丝为标记,操控逆向导丝直接通过闭塞段进入近段真腔。常用于闭塞病变近端纤维帽硬,正向导丝无法进入闭塞病变内;开口完全闭塞,正向不能确定闭塞入口;支架术后完全覆盖闭塞入口;或者闭塞段较短,逆向导丝接近闭塞入口处直接尝试通过闭塞段。如果正向导丝进入闭塞病变内再尝试逆向导丝技术时,可以在正向导丝指引下尝试一次逆向导丝直接通过技术,若不能取得成功,须立即转为反向 CART 技术,以防反复尝试逆向导丝通过技术损伤闭塞近段正常节段,甚至正常节段闭塞的风险。

采用逆向导丝直接通过技术时,须提防逆向导丝从内膜下至正向血管真腔内尤其是分叉开口完全闭塞病变,逆向导丝若从内膜下通过,支架植入后分支闭塞概率较高,甚至引起严重并发症,尤其是前降支、回旋支开口完全闭塞时,逆向导丝从内膜下直接通过可能会引起回旋支或前降支完全闭塞。

(2)逆向导丝(微导管)对吻技术:以逆向导丝作为正向导丝的路标,操控正向导丝通过闭塞病变;或者交替操控正向和逆向导丝并互为参照标记,使正向或逆向导丝沿着逆向或正向导丝的路径通过闭塞病变。由于该技术成功率相对较低,而且在反复操作过程中有损伤血管正常节段的风险,因此逆向介入治疗技术中,导丝对吻技术使用率较低。但部分患者在寻找合适的反向 CART 时机时,也就是正、逆向导丝无限靠近的过程中,会出现正向导丝或逆向导丝通过闭塞病变。还有就是当逆向导丝通过侧支但微导管无法通过侧支时,可采用逆向导丝指引下正向导丝对吻技术通过闭塞段。

除此之外,微导管对吻技术也是逆向导丝通过闭塞病变的技术之一,主要是当正、逆向微导管在闭塞病变同一个腔内时,可以操控正向导丝至逆向微导管内,或者操控逆向导丝至正向微导管内,这种操作可以起到缩短手术时间、减少体外建立轨道等一些复杂操作;同时微导管对吻技术对于微导管无法通过闭塞病变时尤为有帮助,比如将正向旋磨导丝直接送入逆向微导管中以启动旋磨。偶尔,在仅有一根微导管的情况下,也可以尝试在闭塞病变内将正向导丝直接送入逆向微导管内。

(3)反向 CART 技术:指经正、逆向导丝均在闭塞病变内且非常接近的情况下,逆向导丝无法通过闭塞病变时,可沿正向导丝送入球囊扩张闭塞病变,然后操控逆向导丝通过该球囊扩张造成的血管夹层后进入近段血管真腔。由于该技术操作相对简便,可以显著缩短手术时间,是目前使用率最高的逆向导丝通过技术。在逆向介入过程中,若逆向导丝无法通过闭塞病变或行对吻技术比较困难时,应尽早采用反向CART技术。近年来,有学者提出将反向CART技术分为传统、直接/当代和延伸性反向CART等3种类型。相较于传统反向CART技术的正向大球囊扩张(通常≥2.5mm)而言,直接/当代反向CART技术提出,由于Gaia系统等具有优秀操控性导丝的出现,在正向准备和小球囊(1.5~2.0mm)扩张的情况下也可完成反向CART,从而最大限度地减少对正常血管结构的破坏。当然,直接/当代反向CART技术是否能够带来患者在结局上的更多获益,仍有待进一步研究确认。此外,延伸性反向CART主要用于严重钙化且无大分支血管存在的病变,通过在非闭塞病变近端或远端血管结构内进行球囊扩张,为逆向导丝再入血管创造条件。无论哪种类型,反向CART技术中核心步骤仍然是操控正、逆向导丝使两者无限接近。在操作中,术者务必根据自己的操作习惯和病变特点选择合适的导丝,在过程中行多体位投照观察,尽量避免盲目操作造成血管结构破坏或导致严重并发症。

(4)Knuckle技术和IVUS指导下逆向导丝通过技术:事实上,Knuckle和IVUS指导下逆向导丝通过技术均可看作完成反向CART的辅助技术。Knuckle技术主要用于冠脉迂曲和走向不明确的CTO病变,特别是正、逆向导丝相距较远,无法调整至重叠位置时。在行Knuckle技术前,需评估导丝内膜下行径的距离,避免重要分支血管的丢失。偶尔,在实际操作中,存在逆向导丝Knuckle情况下直接通过闭塞病变至血管近段真腔内,尤其是极度扭曲、成角的情况下,但若Knuckle导丝至近端正常节段未进入真腔时需立即停止,以防损伤正常节段血管。

IVUS指导主要用于明确正逆向导丝的位置关系、斑块的性质和钙化程度以及血管的直径等。特别是在正向球囊扩张后逆向导丝仍无法进入近段血管真腔时,可通过IVUS提供的信息来指导后续球囊扩张的位置和大小,从而完成反向CART技术。除此之外,IVUS在指导逆向导丝直接通过时也非常重要,可以明确逆向导丝是真腔通过还是内膜下通过的。

2. 建立前向输送轨道的策略 逆向导丝通过闭塞病变后,需进一步进入前向系统以完成前向输送轨道的建立。除逆向导丝直接进入前向指引导管外,在行反向CART技术过程中,可在正向送入Guidezella、5-6子母导管等去主动迎接逆向导丝(AGT),以保证反向CART后导丝在冠脉近段大部分位于血管真腔内,减少假腔长度。对于某些特殊病变,如LM、RCA开口完全闭塞病变等,在正向指引导管无法到位或同轴的情况下,可通过将逆向导丝送入升主动脉内,然后采用Snare、自制抓捕器等捕获逆向导丝进入正向系统。在逆向导丝进入正向指引导管/Guidezella导管后,可逆向跟进微导管至正向指引导管内,通过RG3导丝体外化完成正向输送轨道的建立。但是,在某些情况下,逆向导丝虽然进入正向系统内,但逆向微导管无法跟进,可经正向指引导管送入微导管后,将逆向导丝直接进入正向微导管内实施Rendezvous技术,然后将正向微导管通过闭塞病变,更换工作导丝并开通闭塞血管。

(马剑英 徐仁德)

第三节 各国CTO PCI路径中逆向介入治疗的比较

冠状动脉慢性完全闭塞(chronic total occlusion,CTO)病变是经皮冠状动脉介入(percutaneous coronary intervention,PCI)治疗尚未完全攻克的堡垒。早年应用正向方法(antegrade approach),CTO开通成功率仅约70%。随着理念、器械、技术的革新和发展,特别是逆向方法(retrograde approach)的应用,CTO开通成功率已接近90%。CTO逆向介入治疗是利用了侧支通道(collateral channels,CCs),使用各种器械和方法使正、逆向导丝远端的真(假)腔逐步接近,最终实现贯通,完成PCI。各国CTO-PCI路径中逆向介入治疗有异同之处,笔者从以下几个方面进行比较,并结合自己实战病例浅谈自己对逆向方法的认识。

一、现状及趋势

欧洲 CTO 登记注册研究公布的数据,逆向方法使用率由 2008—2009 年的 10.1% 上升至 2014—2015 年的 29.9%,特别是既往 CTO 治疗失败的病例,逆向方法使用比例达到 42.9%。日本 CTO 登记注册研究公布的数据,初次尝试逆向方法比例达到 27.8%,成功率达到 87.3%。美国 CTO 登记注册研究公布的数据,逆向方法的使用率为 41.4%,成功率为 84.8%。基于 Progress-CTO 研究,将早期 CTO 治疗(2012—2016 年)与当代 CTO 治疗(2017—2019 年)进行对比,逆向方法使用率由 39.2% 下降至 29.4%。我国 CTO 登记注册研究数据尚未正式发表,葛均波院士在第 23 届全国介入心脏病学论坛上公布了初步结果,从 2016 年 1 月至 2017 年 2 月,共计入选 2 592 例患者,逆向方法使用率为 23.4%,成功率仅有 62.6%,远低于欧美国家和日本。

二、理念及策略

自 2012 年美国 Hybrid algorithm 发布,首次将 CTO-PCI 程序化、标准化,对 CTO 规范治疗产生积极作用(图 3-3-1)。欧洲 CTO 俱乐部、亚太 CTO 俱乐部及中国冠脉慢性完全闭塞病变介入治疗俱乐部都陆续出台了 CTO-PCI 流程图(图 3-3-2~ 图 3-3-4)。流程图不仅规范了 CTO-PCI 的治疗,而且通过比较可发现各国(地区)医生理念及策略的差异,笔者仅就逆向方法启动的标准及时机进行分析。Hybrid 2.0 对 Hybrid algorithm 的更新,将闭塞段 <20mm 与近端纤维帽模糊、远端血管质量差、存在可利用侧支共同作为正、逆向方法选择的因素,同时引入 Investment 理念,在满足一定条件下终止手术。欧洲医生则认为一方面在近端纤维帽模糊的情况下,仍可采取一定的正向技术,比如 BASE、Scratch-and-go 及血管内超声(intravascular ultrasound, IVUS)指导尝试正向方法,另一方面只将存在可利用的侧支作为尝试逆向方法的因素,闭塞段长度 >20mm、严重钙化、血管走行路径不清仅影响了 CTO 通过技术的选择。亚太和中国对逆向方法启动的时机,都突出强调了 IVUS 的重要性,因为仅凭造影图像去判断近端纤维帽并不客观。

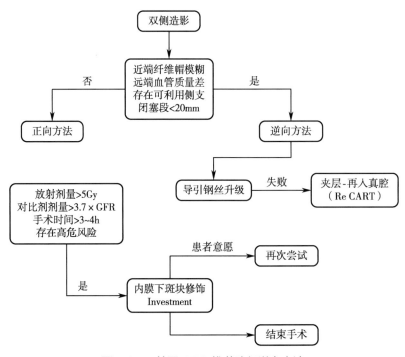

图 3-3-1 美国 CTO 推荐路径逆向方法

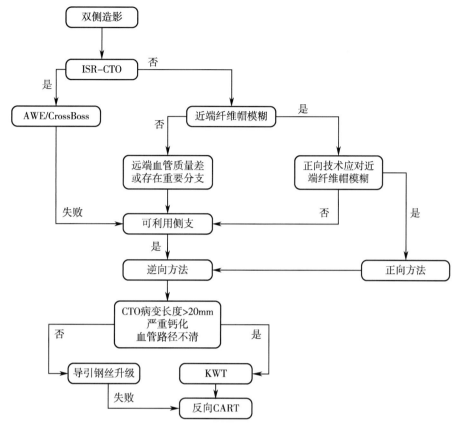

图 3-3-2 欧洲 CTO 推荐路径逆向方法

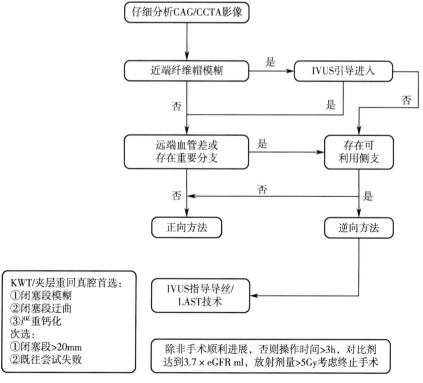

图 3-3-3 亚太 CTO 推荐路径逆向方法(参考文献)

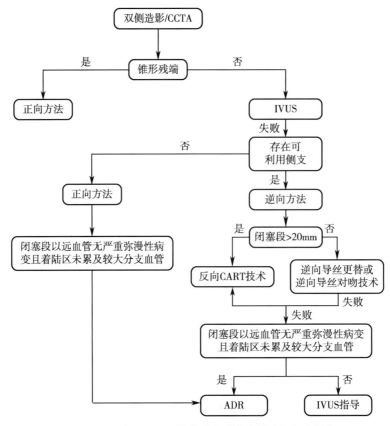

图 3-3-4 中国 CTO 推荐路径逆向方法（参考文献）

三、技术及创新

逆向方法的核心步骤包括：①逆向导丝通过侧支循环到达 CTO 远端；②逆向导丝通过 CTO 病变；③体外化建立轨道，完成 PCI。笔者重点关注各国逆向导丝通过 CTO 使用的技术，美国医生更倾向于逆向导丝升级（retrograde wire escalation，RWC）技术，推荐 FieldXT、Pilot200、Confranza Pro12 直接通过闭塞段进入靶血管近端真腔，可放置正向导丝作为路标，但不寻求 "kissing"，因为那样时间效率低下；如果 RWC 技术失败，考虑 "Knuckle-wire" 技术，推荐 Fielder XT 或 Pilot200 导丝头端形成一回折指节环（Knuckle），造成局部内膜下撕开，向前推送而不是旋转地通过 CTO。日本医生 Osamu Katoh 首先提出控制性正向和逆向内膜下寻径（controlled antegrade retrograde subintimal tracking，CART）技术，其主要原理是正向导丝走入内膜下，逆向球囊在逆向导丝指引下经侧支循环进入 CTO 病变远端，扩张后形成局部内膜下假腔，便于正向导丝穿刺进入该假腔并到达 CTO 远端真腔，由于侧支细小和迂曲，球囊难以通过，逐渐被反向 CART 技术取代（图 3-3-5）。反向 CART 的原理是正向送入导丝和球囊，在 CTO 病变处扩张，形成扩大的真腔或假腔，继而操控逆向导丝通过前送球囊产生的通道，最终进入 CTO 近端血管真腔。其技术要点包括：①正向和逆向导丝尽量重合，达到 "kissing"，多角度投照确认；②结合 IVUS，确认正、逆向导丝在结构内的关系，选择大小合适的球囊进行正向扩张；③正向球囊扩张后，禁止正向造影，避免扩大假腔（图 3-3-6）。欧洲医生的风格介于美国和日本之间，欧洲登记注册研究显示，在逆向通过 CTO 技术方面，RWC 技术占比 31.2%，而反向 CART 技术占比 16.0%（图 3-3-7）。中国医生也在学习国外先进技术的同时，展示出 "中国智慧"，主动迎客技术（active greeting technique，AGT）是指将延长导管，如 Guidezilla、子母导管、4F 或 5F 导管正向插入，主动迎接逆向导丝。其技术要点为：①Guidezilla 或子母导管的头端应该进入反向 CART 技术所造成的腔内或尽可能接近 CTO 入口。若只能到达口部或 CTO 近端，AGT 技术的有效性则会受限；②在深插过程中，可以使用边支血管球囊锚定技术增加支撑力；③在逆向导丝通过 CTO 后，即可考虑实施 AGT（图 3-3-8）。

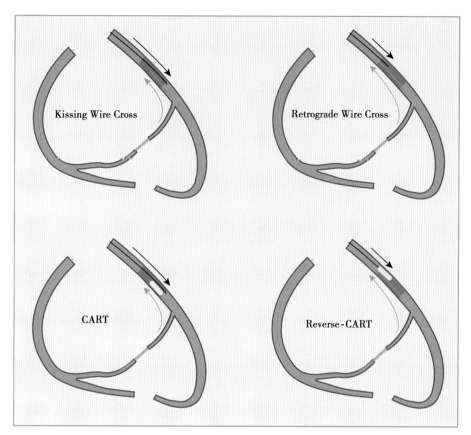

图 3-3-5　逆向导丝通过 CTO 技术

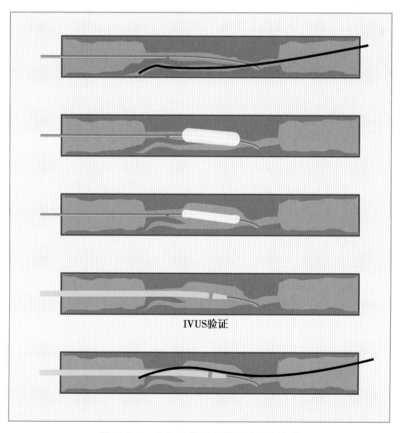

图 3-3-6　IVUS 指导反向 CART 技术

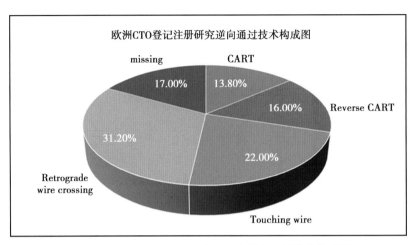

图 3-3-7 欧洲 CTO 登记注册研究逆向通过技术构成图

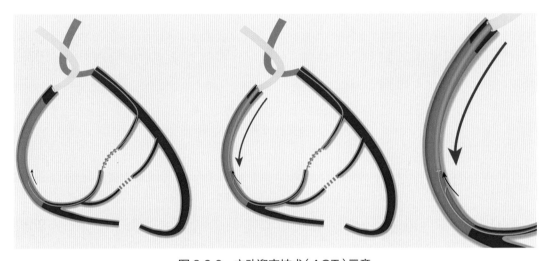

图 3-3-8 主动迎客技术（AGT）示意

四、实战及认识

患者为一名 82 岁老年男性，造影显示左主干中远段狭窄 60%~70%，前降支开口狭窄 50%，右冠状动脉近段闭塞，闭塞近端有一粗大圆锥支，穿隔支和回旋支远段发出逆向侧支。7FAL1.0 指引导管到位，使用 Corsair135 微导管，正向尝试 Pilot150、Pilot200 导丝无法通过 CTO，走入内膜下，旋即启动逆向。7FEBU3.5 指引导管到位，为保证供血血管安全，首先处理左主干，Pioneer 2.5mm×15mm 球囊预扩前降支近段至左主干中远段病变，并植入 GuReater 3.5mm×15mm 支架，NC Sprinter 4.0mm×9mm 球囊后扩，狭窄明显减轻，Runthrough 导丝将 Finecross 微导管送至第一穿隔支开口，更换 Sion 导丝，采用"冲浪"技术送至左室后支，跟进微导管到达 CTO 出口，先后使用 Pilot150、UB 3、Gaia 3 导丝逆向进攻，正向使用 Miracle6、Pilot 150、Gaia 2 导丝进攻，正、逆向导丝 kissing，Tazuna 2.5mm×10mm 球囊锚定右冠状动脉圆锥支，推送 Guidezilla 进入 CTO，实施 AGT，逆向导丝送入右冠状动脉指引导管，RG 3 导丝实现体外化，Maverick 1.5mm×15mm 球囊预扩右冠状动脉中远段，送入 IVUS 证实导丝在远端真腔，Maverick 2.0mm×15mm、Maverick 2.5mm×20mm 球囊预扩右冠状动脉中远段病变，先后植入 Firehawk 2.75mm×38mm、Firehawk 3.0mm×38mm 支架，NC Trek 3.5mm×15mm、Quantum 4.0mm×12mm 球囊后扩，造影血流 TIMI 3 级。该手术虽然历时 5 小时，但按推荐流程进行且进展顺利，因此没有选择终止手术，笔者认为面对复杂CTO,适时启动逆向,而逆向方法选择由易到难,首先尝试逆向导丝通过,如走入假腔、不能回探至真腔,考虑kissing wire,失败的情况下改用反向CART技术,此时IVUS可以帮助我们明确正、逆向导丝在结构内的关系,有利于选择合适的球囊进行扩张,当然如果进展不顺利或手术时间过长、对比剂和放射线剂量较大,终止手术也是比较明智的做法(图3-3-9)。

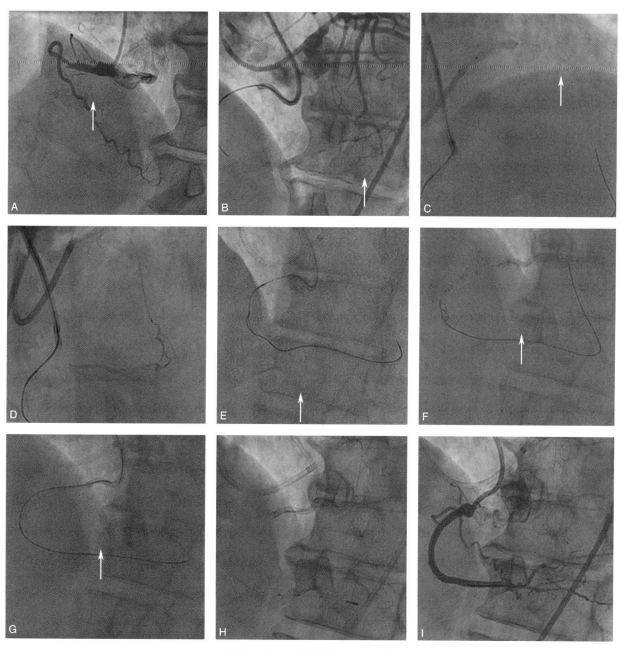

图3-3-9 右冠状动脉CTO 1例

A. 箭头所示RCA近段闭塞,近端存在一粗大圆锥支,是球囊锚定的理想血管;B. 正向导丝进入内膜下,启动逆向,左冠状动脉造影见箭头所示丰富的穿隔支,但存在左主干病变;C. 优先处理左主干,箭头所示植入GuReater 3.5mm×15mm支架;D. 箭头所示微导管超选造影;E. 箭头所示正、逆向导丝交汇,逆向导丝也进入内膜下,准备实施反向CART;F. 箭头所示推送Guidezilla进入CTO,采用AGT;G. 箭头所示逆向导丝进入正向指引导管内,RG 3导丝完成体外化;H. 箭头所示IVUS验证,仅右冠状动脉中段一部分在内膜下,其余都是真腔;I. 串联植入Firehawk 2.75mm×38mm、Firehawk 3.0mm×38mm支架,最终结果。

(李春坚)

参 考 文 献

[1] JOYAL D, AFILALO J, RINFRET S. Effectiveness of recanalization of chronic total occlusions: a systematic review and meta-analysis[J]. Am Heart J, 2010, 160(1): 179-187.

[2] BRILAKIS E S, MASHAYEKHI K, TSUCHIKANE E, et al. Guiding Principles for Chronic Total Occlusion Percutaneous Coronary Intervention[J]. Circulation, 2019, 140: 420-433.

[3] KONSTANTINIDIS N V, WERNER G S, DEFTEREOS S, et al. Temporal Trends in Chronic Total Occlusion Interventions in Europe[J]. Circ Cardiovasc Interv, 2018, 11(10): e006229.

[4] SUZUKI Y, TSUCHIKANE E, KATOH O, et al. Outcomes of percutaneous coronary interventions for chronic total occlusion performed by highly experienced Japanese specialists: The First Report From the Japanese CTO-PCI Expert Registry[J]. JACC Cardiovasc Interv, 2017, 10(21): 2144-2154.

[5] KARMPALIOTIS D, KARATASAKIS A, ALASWAD K, et al. Outcomes with the use of the retrograde approach for coronary chronic total occlusion interventions in a contemporary multicenter US registry[J]. Circ Cardiovasc Interv, 2016, 9(6): e003434.

[6] XENOGIANNIS I, GKARGKOULAS F, KARMPALIOTIS D, et al. Temporal trends in chronic total occlusion percutaneous coronary interventions: insights from the PROGRESS-CTO registry[J]. J Invasive Cardiol, 2020, 32(4): 153-160.

[7] BRILAKIS E S, GRANTHAM J A, RINFRET S, et al. A percutaneous treatment algorithm for crossing coronary chronic total occlusions[J]. JACC Cardiovasc Interv, 2012, 5(4): 367-579.

[8] HALL A B, BRILAKIS E S. Hybrid 2.0: Subintimal plaque modification for facilitation of future success in chronic total occlusion percutaneous coronary intervention[J]. Catheter Cardiovasc Interv, 2019, 93(2): 199-201.

[9] GALASSI A R, WERNER G S, BOUKHRIS M, et al. Percutaneous recanalisation of chronic total occlusions: 2019 consensus document from the EuroCTO Club[J]. EuroIntervention, 2019, 15(2): 198-208.

[10] HARDING S A, WU E B, LO S, et al. A new algorithm for crossing chronic total occlusions from the Asia Pacific Chronic Total Occlusion Club[J]. JACC Cardiovasc Interv, 2017, 10(21): 2135-2143.

[11] 葛雷, 葛均波. 冠状动脉慢性完全闭塞病变介入治疗进展[J]. 心电与循环, 2019, 38(5): 357-360.

[12] JOYAL D, THOMPSON C A, GRANTHAM J A, et al. The retrograde technique for recanalization of chronic total occlusions: a step-by-step approach[J]. JACC Cardiovasc Interv, 2012, 5(1): 1-11.

[13] SUMITSUJI S, INOUE K, OCHIAI M, et al. Fundamental wire technique and current standard strategy of percutaneous intervention for chronic total occlusion with histopathological insights[J]. JACC Cardiovasc Interv, 2011, 4(9): 941-951.

[14] RATHORE S, KATOH O, TUSCHIKANE E, et al. A novel modification of the retrograde approach for the recanalization of chronic total occlusion of the coronary arteries intravascular ultrasound-guided reverse controlled antegrade and retrograde tracking[J]. JACC Cardiovasc Interv, 2010, 3(2): 155-164.

[15] GALASSI A R, SIANOS G, WERNER G S, et al. Retrograde recanalization of chronic total occlusions in Europe[J]. J Am Coll Cardiol, 2015, 65(22): 2388-2400.

[16] GE J, GE L, ZHANG B, et al. Active greeting technique: a mother-and-child catheter based technique to facilitate retrograde wire externalization in recanalization of coronary chronic total occlusion[J]. Science Bulletin, 2018, 63: 1565-1569.

第四章　技 术 篇

第一节　术 前 准 备

慢性完全闭塞病变（CTO）是冠脉介入治疗中最大的挑战。随着导丝操控技术的改进、新器械的出现及经验的积累，逆向技术在 CTO 介入治疗中得到发展和普及，形成一套完整的治疗体系，显著提高了 CTO PCI 的成功率，已成为 CTO 介入医生必不可少的治疗手段。本节将对逆向 CTO 技术的术前准备、穿刺路径、注意事项、如何使用指引导管和支撑技术进行分析和讲解。

一、穿刺路径选择及注意事项

逆向 CTO 实施过程中需要良好的支撑力，因此对穿刺路径的基本要求是便于使用大腔指引导管，能够给予良好的支撑力，另外需要常规双侧指引导管，因此穿刺路径可以有不同组合：桡桡组合、桡股组合及部分患者可以考虑肱动脉及远桡动脉与股动脉组合，这几种组合各有优点及缺点，因患者身高、体型、血管粗细、是否有迂曲、动脉粥样硬化、既往 PCI 史等个人条件不同，选择不同穿刺路径。Underwood 等的研究显示，逆向 CTO 大多数血管通路是双侧股动脉（62.5%），其次是股桡组合（21.6%）和单股动脉（15.9%）。

1. 穿刺路径及位点选择

（1）经股动脉：因其管径较粗，可以容纳更粗的鞘管及指引导管，是逆向 CTO 操作常用的穿刺路径，也是最经典的穿刺路径；股动脉易触及搏动，具有很高的操作成功率，且操作时术者有很好的操作平台，更加方便和灵活。Bakker 等分析了欧洲 17 个中心 1 253 例 CTO-PCI 病例，其中经桡动脉 306 例（24%）、经股动脉 947 例（76%）。Tanaka 等比较了经桡动脉 280 例和经股动脉 305 例 CTO-PCI 患者，使用桡动脉入路进行复杂病例（J-CTO 评分≥3）的技术成功率明显低于股动脉入路（35.7% *vs.* 58.2%，*P*=0.004）。复杂 CTO 应优先考虑经股入路，特别是在中度或重度钙化病例。但是，由于股动脉位置较深，血管粗大，在使用大腔指引导管时，增加出血、血肿、假性动脉瘤、动静脉瘘等并发症，术后患者需长时间卧床，增加了下肢血栓形成和肺栓塞等风险；因此除了绷带压迫止血，建议尽可能使用缝合器止血，包括 Perclose Proglide（Abbott）和 Angioseal（Terumo）缝合器，减少并发症发生。Underwood 等回顾了 88 例 CTO-PCI 患者使用 Perclose Proglide 的数据，认为缝合器不但可以减少出血、血肿的发生，还可以减少住院周期。另外，对于股动脉、髂动脉严重迂曲患者，可使用股动脉长鞘技术，利用 8F Schwartz 导引长鞘（Fast-cath guiding introducer，63cm，Abott）直达降主动脉处，以克服股动脉迂曲带来的支撑力下降。

（2）经桡动脉：除了股动脉入路，桡动脉入路也逐渐被 CTO 术者们所选用。Murakami 等认为在合适的患者中，经桡动脉 CTO-PCI 是有效的。一般可以经桡动脉穿刺置入 6F 鞘管后，先行桡动脉造影，评估桡动脉粗细，部分身材高大的患者桡动脉亦可以满足 7F 或 8F 指引导管的要求。另外，也可以考虑应用薄壁鞘或无鞘技术，可满足桡动脉直径较细的情况，使用 7~8F 指引导管，以减少对桡动脉的损伤。8F 无鞘导引导管或 7F 细长鞘导引导管（Terumo，Somerset，NJ）正被越来越多地用于桡动脉入路的 CTO-PCI 中，并且可以促进桡动脉入路 CTO-PCI 的推广。Tanaka 等的研究显示，经桡动脉和经股动脉行 CTO-PCI，两组在技术成功率上相似（74.6% *vs.* 72.5%，*P*=0.51）。Huyut MA 等比较了经桡动脉入路与股动脉入路的 J-CTO 评分，分别为 2.5 ± 1.3 与 2.8 ± 1.4（*P*=0.473），其他病变特征除血管弯曲（38.0% *vs.* 57.0%，*P*<0.001）外，无明显差异。在终点事件上，两组的院内 MACCE 人数没有显著差异，不过仍可以看到股动脉入路并发症是桡动脉入路的 2 倍（4 *vs.* 8，*P*=0.240）。桡动脉入路的优点是术后患者无须制动，显著增加了患者的舒适度，且患者出血、血肿等并发症显著减少，缩短住院时间并减少了医疗费用。使用大腔指引导管时，应注意局部血肿、假性动脉瘤、动静脉瘘、骨 - 筋膜室综合征、桡动脉闭塞等并发症。

（3）经肱动脉：肱动脉因其为桡动脉和尺动脉汇合而成，较桡动脉略粗，肱动脉穿刺点为肘横纹下 0.5~1cm 处，即肱动脉在肘部分叉前搏动最强处。常规肱动脉采取单壁穿刺法，针尾喷血后送入导丝，置入动脉鞘管。优点是较桡动脉粗，可以沿其送入大号导管，且患者无须下肢制动，增加了患者的舒适度。此路径虽不被常规推荐，但是在双侧桡动脉及双侧股动脉不具备条件时，可以作为一种选择。缺点是止血压迫相对困难，需要肘部关节制动和术后密切观察，可能会出现血肿、假性动脉瘤等，一旦发生严重的上臂骨室筋膜综合征，处理起来比较困难，因此尽量不常规选择。

（4）经远桡动脉：2017 年，Kiemeneij 报道了经左手鼻烟窝处远桡动脉行介入治疗，证实其是安全、可行的。远桡动脉因其较桡动脉略细，很少应用于逆向 CTO，但随着新器械（如薄壁鞘）的使用，穿刺远桡动脉，使用 7F 指引导管进行逆向 CTO 的开通，具有增加患者舒适度、并发症发生率低的优点。Gasparini 等在 41 例 CTO 病变患者中使用远桡动脉入路，成功率为 82.9%。得益于超薄亲水动脉鞘的出现，绝大部分患者的远端桡动脉直径可匹配使用 7F 薄壁鞘管，但是无法使用 8F 指引导管。

（5）穿刺路径相关并发症：包括穿刺部位假性动脉瘤、动静脉瘘、股动脉穿刺时引起腹壁浅动脉穿孔、巨大血肿相关迷走反射引发的低血压及心率减慢、导管打折、腹膜后出血。桡动脉术后闭塞发生率 <5%。假性动脉瘤发生率低于 0.01%，若局部压迫不能奏效，可行外科手术治疗。时刻关注并发症的出现并及时处理，是决定 CTO 成功的重要因素之一。

二、如何选择及使用指引导管

逆向 CTO 病变的成功与否，指引导管起着重要作用。选择指引导管一方面需要根据冠状动脉开口、病变特点及拟采用的术式考虑，另一方面需要对各种指引导管的参数熟知、对 CTO 病变难易程度预判以及对供支血管特征进行合理评估。逆向 CTO 开通时，指引导管选择需要满足三点。其一，为了更好地操控逆向导丝，使器械顺利通过闭塞病变，需要选择较好支撑力的指引导管类型。其二，逆向 CTO 的开通需要多套器械进入管腔，例如需要进入微导管及多条导丝、计划使用 IVUS 或病变钙化较重，需要旋磨治疗等，应按照既定手术计划选择较大管腔的指引导管（如 7F 甚至 8F）。其三，在冠脉开口满足条件的基础上往往使用比常规大半号的指引导管。

1. 指引导管的类型 决定指引导管支撑力的因素有 3 个：指引导管的直径、指引导管与主动脉壁的接触面积和夹角。直径越大，导管越粗，支撑力越好。左冠状动脉 CTO 通常选用 EBU、XB、BL、Amplatz 等强支撑指引导管；右冠状动脉 CTO 通常选择 AL、SAL、XB-RCA 等强支撑指引导管。右冠状动脉开口存在病变时，为了减少开口部损伤，有时也选择 JR 指引导管。右冠状动脉开口较低的情况下，根据解剖结构特征可以选择 JL 指引导管处理右冠状动脉 CTO 病变。开通 CTO 时，指引导管不仅需要根据 CTO 病变特征选择，也同时需要根据冠状动脉开口的解剖特点来进行选择。一些特殊情况，比如 LCA 开口上翘，可选的指引导管为 EBU3.5、XB3.5；LCA 开口向下，可选的指引导管为 EBU4.0、XB4.0。当 LAD、LCX 共开口或 LM 短时，进入 LAD 应选较常规小半号的指引导管（XB3.0、EBU3.5），超选进入 LCX 需要大半号的指引导管（XB3.5、EBU3.75）。当 LM 较长时，可以选择 XB3.5 或 EBU3.75 及 AL1.0 指引导管（图 4-1-1）。

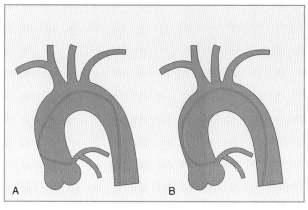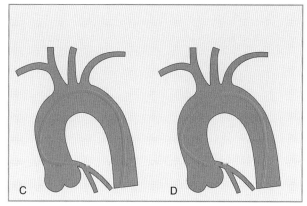
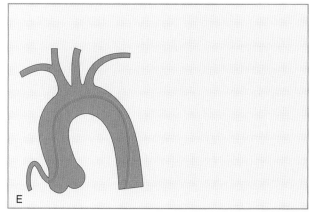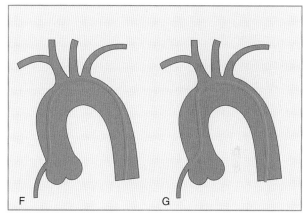

图 4-1-1　选择合适的指引导管

A、B. LCA 开口向上：EBU3.5、XB3.5；C、D. LCA 开口向下：EBU4.0、XB4.0；E. RCA 开口向上：AL1.0、XBRCA、JR3.5、TR4.0；
F、G. RCA 开口向下：AL1.0、JR4.0、MB1。

　　2. 指引导管深插技术　深插指引导管是指介入操作中,在指引导管头端已稳定地置入冠状动脉开口的情况下,术者再将指引导管向目标冠状动脉进一步深送,指引导管头端在 RCA 内递进 10mm 以上,在左冠状动脉内进入 LAD、LCX 开口或以远。具体的操作过程:先将球囊导管置于病变近端,调整指引导管与冠状动脉开口同轴,沿球囊推送杆推送指引导管,固定或轻轻地回撤球囊,让指引导管沿球囊的推送杆"滑"入冠状动脉内。也可将球囊放在病变近端,先以低压力扩张到球囊位置固定即可。此时边轻轻地牵引球囊,边推送指引导管。指引导管通常会在主动脉根部形成反折,贴靠在冠状动脉开口对侧的主动脉壁上,同时会深入冠状动脉。这时快速负压抽吸球囊,推送球囊通过病变。待球囊、支架通过病变,即将指引导管回撤至冠状动脉开口。指引导管深插技术可以增加支撑力,在开通 CTO 过程中经常使用。指引导管与对侧主动脉壁接触面积越大,支撑力越强;导管与主动脉夹角越接近 90°,支撑力也越强。因此,在具体操作中,应不断调整导管角度,以获得良好支撑。深插指引导管的前提是指引导管与冠状动脉主干同轴,只有两者同轴,才能保证指引导管良好的支持力,才能进行指引导管的深插而获得更强的支持力,指引导管深插后与主动脉壁夹角更趋于 90°,从而进一步提高支持力。但选用该技术同时应考虑冠脉开口或近端是否有动脉粥样硬化斑块,否则使用该技术深插导管会导致冠状动脉夹层,导致并发症发生。因此,指引导管深插技术使用时应随时查看压力监测,深插状态时尽量避免推注造影剂。

　　3. 预防指引导管嵌顿　由于逆向 CTO 开通所需手术时间较长,左、右冠状动脉指引导管均需要长时间置于冠脉内,且同时使用微导管、子母导管等,因此在手术操作过程中,需时刻关注双侧指引导管在冠脉口有无压力嵌顿。CTO 开通中,使用大直径、深插或增加指引导管型号,均可以增加支撑力,但同时也容易造成嵌顿。建议选择带侧孔的指引导管,同时也要注意逆向导丝及微导管进出同侧及对侧指引导管时有无造成冠状动脉口损伤。但应注意,有侧孔的导管并不降低冠脉损伤的风险,侧孔流量有限(一般为 2

个），侧孔的存在即使有较好的压力图形，也可能掩盖心肌灌注不足的情形。所以在导管直径选择和有无侧孔选择方面，应以直径选择为主，在这样的情况下，小直径的指引导管较大直径的指引导管既能减少冠脉开口的损伤，又能避免对冠脉血流的嵌顿。如果没有标准的带侧孔导管，可以自行制备，但注意有时会因毛刺影响微导管等器械通过。

4. 指引导管截短技术　在使用逆向技术时，逆向侧支通道（collateral channel，CC）是逆向技术中最重要的环节之一。但有时由于患者身材高大、心外膜 CC 迂曲、路径较长，需要考虑使用 90cm 的短指引导管或自制短导管，否则逆向导丝长度无法进入正向导管实现导丝体外化。

三、指引导管支撑技术

指引导管支撑技术包括边支球囊锚定技术、Guidezilla 子母导管技术，4-in-6 或 5-in-6 子母导管等。

1. 球囊锚定技术　近端侧支锚定技术以及所有锚定技术均可增加导管的支撑，并有助于一些设备的远端输送。边支球囊锚定技术是指在 CTO 病变近端的分支血管中扩张球囊，以此固定指引导管并增强其同轴性和支撑力，以利于导丝、球囊或支架通过病变。可以提高指引导管的支撑力，避免导管发生移位。导丝通过 CTO 段之后，球囊无法通过是 CTO 失败的第二位原因。在已经实施近端锚定技术的基础上，在逆向指引导管中捕获远端导丝，可以给整个系统提供更有力的支持，并作为转换为逆向途径之前的最后一个方法。对于球囊难以成功通过的 CTO 病变，远端导丝捕获技术已被用作单一技术使用，但是在一些患者中，它仍然不能提供球囊通过所需的支持，仍需联合锚定技术。应用边支球囊锚定技术的前提是 CTO 病变近端有适合的分支血管。锚定球囊直径与血管直径 1∶1 或略大，并使用低压力扩张。但应注意球囊锚定技术有损伤锚定分支血管的风险。逆向 CTO 开通过程中，也可以利用 CTO 供支血管的分支进行球囊锚定技术，以便逆向导丝及微导管通过逆向侧支循环。在 6F 指引导管中可完成球囊锚定和另一球囊的介入操作，亦可满足锚定时使用 Finecross 进行操作。但 6F 指引导管用于锚定同时操作 Corsair 时阻力较大，故在进行 CTO 介入治疗时，推荐选择 7F 或以上的指引导管，以便遇到困难时处理更加便捷。

2. 子母导管技术　采用球囊在主支锚定辅助子母导管进入 CTO 近端，增加指引导管的支撑力。插入的深度直接决定了支撑力的大小，将 5F 子导管插入 6F 导管 15mm，可使支撑力加倍，将 5F 子导管从 6F 母管中伸出 5cm，可产生相当于 7F 导管的支撑力。9cm 的推进可能相当于 8F 指引导管可单独提供的支撑（图 4-1-2，图 4-1-3）。5F 导管外径较大（1.73mm），在遇到角度大、严重迂曲或近段严重狭窄的冠状动脉时常不能深插，无法抵达严重病变处或其远端，强行深插容易损伤冠状动脉，造成严重并发症。4F 子导管（KIWAMI 和 iWorks）外径明显减小（1.43mm），小于 5F 导管的内径 1.50mm，头端有尖端设计并有 15cm 的亲水涂层，因而可能有更好的通过性能。在使用 100cm 母导管时，子导管最大可伸出长度为 9.5cm，使用 85cm 母导管时，子导管最大可伸出长度为 25.5cm。4F 子导管在使用上与 5F 子导管有较多不同和优势：①加用了止血阀，避免了 4F 子导管与 6F 母导管之间的渗血（5-in-6 一般不会渗血，但 5-in-7 会有），4F 子导管要从止血阀中穿进 6F 母导管。②在很多情况下，4F 子导管可以直接沿钢丝推送至病变近端或病变处，因为其外径更小，加之头端渐细的设计及 15cm 的亲水涂层，使其更容易进入冠状动脉内。③配合锚定技术或推拉技术，非常容易地推送 4F 子导管进行深插，可送至病变处或病变远端。相关研究的成功率为 100%，与 5F 子导管相比具有优势。④安全性好，少数患者可出现压力低、心绞痛症状，甚至室性

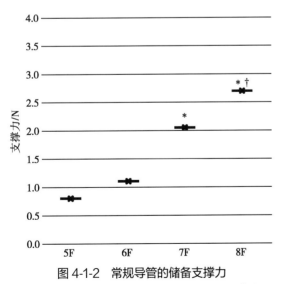

图 4-1-2　常规导管的储备支撑力

5F 和 6F 导管的支撑力显著低于 7F 和 8F 导管（$P<0.0001$），7F 导管的支撑力低于 8F 导管（$P<0.005$）。

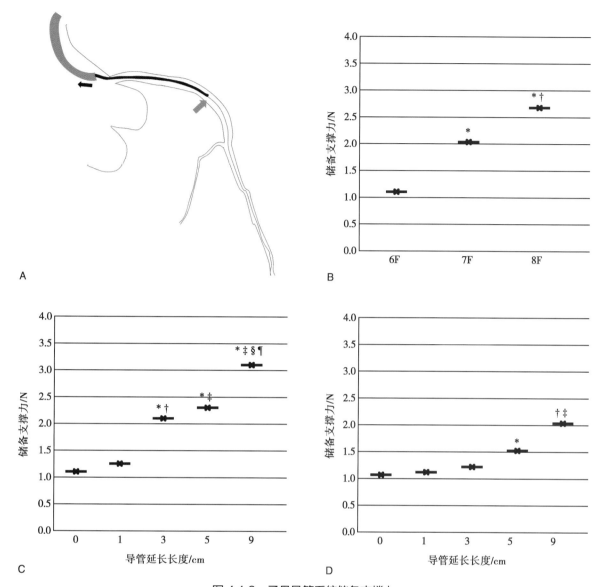

图 4-1-3　子母导管系统储备支撑力
A. 储备支撑力的体外测量。最大的支撑力是指当导管脱离冠状动脉开口时,测量机的推力(大箭头)。
B. 常规指引导管系统的储备支撑力。常规 6F、7F 和 8F 指引导管的储备支撑力在不使用子导管的情况下进行评估(*P<0.000 1 vs. 6F;†P<0.005 vs. 7F)。C. 5-in-6 系统的储备支撑力。通过将 5F 子导管延长 3cm,5-in-6 系统的储备支撑力显著增加(*P<0.000 1 vs. 0cm;†P<0.05 vs. 1cm;‡P<0.000 1 vs. 1cm;§ P<0.000 1 vs. 3cm;¶P<0.000 5 vs. 5cm)。D. 4-in-6 系统的储备支撑力。通过将 4F 子导管延长 5cm,4-in-6 系统的储备力支撑显著增加(*P=0.01 vs. 0cm;†P<0.000 1 vs. 0cm 和 1cm;‡P<0.000 1 vs. 3cm)。

心动过速,与患者冠状动脉病变长度及严重程度相关,大部分可在植入支架或撤出子导管后迅速缓解和恢复。4F 子导管更适合于弯曲、小血管或近端病变血管、钙化或成角病变。对冠状动脉全程严重病变,使用子母导管时要非常小心,操作应极为迅速,避免长时间堵塞冠状动脉血流。

　　与 5F 子导管比较,4F 子导管也有一些不足之处:①支撑力较 5F 子导管差,但由于 4F 子导管常能较 5F 子导管深插,所以最终使用 4F 子导管的支架植入成功率高于 5F 子导管。体外研究也显示,4F 子导管即使伸出 6F 母导管 5cm,其被动支撑力也不超过 7F 导管。研究报道,51 例使用常规技术(包括 5-in-6 子母导管技术)支架仍然不能够通过的 PCI 失败病例,采用 4-in-6 子母导管技术后支架植入成功率超过90%。②4F 子导管的内径进一步减小,只有 1.27mm(0.050in),所以在球囊和支架通过方面有较大限制。③4F 子导管内也无法进行双球囊对吻技术等。

子母导管技术常见的并发症包括：局部空气栓塞、支架脱载、冠状动脉痉挛、冠状动脉夹层、冠状动脉穿孔、导管内血栓等。小心地抽出和引入球囊和支架是必要的，以避免将空气吸入导管，而导管可以从远端送入。因此，需要在子母导管系统建立后进行有力地抽吸，以尽量减少这些可能性。为预防冠脉痉挛、夹层及穿孔等并发症，插入子导管时，必须在透视下仔细监测子导管的尖端，特别是在使用硬导管时。为预防导管内血栓形成，建议术中每小时追加 2 000~3 000U 肝素。

3. Guidezilla 或 ExpressMan 延长导管技术　Guidezilla 或 ExpressMan 延长导管属于快速交换的"子母"导管的一种，在逆向 CTO 介入过程中可以深插入冠状动脉内，提供额外的支撑力，辅助器械通过。Guidezilla 延长导管的主要优缺点有：①相比于传统的 5-in-6F 子母导管及其他种类延长导管，Guidezilla 在具有较大的内径（1.45mm）同时其外径（1.68mm）也相对较小，能确保各类的器械输送，同时它也兼容更多的引导导管大小，可以在 6F 及以上的指引导管内使用；特别是在应用 EBU 等导管强支撑力导管未能提供足够的支撑力时，Guidezilla 可提供额外的支撑力，且不用更换其他指引导管，避免增加手术风险、费用、时间。②其不锈钢海波管、铂 - 铱标记带、编织层设计、无创头端、外表面的亲水涂层增加了导管的推进性、输送性和抗折性。③有报道显示，不锈钢圆领结构可能导致支架在输送过程中出现脱载、折断，特别是 4mm 以上的支架，增加支架脱载风险。第二代产品对结构进行了优化，通过更加顺滑。④Guidezilla 延长导管在进行深插时，可能会出现冠脉夹层、穿孔、血流缓慢、心绞痛、心律失常等风险，在此期间应严密注意压力曲线、心电图的变化，避免推注造影剂。我们建议将导管的长度限制在指引导管尖端以上 <15cm，否则母导管和子导管可能失去同轴度，阻碍器械的拔出。

（李　妍　马文帅　程　锦　任　何　党晶艺）

参 考 文 献

［1］UNDERWOOD G, DURAN C, DIGHE K, et al. Use of proglide perclose vascular closure device patients undergoing coronary chronic total occlusion angioplasty - initial experience and results［J］. Canadian Journal of Cardiology, 2015, 31（10）: S17.

［2］BAKKER E J, MAEREMANS J, ZIVELONGHI C, et al. Fully transradial versus transfemoral approach for percutaneous intervention of coronary chronic total occlusions applying the Hybrid Algorithm: Insights From RECHARGE Registry［J］. Circ Cardiovasc Interv, 2017, 10（9）: e005255.

［3］TANAKA Y, MORIYAMA N, OCHIAI T, et al.Transradial coronary interventions for complex chronic total occlusions［J］. JACC Cardiovasc Interv, 2017, 10: 235-243.

［4］TANAKA Y, MORIYAMA N, OCHIAI T, et al. Transradial coronary interventions for complex chronic total occlusions［J］. JACC Cardiovascular Interventions, 2017, 10（3）: 235-243.

［5］MURAKAMI T, MASUDA N, TORII S, et al. The efficacy and feasibility of chronic total occluSion by transradialintervention: a Japanese single-center retrospective study［J］. J Invasive Cardiol, 2015, 27: E177-E181.

［6］DAUTOV R, RIBEIRO H B, ABDUL-JAWAD ALTISENT O, et al. Effectiveness and safety of the transradial 8Frs heathless approach for revascularization of chronic total occlusions［J］. Am J Cardiol, 2016, 118: 785-789.

［7］HUYUT M A, YAMAÇ A H. Comparison of the transradial and transfemoral approach in treatment of chronic total occluSions with similar leSion characteristics［J］.Anatol J Cardiol, 2018, 19（5）: 319-325.

［8］KIEMENEIJ F. Left distal transradial access in the anatomical snuffbox for coronary angiography（dTRA）and interventions（dTRI）［J］.Euro Intervention, 2017, 13（7）: 851-857.

［9］GASPARINI G L, GARBO R, GAGNOR A, et al. First prospective multicentre experience with left distal transradial approach for coronary chronic total occlusion interventions using a 7 Fr Glidesheath Slender［J］. Euro Intervention, 2019, 15（1）: 126-128.

［10］FREESTONE B, NOLAN J. Transradial cardiac procedures: the state of the art［J］. Heart, 2010, 96（11）: 883-891.

［11］YASUTO H, HIROYUKI K, TOMOFUMI M, et al. Deep seating of 5 Fr. guiding catheter across the stenosis with 5 in 7 method was effective for severely calcified lesion［J］.Cardiovasc Interv Ther, 2013, 28（1）: 87-90.

［12］BARTORELLI A L, LAVARRA F, TRABATTONI D, et al. Successful stent delivery with deep seating of 6 French guiding catheters in difficult coronary anatomy［J］. Catheter Cardiovasc Interv, 1999, 48: 279-284.

［13］AL-SAIF S M, LIU M W, AL-MUBARAK N, et al. Percutaneous treatment of catheter-induced dissection of the left main coronary artery and adjacent aortic wall: A case report［J］. Catheter Cardiovasc Interv, 2000, 49: 86-89.

［14］吕树铮,陈韵岱. 冠脉介入诊治技巧及器械选择［M］. 2 版. 北京:人民卫生出版社, 2006: 253.

［15］PATEL K S, CHRISTAKOPOULOS G E, KARATASAKIS A, et al. Prospective evaluation of the impact of side-holes and guide-catheter disengagement from the coronary ostium on fractional flow reserve measurements［J］. J Invasive Cardiol, 2016, 28(8): 306-310. Epub 2016 Apr 15.

［16］MISHRA S. Language of CTO interventions - Focus on hardware［J］. Indian Heart J, 2016, 68(4): 450-463.

［17］BRILAKIS E S, KARMPALLIOTIS D, WERNER G S, et al. Developments in coronary chronic total occlusion percutaneous coronary interventions: 2014 state-of-the-art update［J］. J Invasive Cardiol, 2014, 26(6): 261-266.

［18］MAHMOOD A, BANERJEE S, BRILAKIS E S. Applications of the distal anchoring technique in coronary and peripheral interventions［J］. J Invasive Cardiol, 2011, 23: 291-294.

［19］ZHANG B, LIAO HT, JIN LJ, et al. Retrograde percutaneous recanalization of chronic total occluSion of the coronary arteries via epicardial coronary collateral artery in 5 patients［J］. Zhonghua Xin Xue Guan Bing Za Zhi, 2010, 38: 794-797.

［20］TAKESHITA S, TAKAGI A, SAITO S. Backup support of the mother-child technique: Technical considerations for the size of the mother guiding catheter［J］. Catheter Cardiovasc Interv, 2012, 80(2): 292-297.

［21］TAKESHITA S, SHISHIDO K, SUGITATSU K, et al. In vitro and human studies of a 4F double-coaxial technique ("mother-child" configuration) to facilitate stent implantation in resistant coronary vessels［J］. Circ Cardiovasc Interv, 2011, 4(2): 155-161.

［22］RAMAN C, WASIM A, VIVEK S, et al. Techniques to overcome difficulty in device deliverability to lesion in complex PCI［J］. Current Cardiology Reviews, 2020, 16: 117-124.

［23］ZHAO H, CHEN H. Complex transradial percutaneous coronary intervention using a 4F KIWAMI SI1 catheter with Mother·Child technique［J］. Chin J intervent Cardiol, 2016, 12(24): 688-691.

［24］MA M, DIAO K, LIU X, et al. Early clinical experience with Guidezilla for transradial interventions in China［J］. Scientific Reports, 2018, 8: 5444.

［25］FAIRLEY S L, SPRATT J C, RANA O, et al. Adjunctive strategies in the management of resistant, nondilatable coronary leSions after successfully crossing a CTO with a guidewire［J］. Curr Cardiol Rev, 2014, 10(2): 145-157.

第二节　如何通过室间隔侧支循环

一、室间隔侧支循环血管的评估和选择

室间隔支周围有心肌的包绕,在逆向介入治疗过程中,多数情况下,即使逆向导丝及微导管通过室间隔侧支循环血管,造成破裂也是大多数破入心室(右心室常见),不会产生心包积液及心脏压塞,或干性心脏压塞等严重并发症,相对安全。但是靠近右冠状动脉的左室后支(PL)近心腔侧,同样可以出现心包积液及心脏压塞。室间隔支是较为常用的侧支循环,大部分逆向 PCI 采用经室间隔支侧支循环途径,特别是初学者,应该从室间隔支开始。

选用室间隔支时,可以先观察室间隔支的类型。室间隔支通常分 3 型:①Ⅰ型:仅有一条主要的室间隔支;②Ⅱ型:有两条主要的室间隔支;③Ⅲ型:无主要室间隔支。Ⅰ型和Ⅱ型有利于逆向导丝通过(图 4-2-1)。

室间隔支走行在室间隔心肌内,走行路线有一定的规律,掌握室间隔支的走行规律,对逆向导丝通过室间隔支有很大帮助,尤其是 0 级侧支循环。掌握室间隔支的走行规律,也可以提高逆向导丝通过侧支循环的安全性。图 4-2-2 是从右前斜位 + 足位观察左前降支和右冠状动脉左室后支之间的室间隔走行。

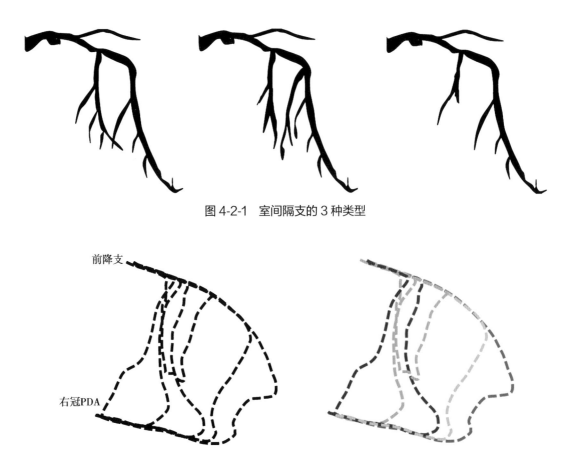

图 4-2-1　室间隔支的 3 种类型

前降支

右冠PDA

图 4-2-2　左前降支和右冠状动脉左室后支之间的室间隔走行

选择室间隔侧支循环,可考虑以下几个因素:①从前降支→室间隔支→右冠状动脉 PDA,或从右冠状动脉 PDA 从室间隔支→前降支;②室间隔支的迂曲度;③室间隔支的血管直径;④室间隔支的分支情况;⑤室间隔支与受体血管和供体血管的出入口角度,并有无支架覆盖;⑥室间隔支出口与 CTO 的距离(图 4-2-3)。

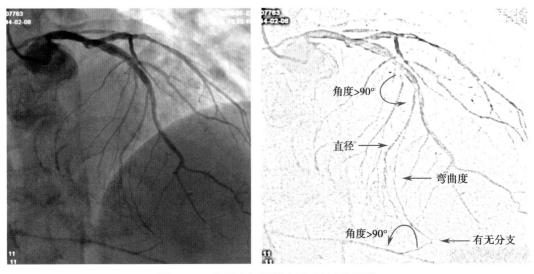

角度>90°

直径

弯曲度

角度>90°

有无分支

图 4-2-3　选择室间隔侧支循环考虑的因素

1. 在经前降支对右冠状动脉行逆向 PCI 和经右冠状动脉对左冠状动脉行逆向 PCI 难度有所不同。前者相对容易,因为从前降支到室间隔支近端距离近,分支相对较少,进入时的直径相对大,指引导管的支撑力比较可靠。而后者从右冠状动脉后降支到前降支,通常比较困难,因为从右冠状动脉开口到室间隔支距离长,右冠状动脉全程到 PDA 多有迂曲,尤其是 PDA。另外,在 PDA 的室间隔支起始部不但迂曲,而且通常有小分支干扰。而右冠状动脉的指引导管支撑力相对较差,通常耗时较长。解决指引导管支撑力差的方案之一是预先在逆向指引导管内植入延长导管,如 Guidezilla、Guideliner 等。

2. 评估侧支循环时,应注意室间隔侧支循环血管的弯曲程度。室间隔支的弯曲程度,可参照日本 Osamu Katoh 教授将弯曲度分为 4 类:①<90°;②90°~180°;③>180°;④>360°。也可按照振幅与血管直径的比值,分为:①轻度迂曲:侧支血管较直或较大的平滑弯曲;②中度迂曲:血管迂曲,但无锐角或螺旋状形态,振幅和血管直径比 >2;③重度迂曲:呈螺旋状形态,振幅和血管直径比 ≤2。按照笔者分析自己的逆向资料结果,分为 A 型(<180°)和 B 型(>180°)。

在观察侧支循环血管螺旋状弯曲时,还应注意侧支循环血管的弹性,心脏舒张期变直者,较易通过。

前降支和右冠状动脉 PDA 之间的室间隔支的下 1/3 段,通常是侧支循环连接部,与右冠状动脉是否为优势型及右冠状动脉后降支直径长短有关。该部位的弯曲度和分支对导丝通过影响比较大,尤其是 0 级侧支循环。冠脉造影时,也要充分暴露侧支循环,多体位投照,不应拘泥于一个固定体位(图 4-2-4)。

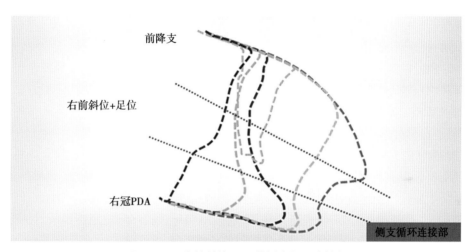

图 4-2-4　右前斜位 + 足位侧支循环连接部

3. 评估室间隔支侧支循环还要观察其直径,侧支循环连接的 Werner 分级。CC0:供应及接受血管之间无侧支循环连接;CC1:供应及接受血管之间有侧支循环连接,但呈线样,直径≤供应及接受;CC2:供应及接受血管之间有侧支循环连接,呈小分支状连通,直径 >0.4mm。

普通冠脉造影可见 CC 2 通道,但是 CC 2 通道往往弯曲度大,部分弹性差。普通冠脉造影难以评估 CC 0/1 级,微导管超选择性造影可显示更清楚,但是即使超选择造影,也难以评价逆向导丝通过性。随着对 0 级侧支循环认识的增加,对经验丰富、操作熟练、对导丝触觉反馈敏感的术者来说,超选择造影的重要性下降了。但是对于初学者来说,超选择造影对理解侧支循环的走行,导丝是否进入分支或穿出侧支循环血管都非常重要。

根据日本 Osamu Katoh 教授报道,第一室间隔支中,CC 0/1 级血管比 CC 2 级的螺旋状程度较轻(14.6% *vs.* 26.7%),CC 1 级往往扭曲伴有分支,反而更难通过。通过室间隔侧支循环反而 CC 1 级成功率最低。

4. 观察室间隔侧支循环血管也应注意分支情况,尤其是弯曲处的分支和平行的分支,通常容易导致失败。有些隐形的分支通常是失败的原因,应该熟记室间隔支的走行。

5. 其他通过室间隔支的难点还在于室间隔支开口被支架覆盖,室间隔支与供体血管角度过小;室间隔支和受体血管连接处过于接近 CTO(图 4-2-5)。

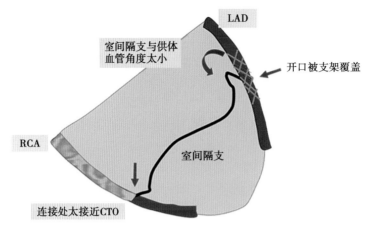

图 4-2-5 其他通过室间隔支的难点

二、如何通过室间隔支

1. 逆向导丝通过室间隔支侧支循环经过不同部位,需要不同体位。当行右冠状动脉 CTO 的逆向 PCI 时,可选用右肩位加头位,有利于工作导丝和微导管进入前降支和室间隔支近段,然后改为肝位或右前斜位,有利于充分显示室间隔支侧支循环连接部,以及室间隔支和右冠状动脉 PDA 关系,充分观察逆向导丝通过室间隔支时的弯曲情况,并观察逆向导丝顺利进入 PDA。逆向导丝进入 PDA 后,可改左肩位,该体位可以充分显示后三叉,有利于逆向导丝进攻累及后三叉的 CTO。另外,也可以判断导丝是否进入冠状静脉窦,逆向导丝离开右冠状动脉途径,并活动范围大,肯定是在冠状静脉窦。如果发现逆向导丝在左肩位朝 12 点或 3 点方向,大概是在冠状静脉窦,需要操纵逆向导丝进一步证实,不要贸然送入微导管。通常导丝进入冠状静脉窦是安全的。

当行前降支 CTO 的逆向 PCI 时,导丝进入右冠状动脉后,使用左肩位有利于显示逆向导丝进入所选的 PDA,然后使用肝位或右前斜位,可更好地显示逆向导丝通过 PDA 和室间隔支连接部,有时根据解剖变异,需要右前斜位 + 头位。当逆向导丝进入前降支后,可改为头位或右肩位进攻 CTO。

2. 导丝的选择 选择导丝时,应优先选用头端较软、触觉反馈较好和扭矩传递较好的导丝,目前大多数侧支循环可以使用 Sion 导丝通过,有时对重度扭曲的或螺旋状室间隔支,可能需要 Suoh 03、Sion Black、Fielder XT-R 等导丝。自 2017 年以来,笔者使用 Sion Black 通过 0 级侧支循环以及重度扭曲的或螺旋状室间隔支血管,结果发现通过性好于 Sion 导丝,已经成为通过侧支循环的常规导丝之一,特别是 CC 0 级侧支循环的首选导丝。

3. 导丝的塑形 导丝头端通常于 1mm 处弯成 30°~45°。第 2 弯曲距离从第 1 弯曲延伸至 3.0~5.0mm 处,根据 CC 开口角度的不同,第 2 弯曲的弯度也不同,通常前降支到右冠状动脉 PDA 的弯度小。而右冠状动脉 PDA 到前降支弯度大。这与右冠状动脉 PDA 发出室间隔支的角度大有关,弯度大有利于导丝进入室间隔支。如图 4-2-6,弯曲范围广者可考虑分段进行,使用 2 条以上的不同弯曲的导丝。

4. CC 0 级室间隔支并非不能使用 一方面是造影的因素影响,包括微导管超选择造影,不能完全准确体现是否侧支循环的存在,有可能是一次造影显示是 CC 0 级侧支循环,另外一次却是 CC 1 级。有时在室间隔支使用血管扩张剂,再做造影可以显示 CC 1 级侧支循环的连接。另一方面和微导管造影的质量体位也有关,与注射造影剂的力度不够或时间过短有关,建议超选择微导管造影使用 5ml 的螺旋口注射器,可以提高造影质量。

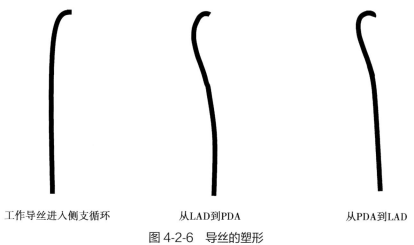

工作导丝进入侧支循环　　　　　从LAD到PDA　　　　　从PDA到LAD

图 4-2-6　导丝的塑形

CC 0 级室间隔支能否应用为逆向 PCI 通道,存在不同的看法,多数亚太地区的 CTO 专家不主张使用,但是笔者的个人经验是 CC 0 级侧支循环完全可以使用,比心外膜侧支循环更为安全。结合个人实践,使用室间隔支侧支循环的比例逐年提高。2016 年所有逆向 PCI 中,使用室间隔支侧支循环的比例是 58%,到 2019 年使用室间隔支侧支循环的比例达 76.92%,都是因为使用 CC 0 级室间隔支增加。在 2014 年的逆向 PCI 病例中,有 9% 的逆向 PCI 病例是使用室间隔支侧支循环 CC 0 级,以后比例逐年增加,到 2019 年为 25% 左右。在 2019 年的个人 233 例逆向 PCI 中,CC 0 级通过的成功率达到 89.47%。使用 CC 0 级侧支循环增加了手术安全,改变了一些手术策略,以前认为不可能做的手术,比如第一次手术造成大范围的撕裂,又有前向血流,所有侧支都关闭,这种情况下,仍可以做逆向 PCI。

室间隔侧支循环,无论做或不做超选择造影,它都存在。但是每条侧支循环的走行又有所不同。室间隔支的走行和右冠状动脉后降支的形态和大小尤其有关,与前降支发出的室间隔支形态和大小有关。根据个人经验,后降支越大(直径 >1.5mm),分布越远(远端到达心尖部),越容易通过。前降支发出的室间隔支越大(直径 >1.5mm),越容易通过。第一间隔支通常连接右冠状动脉后降支近端,可作为右冠状动脉逆向 PCI 的首选,也可以作为细小右冠状动脉后降支逆向通道的首选。而前降支 CTO 时,可首选右冠状动脉后降支发出的远端室间隔支。

熟悉侧支循环走向的术者可以使用导丝"冲浪"技术(wire surfing),即根据冠状动脉造影图像特点,在微导管的支持下,导丝不断前进试错,当遇到阻力较大,或弯曲变形时再回撤,并改变角度后继续前进,或者换另一分支,直到通过室间隔侧支循环。该技术在 CC 0 级侧支循环中非常有效。

5. 逆向导丝通过室间隔支的操作　导丝通过侧支循环前,应十分仔细地阅读冠脉造影的图像,熟记侧支循环的走行,特别是从 PDA 出发的室间隔支,起始部有诸多分支的分布。右冠状动脉 PDA 和前降支之间的室间隔的下 1/3 部,也就是室间隔支侧支循环的连接部,其迂曲度对导丝的通过影响比较大。导丝通过时,应适当给予一定的力度和旋转,而不是单以纯推进为主。

通过室间隔支侧支循环血管,首先使用工作导丝进入所选的室间隔支,然后带入微导管,通常是 150cm 长度的 Corsair,或 Caravel、Turnpike、Mamba、Finecross 等。笔者一般使用 Corsair 微导管,右手一边操纵微导管逆时针单方向旋转,左手一边推送微导管,非常有效。

供体血管和室间隔支角度过小,增加导丝进入室间隔支的难度,尤其是右冠状动脉后降支发出的室间隔支,有时正好位于严重迂曲之后,这种情况可使用双腔微导管,利用侧孔逆向导丝进入室间隔支;有些情况下,室间隔支起始部与前降支呈 U 形弯曲,可利用双腔微导管和超滑软导丝 Fielder XT 等,行反转导丝技术,当超滑软导丝进入室间隔支后,再送入逆向微导管。

前降支和室间隔支之间角度过小时,工作导丝无法进入前降支,尤其是前降支非常近端,发出刁钻角度的室间隔支,可以使用 Pilot 150/200 导丝先进入室间隔支。偶尔工作导丝需要做成 3D 弯曲状,使其容易进入室间隔支。室间隔支开口被支架覆盖时,在工作导丝无法通过的情况下,需要 Pilot 150/200 导丝或者 Ultimate Bros 3 导丝。

有些极端情况下,比如右冠状动脉及前降支同时为 CTO 时,右冠状动脉和前降支 PCI 正向失败时,可通过前降支闭塞段的内膜下到达室间隔支,再经过这种室间隔支行逆向 PCI 治疗右冠状动脉 CTO。

当工作导丝进入所选室间隔支后,微导管跟进入室间隔支,因为 CC 1 级的侧支循环血管很难在普通的冠脉造影中显示清楚,初学者此时可做微导管超选择造影,了解侧支循环的解剖结构。微导管选择造影固然重要,牢记冠脉造影形态也很重要,特别是螺旋弯曲的部位和分叉部位方向。超选择造影也不一定能决定导丝的通过。超选择造影者有侧支循环连接者,导丝不一定能通过;而超选择造影显示无连接或不明显,不能肯定导丝一定不能通过。

微导管进入室间隔支后,无须进入过深,送入逆向导丝 Sion Black 或 Sion 后,可以沿着超选择造影以及弯曲方向一边前进,一边旋转。操作时忌粗暴、漫无目标。进入分支,或遇到比较大阻力时,应及时撤回。

遇到阻力时,通常是两方面原因。一是非常迂曲的部位,需要耐心旋转导丝,发生期前收缩时不必惊慌,可以利用期前收缩后留下一长时间的心搏舒张期,迂曲变直,逆向导丝迅速通过迂曲段。另一个原因是可能没有侧支循环连接,而扎入心肌。一般 CC 0 级侧支循环,通过比较直,阻力不会太大,阻力小于通过钙化病变,通过比较快。但是在侧支循环连接部处可能有角度较大的迂曲,容易进入迂曲部的隐形分支,阻力较大,导致失败,此时可以使用超滑导丝,比如 Sion Black,快速旋转导丝,调整方向,进入另外一侧的室间隔支。在逆向导丝前进阻力较大时,不需要一味往前,可以换其他方向的侧支循环。

逆向导丝通过连接部后,阻力突然变小,可以不用旋转导丝,直接推进,尽量送远导丝,为通过微导管提供更好的支撑力。

通过室间隔后,最大的困难是室间隔支和受体血管连接角度过小,逆向导丝无法进入受体血管。在这种情况下,在确认逆向导丝在受体血管远端后,可送入微导管,交换新的超滑软导丝,头端塑形角度大一些。另外一种方法是使用日本 ASAHI 公司的 SASUKE 双腔微导管,其远端外径只有 0.84mm,通过室间隔支后,侧孔送入逆向导丝进攻 CTO。

如果室间隔支和受体血管连接点距离 CTO 过近,逆向导丝非常早期进入假腔,容易导致失败,最好的方案是选择另外的侧支循环。

总之,掌握室间隔支的走行和分布规律有利于提高逆向导丝通过效率。逆向导丝通过室间隔支侧支循环,相对心外膜支来说安全、容易成功,决定逆向导丝通过的最主要因素是血管的弯曲度。前降支到右冠状动脉相对容易,初学者可以从做右冠状动脉 CTO 逆向 PCI 开始。操作导丝经过室间隔支与心外膜支的方法不同,应不断积累经验。室间隔 0 级侧支循环可以应用行逆向 PCI。

（张　斌）

参 考 文 献

[1] RATHORE S, KATOH O, MATSUO H, et al. Retrograde percutaneous recanalization of chronic total occlusion of the coronary arteries procedural outcomes and predictors of success in contemporary practice [J]. Circ Cardiovasc Interv, 2009, 2 (2): 124-132.

[2] CHAI W L, AGYEKUM F, ZHANG B, et al. Clinical prediction score for successful retrograde procedure in chronic total occlusion percutaneous coronary intervention [J]. Cardiology, 2016, 134 (3): 331-339.

[3] DAUTOV R, URENA M, NGUYEN C M, et al. Safety and effectiveness of the surfing technique to cross septal collateral channels during retrograde chronic total occluSion percutaneous coronary intervention [J]. EuroIntervention, 2017, 12 (15): e1859-e1867.

[4] ZHONG Z, HUANG Z, ZHANG B, et al. Application of septal wire surfing technology in retrograde intervention of chronic total occlusion [J]. South China Journal of Cardiology, 2017, 18 (2): 87-92.

第三节 如何通过心外膜侧支循环

随着介入治疗技术的不断提高和冠脉介入器械的不断改进,越来越多的术者尝试通过心外膜侧支循环进行逆向介入治疗。与间隔支侧支循环不同,心外膜侧支循环较为迂曲,导丝通过相对困难,一旦发生心外膜侧支循环受损,常常导致严重并发症。

一、心外膜侧支循环的选择

选择合适的侧支循环是逆向介入治疗至关重要的一个步骤。由于心外膜侧支循环走行各异,因此在选择心外膜侧支循环时,应仔细分析影像学资料,必要时可以通过高选择性造影(tip injection)评估心外膜侧支循环。与选择间隔支侧支循环不同:①显示心外膜侧支循环的冠脉造影投照体位宜个体化,不同的心外膜侧支循环最佳的投照角度各有不同;②选择心外膜侧支循环时,要综合评估血管迂曲度和血管直径,同等迂曲度时,首选血管较为粗大的心外膜侧支循环;③不推荐选择不连续的心外膜侧支循环。

除了血管迂曲度、血管直径外,术者在选择心外膜侧支循环时也应认真考量侧支循环与受体血管交汇处距离靶病变远端距离、血管迂曲处是否伴有分支血管等,当出现上述 3 个以上不利解剖因素时(积分超过 3 分),逆向介入治疗的手术成功率仅为 15%。与之类似,如 J-Channel 积分超过 3 分时,往往提示该侧支血管较难通过(图 4-3-1)。

A. 侧支血管直径:
- 大(CC2)
- 小(CC0或CC1)

B. 侧支血管反向弯曲:
- 无:<90°
- 有:≥90°

C. 连续弯曲:
- 无:<2
- 有:≥3

D. 螺纹状弯曲:
- 无
- 有:连续弯曲≥3
  且AD比值≤2

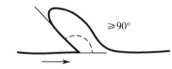

连续性:a>b

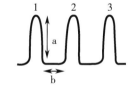

振幅　直径

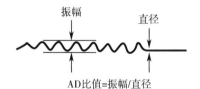

AD比值=振幅/直径

难易度分类(总积分)
- 容易:0
- 中等:1~2
- 困难:≥33

		间隔支	非间隔支
侧支血管直径	小	2	3
侧支血管反向弯曲	有	1	1
连续弯曲	有	1	0
螺纹状弯曲	有	0	1

图 4-3-1　J-channel 积分系统

二、导丝的选择

为了提高手术成功率,降低并发症发生率,术者应根据心外膜侧支循环的不同解剖特征选择不同类型的导丝(表4-3-1)。与间隔支侧支循环不同,心外膜侧支循环建议首选 Suoh 03 导丝。Suoh 03 导丝的头端设计与 Sion 系列导丝类似,呈双缠绕、ACT ONE 设计,在保持头端灵活性的同时,可以使其扭控性能增加近 10 倍。但是 Suoh 03 导丝又和 Sion 等导丝的头端存在显著的不同,Suoh 03 导丝头端没有核心导丝,因此头端更为灵活、柔软,仅为 0.3g(图 4-3-2),也正因为如此,Suoh 03 导丝的头端更易毁损。

表 4-3-1　侧支血管导丝的选择

	侧支血管导丝的选择	
	间隔支	心外膜侧支血管
连续迂曲	1. Sion 2. Suoh 03 3. XT-R	1. Suoh 03 2. Sion 3. XT-R(侧支血管直径小) 4. Sion Black(侧支血管直径大)
血管迂曲处发出小分支血管	1. Sion 2. Suoh 03 3. XT-R(侧支血管直径小) 4. Sion Black(侧支血管直径大)	1. Suoh 03 2. Sion 3. XT-R(IF small vessel) 4. Sion Black(IF a large vessel)
严重成角	1. Suoh 03 2. Sion 3. Sion Black	1. Suoh 03 2. Sion 3. Sion Black
不可视侧支血管	1. Sion 2. Sion Black 3. XT-R	不建议尝试

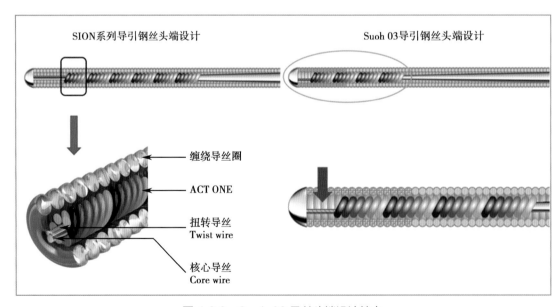

图 4-3-2　Suoh 03 导丝头端设计特点

操控导丝通过心外膜侧支血管时,应联合使用微导管,轻柔操作,以旋转为主,推送为辅,随着心脏的收缩与舒张操控导丝。避免过度旋转或暴力推送导丝。当导丝行走路线不明时,不推荐"冲浪"技术,建议在高选择性造影(tip injection)下明确心外膜侧支循环的解剖结构(图 4-3-3,图 4-3-4)。

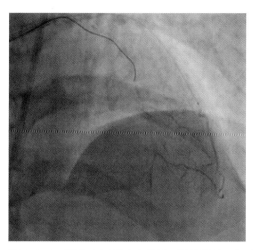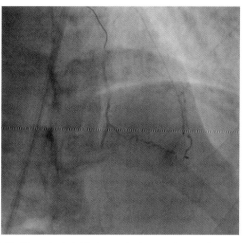

图 4-3-3　前降支近段完全闭塞,外院尝试开通失败,第二次介入治疗:正向介入治疗导丝进入内膜下,遂转为逆向介入治疗(经中间支 - 对角支同侧侧支循环),经 150cm Fincross MG 微导管进行高选择性造影

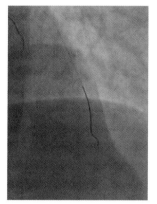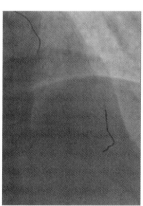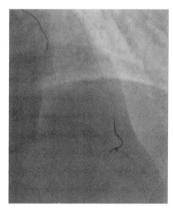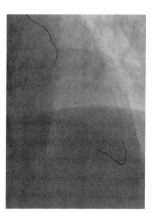

图 4-3-4　前降支近段完全闭塞,外院尝试开通失败,第二次介入治疗:
Finecross MG 微导管及 Sion 导丝随着心脏舒张及收缩通过同侧心外膜侧支循环

三、微导管的选择

通过心外膜侧支循环进行逆向介入治疗时,不同术者有不同的微导管选择经验。一般而言,当心外膜侧支循环无反向弯曲、螺纹状弯曲时,Finecross MG 和 Corsair 通过心外膜侧支循环的成功率无明显差异。选用解剖结构较为复杂的心外膜侧支循环时,建议术者选择 Corsair pro、Caravel 等导管(表 4-3-2)。Caravel 微导管是由 18 根细钢丝编织的 ACT ONE 结构的微导管,其头端直径仅为 1.4F,其通过心外膜侧支循环的能力在部分病例中优于 Corsair 或 Finecross MG。必须指出的是,由于该导管的特殊设计,在使用过程中不建议旋转,以免微导管头端折断。正是由于这一"缺陷",临床医生希望能研发一款类似或优于 Caravel 的通过性能,但是可以旋转的微导管,Asahi 公司根据临床需求,在 2019 年推出了 Corsair pro XS 微导管。

除了心外膜侧支循环的解剖结构之外,选择微导管时,术者还应考量微导管的直径是否会导致心肌缺血、微导管的长度等因素。选择使用行走路径较长的心外膜侧支循环时,除使用 90cm 指引导管外,还可以使用 160~170cm 微导管,如无短指引导管,也无长微导管时,术者可以采用微导管对吻技术、AGT 等技术克服微导管长度不够的困境。

表 4-3-2　不同类型微导管主要产品规格比较

	头端外径	远端（近头端）外径	近端外径	长度
Corsair	0.42mm（1.3F）	0.87mm（2.6F）	0.93mm（2.8F）	135cm/150cm
Corsair Pro	0.42mm（1.3F）	0.87mm（2.6F）	0.93mm（2.8F）	135cm/150cm
Corsair Pro XS	0.42mm（1.3F）	0.71mm（2.1F）	0.95mm（2.9F）	135cm/150cm
Caravel	0.48mm（1.4F）	0.62mm（1.9F）	0.87mm（2.6F）	135cm/150cm
Finecross MG	0.60mm（1.8F）	0.60mm（1.8F）	0.87mm（2.6F）	130cm/150cm
Finecross GT	0.56mm（1.7F）	0.60mm（1.8F）	0.87mm（2.6F）	130cm/150cm
1.7F Instantpass	0.56mm（1.7F）	0.56mm（1.7F）	0.76mm（2.3F）	150cm/170cm
1.9F Instantpass	0.62mm（1.9F）	0.62mm（1.9F）	0.80mm（2.4F）	130cm/150cm
Turnpike	0.53mm（1.6F）	0.87mm（2.6F）	1.02mm（3.1F）	135cm/150cm
Turnpike LP	0.53mm（1.6F）	0.74mm（2.2F）	0.97mm（2.9F）	135cm/150cm
MAMBA Flex	0.46mm（1.4F）	0.71mm（2.1F）	0.99mm（3.0F）	150cm
Micro 14	0.53mm（1.6F）	0.62mm（1.9F）	0.83mm（2.5F）	155cm

　　由于心外膜侧支循环多较迂曲,常常会出现导丝通过侧支循环,但微导管无法通过的情景。由于心外膜侧支循环不能使用球囊扩张,因此多建议更换不同类型的微导管,必要时可联合使用延伸导管（如 Guidezillar 或 Guideliner 导管等）,如仍无法通过该心外膜侧支循环时,建议术者及时更换其他侧支血管或者更换治疗策略（如转为正向介入治疗、在逆向导丝指引下 ADR 技术等）（图 4-3-5,图 4-3-6）。

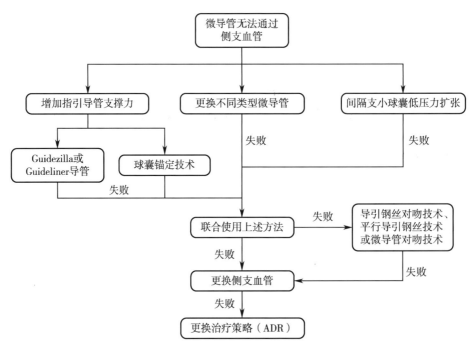

图 4-3-5　微导管无法通过侧支血管时的处理策略

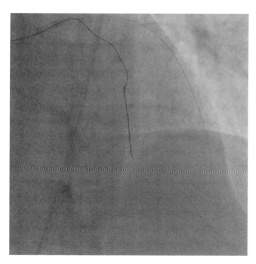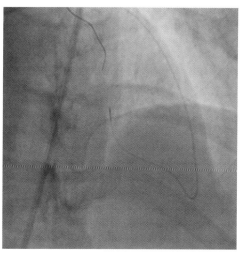

图 4-3-6 前降支近段完全闭塞,外院尝试开通失败,第二次介入治疗:Finecross MG 微导管无法通过同侧心外膜侧支循环,使用 150cm Caravel 微导管通过侧支循环至闭塞病变远端

四、心外膜侧支循环受损

采用心外膜侧支循环进行逆向介入治疗时,心外膜侧支循环受损的发生并不少见。其原因既与其解剖结构有关,也可能和手术器械的选择、术者的操作相关。当心外膜侧支循环过于迂曲(尤其是存在反向迂曲)时,导丝或微导管可能使其受损;导丝进入小分支血管、术者快速旋转及推送导丝,高选择性造影时微导管头端与侧支循环不同轴,或微导管进入小分支血管都可能导致心外膜侧支循环受损。与间隔支侧支循环受损不同,心外膜侧支循环受损后常常导致心脏压塞、心功能不全等严重不良后果,因此一旦发生心外膜侧支循环受损后,应严密观察及积极处理,其处理方式包括经微导管长时间负压吸引、栓塞(自体血栓、脂肪粒、明胶海绵、可吸收缝线、弹簧圈)等,其中以弹簧圈栓塞的疗效最为快捷和有效。大多数心外膜侧支循环受损后,在侧支循环的供体侧内进行栓塞即可,如闭塞病变已经开通,建议在侧支循环的供体侧内栓塞后,分别从其供体侧、受体侧进行冠脉造影,必要时应进行双侧栓塞(图 4-3-7,图 4-3-8)。

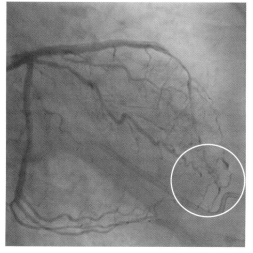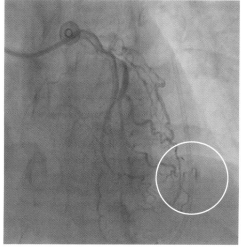

图 4-3-7 前降支近段完全闭塞,外院尝试开通失败,第二次介入治疗:反向 CART 技术开通前降支闭塞病变,植入支架,侧支循环无受损。4 小时后患者出现心脏压塞,心包穿刺后再次冠脉造影发现侧支循环穿孔(圆环内)

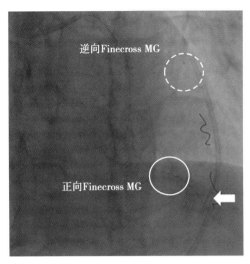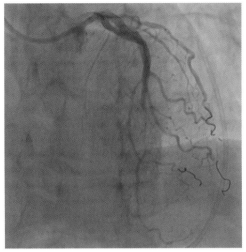

图 4-3-8　前降支近段完全闭塞,外院尝试开通失败,第二次介入治疗:经逆向 Finecross 微导管送入 2 枚 2mm×2mm 弹簧圈,正向选择性造影发现渗漏(白色箭头所指处),遂经正向 Finecross 微导管送入 1 枚 2mm×2mm 弹簧圈,造影提示侧支循环渗漏消失

（葛　雷）

参 考 文 献

［1］HUANG Z, MA D, ZHANG B, et al. Epicardial collateral channel for retrograded recanalization of chronic total occlusion percutaneous coronary intervention: Predictors of failure and procedural outcome［J］. J Interv Cardiol, 2018, 31（1）: 23-30.

［2］NAGAMATSU W, TSUCHIKANE E, OIKAWA Y, et al. Successful guidewire crossing via collateral channel at retrograde percutaneous coronary intervention for chronic total occlusion: the J-Channel score［J］. EuroIntervention, 2020, 15（18）: e1624-e1632.

［3］GE J, GE L, ZHANG B, et al. Active greeting technique: a mother-and-child catheter based technique to facilitate retrograde wire externalization in recanalization of coronary chronic total occlusion［J］. Science Bulletin, 2018, 63: 1565-1569.

［4］ZHONG X, GE L, MA J, et al. Microcatheter collateral channel tracking failure in retrograde percutaneous coronary intervention for chronic total occlusion: incidence, predictors, and management［J］. EuroIntervention, 2019, 15（3）: e253-e260.

［5］DOLL J A, HIRA R S, KEARNEY K E, et al. Management of percutaneous coronary intervention complications: algorithms from the 2018 and 2019 seattle percutaneous coronary intervention complications conference［J］. Circ Cardiovasc Interv, 2020, 13（6）: e008962.

第四节　如何通过冠脉侧支循环

一、室间隔支到室间隔支侧支循环的通过技巧

高质量的双侧冠脉造影能够清晰地显示侧支循环的特征,双侧多体位投照角度的造影,如右肩位、头位、右前斜位和肝位等,可将 LAD、RCA 或 LCX 慢性完全闭塞病变的不同侧支循环形态、路径等特点进行较好展示。必要时,还可将 EP 模式更换为冠状动脉高清晰模式或者图像放大模式,以更清晰地显示侧支血管走行,尤其对于一些潜在的侧支通道具有较好的效果,如室间隔支到室间隔支、对角支到 LCX 侧支等。

对于室间隔支到室间隔支的侧支循环,常见于 LAD 中段慢性完全闭塞病变（图 4-4-1A,图 4-4-2C）,且病变常发生在第一间隔支之后,因而构成了第一间隔支到下面间隔支之间的侧支连接。这些侧支循环往往路径比较迂曲,角度比较大,室间隔支常接近于直角从前降支发出,部分远段室间隔支与前降支近段

成锐角,同时近段室间隔支与远段室间隔支连接处也常成锐角(图 4-4-2B),这些特点增加了经室间隔支至间隔支侧支逆向介入手术的难度。右肩位常能清晰地显示间隔支与前降支连接处的解剖关系及近段间隔支的走行(图 4-4-1B,图 4-4-2B);右前斜位一般能充分显示远段间隔支的连接走行(图 4-4-1A);室间隔支与室间隔支连接处的解剖关系暴露没有固定的投影体位,常需要不断调整造影体位来寻找最佳的展示连接处侧支循环路径。

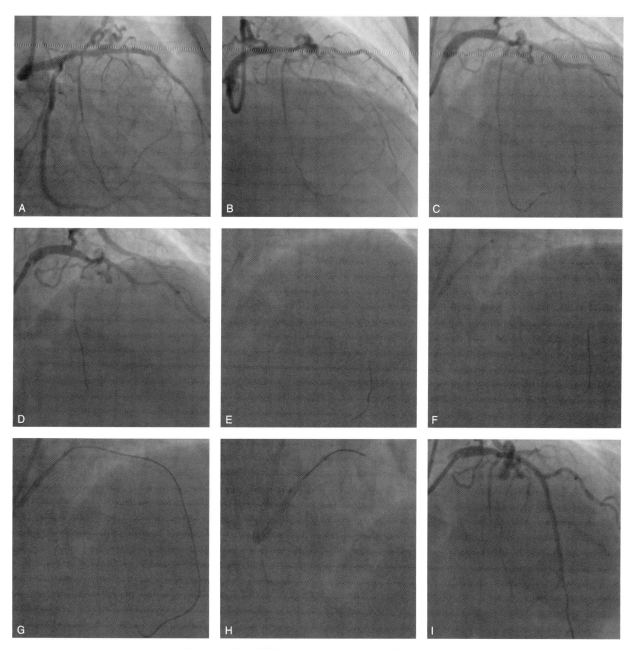

图 4-4-1　逆向通过室间隔支到室间隔支侧支病例图示

病例一:54 岁男性患者,1 年前 LCX 行 PCI 治疗,近 2 个月反复发作胸痛,行冠脉造影和介入过程如下。冠脉造影提示(A~C)LCX 支架内无再狭窄,LAD 近段 60% 狭窄,LAD 中段发出 D1 后闭塞,第一间隔支向远端间隔支发出侧支循环。肝位、右肩位及头位能清楚地显示侧支的走行情况。拟采取室间隔支到室间隔支同侧侧支逆向介入手术,选择 7F EBU3.75 指引导管,Finecross 微导管辅助下 Sion 导丝进入第一间隔支(D),经微导管交换为 Suoh 03 导丝通过两间隔支连接处迂曲侧支(E),及时跟进微导管通过间隔支连接处(F),在 Finecross 微导管支撑下 Suoh 03 导丝通过侧支至闭塞远端,跟进微导管至闭塞远端后,经微导管交换为 Fielder XT-A 导丝,操控导丝逆向通过闭塞段,采用 AGT 技术进入正向延长指引导管(G),采用 Rendezvous 技术成功建立正向导丝轨道(H),球囊扩张后行 IVUS 检查,导丝全程位于血管结构内,于 LAD 远段至中段分别植入 2.5/32mm 和 3.0/24mm 两枚支架,最终的造影图像(I)。

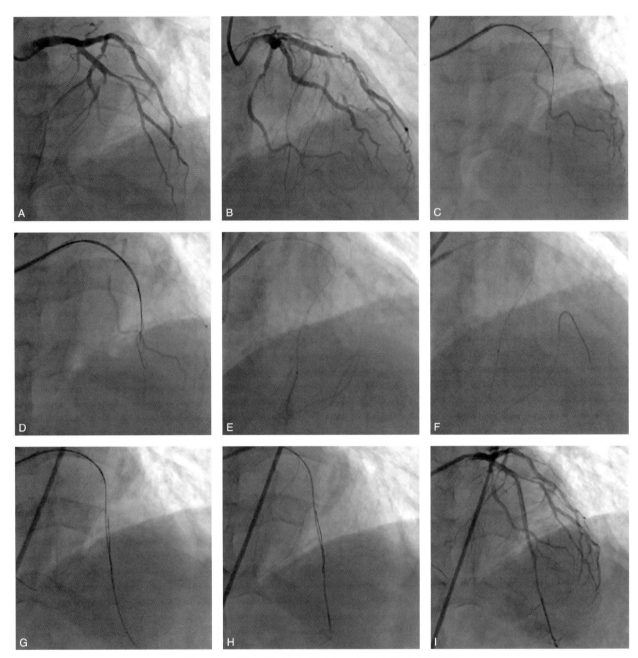

图 4-4-2　逆向通过室间隔支到室间隔支侧支病例图示

病例二：冠脉造影和介入过程。冠脉造影提示（A、B）LAD 中段发出 D1 后 3~5mm 处闭塞，第一间隔支向远端间隔支发出侧支循环，间隔支连接处呈锐角，远段间隔支与前降支连接处呈锐角。右肩位及头位能显示侧支的走行情况。7F EBU3.75 指引导管，正向 Corsair+Fielder XT-A 进入闭塞远端假腔内（C），平行导丝技术 Corsair+Gaia 1、Conquest Pro 均进入假腔内（D）；启动室间隔支到室间隔支同侧侧支逆向介入手术，Finecross+Sion 导丝进入第一间隔支（D），微导管造影明确侧支走行后，Sion 导丝通过两间隔支连接处迂曲侧支（E）至闭塞远端（F），Sion 导丝无法"回头"经连接处锐角进入闭塞段，只能进入闭塞远端真腔内（F），保留该导丝作为参照，正向进攻 Corsair+Conquest Pro 进入闭塞远段真腔内（G、H），经微导管交换为 Runthrough 导丝，球囊扩张后行 IVUS 检查，导丝全程位于血管结构内，于 LAD 远段至中段分别植入两枚药物支架，最终的造影图像（I）。

选择室间隔支到室间隔支的侧支进行逆向介入手术时，由于是同侧逆向介入手术，常需要选择 7F 或 8F 指引导管，或者应用"乒乓"指引导管，便于双向微导管同时操作，同侧双指引导管时，可选用 6F 或 7F 指引导管。逆向导丝一般首选 Sion 导丝，导丝进入间隔支侧支前，需要寻找造影图像清晰的间隔支连接和走行路线。第一条导丝的头端塑形常需要较大的角度或者借助双腔微导管才能顺利进入间隔支，导丝进入间隔支后,不要急于向前推进导丝,因为第一条导丝塑形角度较大,推进时容易进入更小的分支,增加了导丝通过侧支的难度。应沿第一条导丝跟进微导管至间隔支,经微导管造影再次明确侧支通道的走行及解剖关系(图 4-2E),在经微导管腔内造影前,最好建议回吸血液顺利,否则不可进行微导管造影,目的是不暴力破坏通道。明确侧支的走行后,经微导管更换 Suoh 03(图 4-4-1E)、Sion Black 或新的 Sion 导丝。第二条导丝尖端塑形 1mm 左右的接近直角单弯,便于通过角度较大的成角;也可常在距离导丝头端 0.5~1mm 处压一个 45°~60° 的单弯,导丝通过不同的侧支段时选择暴露最充分的体位,指导导丝选择和操作。在导丝通过过程中,有时需要多次微导管腔内造影和多体位透视来清晰显示侧支的走行和解剖关系,以此对导丝进行多次塑形或选择不同特性的导丝。必要时,有时可将微导管退出间隔支,以获得清晰的造影指导,从而精确操作导丝通过成角处。

操作期间导丝需要以轻柔旋转为主,轻微缓慢推送,让导丝自己在旋转操作中随心搏寻找正确的血管前进,不可强硬推送导丝,否则容易造成局部夹层血肿。部分间隔支到间隔支侧支是不连续的,对于这部分侧支,目前采用导丝"冲浪"技术,尤其对于 CC0 级的室间隔侧支循环具有一定的成功率。采用"冲浪"技术时,一般首选 Sion 导丝,当导丝不能通过迂曲成角时,可换用 Suoh 03、Sion Black 或 Fielder XT-R 导丝。对于走行明确的侧支,应精确塑形导丝,同时耐心操作。

此外,由于室间隔支与室间隔支连接处多成锐角(图 4-2E),尤其在室间隔下部区域,导丝需要重新特殊的塑形才能成功通过成角的区域。当导丝成功通过连接处侧支后,应及时跟进微导管(图 4-4-1F),导丝体部较硬段容易引起间隔支连接处侧支破裂。但是连接处锐角时微导管跟进将是一个困难,应避免暴力操作微导管,暴力推进微导管也很容易引起间隔支连接处侧支破裂引起室间隔血肿,因此可以选择外径更小、更柔软的微导管,反复多次尝试,往往可以获得成功。反复尝试仍无法跟进微导管,可将逆向导丝作为指引,操作正向导丝通过闭塞病变。因此,对于室间隔支到室间隔支的侧支循环,术者应评估侧支循环的风险和难易程度,优先应选择走行相对直、成角平缓的侧支循环,使导丝和微导管通过时损伤血管的概率降至最低。

二、静脉桥侧支循环的通过技巧

搭桥手术后静脉桥血管严重狭窄或闭塞非常常见,由于行静脉桥血管壁较动脉壁薄,血管介入操作治疗风险高,介入治疗时慢血流无复流的发生率高,造成围手术期心肌梗死和不良的临床预后,从而限制了经静脉桥血管介入治疗在临床的进一步应用,而开通原位血管成为主要的治疗手段。但是,也有部分病变适合经静脉桥血管逆向开通原位闭塞冠脉(图 4-4-3,图 4-4-4);少部分正向开通原位血管后发现闭塞远端血管细小,不适合植入支架,更适合经原位冠脉逆向开通闭塞的静脉桥血管(图 4-4-5)。

右冠状动脉静脉桥血管出现病变甚至闭塞后,右冠状动脉原位血管退化闭塞很常见,CABG 时 LAD 和 LCX 血管也存在桥血管,因此右冠状动脉 CTO 逆向通道寻找比较困难。这类患者行逆向介入治疗时,可供选择的侧支循环十分有限,同侧静脉桥血管往往是唯一的选择。但是根据右冠状动脉桥血管的远段吻合口与 PD 或 PL 夹角,以及与 CTO 远端纤维帽距离,评估逆向导丝可行性后,可选择尝试开通桥血管后,然后经桥血管逆向开通原位血管(图 4-4-3,图 4-4-4)。偶尔也可以经静脉桥血管 -OM- 侧支 -PL 逆向开通右冠状动脉。

右冠状动脉静脉桥血管与升主动脉吻合口成锐角,与右冠状动脉原位血管吻合口近段成锐角,静脉桥血管吻合口双锐角解剖特点给指引导管和指引导丝的选择增加了难度,经静脉桥血管介入治疗首先需要强有力的指引导管,一般对于右冠状动脉桥血管,常选择 AL 和 MP 指引导管,必要时可配合使用子母导管或者延长指引导管深插增加支撑力。对于 LCX 静脉桥血管,首选 JR 或 AL 指引导管,配合使用子母导管或延长指引导管深插增加支撑力。导丝的选择要求头端柔软的 Fielder XT 系列导丝或 Sion 系列导丝;往往还需要逆向导丝强力通过闭塞病变的逆向导丝操作,所选的指引导管应该具备足够的后坐力。

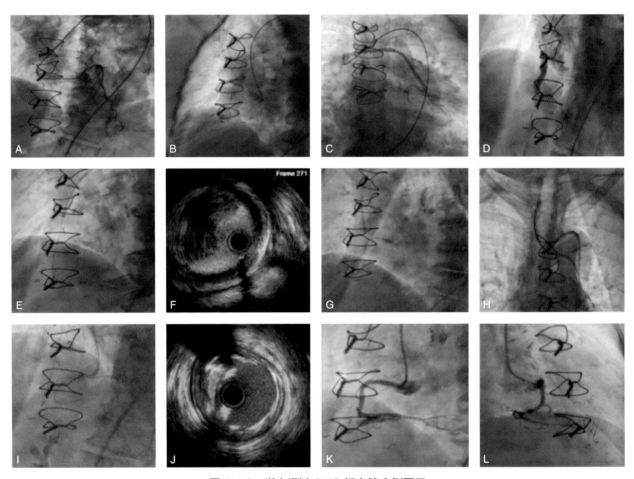

图 4-4-3 逆向通过 SVG 桥血管病例图示

病例三：58 岁男性患者，5 年前行冠脉搭桥手术，近 1 个月因不稳定型心绞痛入院，冠脉造影和介入过程。冠脉造影提示（A~D）LCX 完全闭塞，LAD 30% 狭窄，RCA 开口部支架内闭塞，SVG-OM 静脉桥血管通畅，SVG-PDA 桥血管闭塞，LAD 向 RCA 发出侧支循环。由于 RCA 支架口部完全闭塞，指引导管无法到位，正向导丝技术十分困难，决定采用逆向策略，选择了静脉桥血管作为逆向侧支通道。MP 指引导管至 SVG-PDA 开口，在 Finecross 微导管支撑下，反复调整导丝顺利至 PDA 真腔（E）。IVUS 检查可见静脉桥血管内斑块负荷和血栓影，证实导丝位于血管真腔（F）。保留 PDA 内导丝，在双腔微导管的辅助下推送 Fielder XT-R 导丝、Gaia 1 导丝和 pilot200 导丝顺利至 RCA 闭塞病变至升主动脉内（G）。正向指引导管通过导丝抓捕器成功捕获逆向导丝至正向指引导管内（H）。采用 Rendezvous 技术成功建立正向导丝轨道（I）。球囊扩张后行 IVUS 检查，发现导丝位于血管真腔，远段血管弥漫性病变，管腔重度狭窄，近端支架内内膜重度增生，支架膨胀不全和贴壁不良（J）。RCA 中段至近段分别植入药物支架 3.0/29mm 和 3.5/30mm 两枚，最终的造影图像（K、L）。

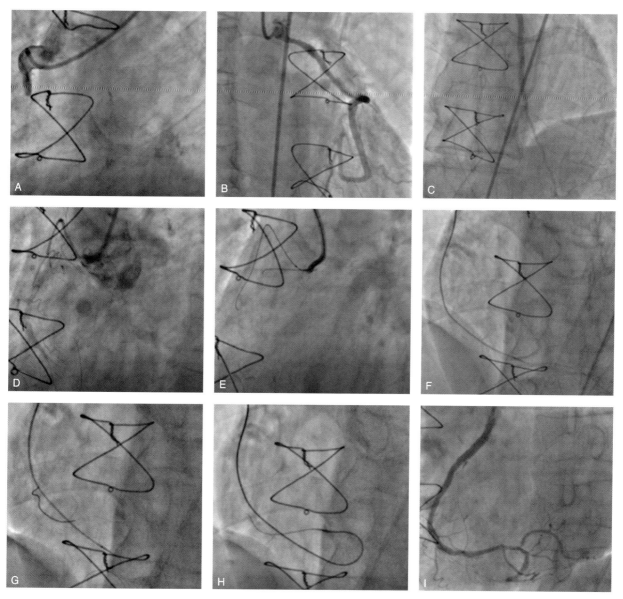

图 4-4-4 通过 SVG 桥逆向开通原位冠脉病例图示

病例四：冠脉造影提示（A~D）SVG-PDA-PL 序贯桥血管闭塞，RCA 开口闭塞；SVG-LCX 静脉桥血管通畅；LIMA-LAD 桥血管通畅。正向指引导管到位后，应用球囊锚定技术，正向导丝 Fielder XT-A、Gaia 1、Gaia 3、Conquest Pro 均未能通过闭塞段（E）。决定采用逆向策略，选择了静脉桥血管作为逆向侧支通道。MP 指引导管至 SVG-PDA-PL 开口，在 Finecross 微导管支撑下，Fielder XT-A 通过桥血管闭塞段，跟进微导管超选造影（F），反复调整 Sion 导丝无法进入锐角的 PDA，调整导丝经序贯桥进入 PL（G）。及时跟进微导管通过桥血管吻合口至闭塞远端，在微导管的辅助下推送 Fielder XT-A、pilot200 导丝顺利通过 RCA 闭塞病变至升主动脉内，正向指引导管通过导丝抓捕器成功捕获逆向导丝至正向指引导管内（H）。RG3 体外化建立导丝轨道，球囊扩张后植入支架 2 枚，最终的造影图像（I）。

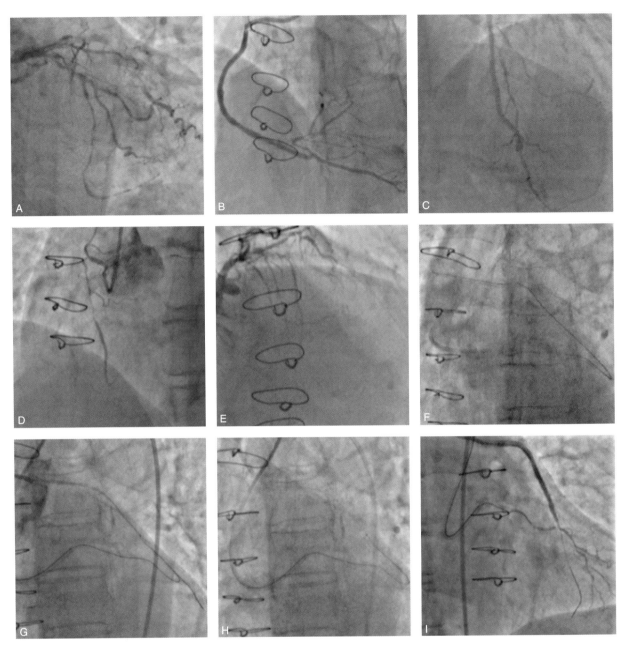

图 4-4-5　逆向开通 SVG-LCX 桥血管病例图示

病例五：冠脉造影提示（A~E）SVG-LCX 静脉桥血管闭塞，SVG-PDA 桥血管通畅，LIMA-LAD 桥血管通畅。LCX 细小不适合植入支架，正向导丝 Fielder XT-R 经桥血管吻合口进入桥血管，Finecross 微导管辅助下 Fielder XT-R 导丝通过桥血管闭塞段至主动脉内（F）；Fielder XT-R 作参照 Fielder XT-A 导丝正向通过桥血管（G），激光消蚀桥血管后植入支架，最终的造影图像（H、I）。

　　对于已经闭塞的桥血管，可考虑首先尝试前向导丝开通桥血管并证实导丝经吻合口进入自身血管的远段真腔；正向建议首选 Fielder XT 系列导丝为首选。下一步，经静脉桥逆向开通自身血管。往往桥血管与吻合口近段原位血管夹角呈锐角，导丝一般很容易进入吻合口以远的原位血管，而导丝进入吻合口近段的原位血管极其困难（回头难），往往需要采用反转导丝技术，或者应用双腔微导管，或者应用半顺应性球囊以 1∶1 于原位血管吻合远端低压扩张封堵远段管腔，协助导丝进入吻合口近段原位冠脉，进而逆向开通原位闭塞病变。对于原位血管闭塞病变跨过静脉桥血管吻合口的病变，经静脉桥血管的逆向开通难度将变得很大，首先可尝试开通吻合口至远段闭塞病变；假如存在困难，保留逆向导丝作为指引，操作正向导丝进入逆向导丝的空间，逆向推送球囊扩张，正向选择更硬的导丝穿刺（改良开窗技术），往往能获得成功。也有部分术者配合使用 Stingray 球囊辅助完成夹层重回真腔技术。导丝通过远段吻合口后，应及时推进微导管通过吻合口，可减少吻合口撕裂的概率。

三、内乳动脉桥侧支的通过技巧

内乳动脉桥作为侧支循环，一般很少使用，风险高，一旦破裂，难以处理。对于右冠状动脉闭塞，经内乳动脉 - 前降支 - 室间隔 - 右冠状动脉的途径，或经内乳动脉 - 前降支 - 绕过心尖的侧支 -PDA- 右冠状动脉的途径（图 4-4-6），距离长，应选择左侧桡动脉，截短指引导管，导丝才够长；由于指引导管口距离闭塞段比较长，操作困难，风险高。一般的策略是先尝试开通闭塞的左主干或者前降支，重新寻找潜在的间隔支侧支通道，不建议尝试通过内乳动脉途径行逆向介入治疗。

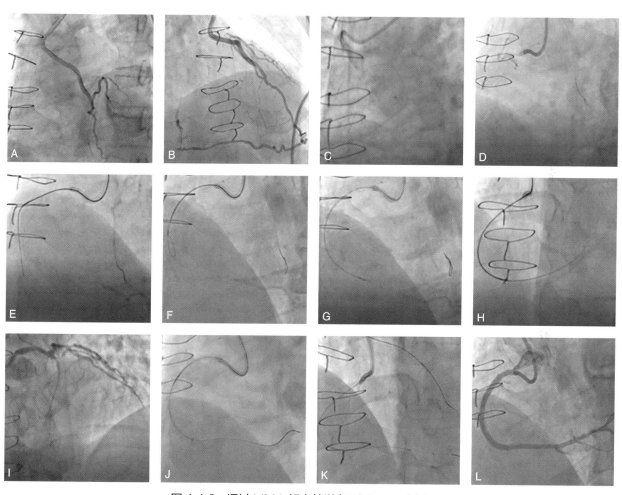

图 4-4-6　通过 LIMA 桥血管逆向开通 RCA 病例图示

病例六：冠脉造影提示（A~D）RCA 近段闭塞，SVG-PDA 桥血管闭塞，LIMA-LAD 桥血管通畅，LIMA-LAD- 心尖部侧支向 RCA 发出侧支循环。正向 Corcair+Fielder XT、Gaia 1、Conquest Pro 均未能通过闭塞段（E），Corcair+Fielder XT 应用 Knuckle 技术推送到 RCA 远段，尝试 Corcair+Conquest Pro 单导丝通过闭塞段，结果进入 PL 假腔内（F~H）。决定采用逆向策略，选择了 LIMA 桥血管作为逆向侧支通道（I）。JR3.5 指引导管至 LIMA 开口，在 Finecross 微导管支撑下，反复调整 Sion 导丝顺利至 PDA 真腔（E）。AGT 技术逆向导丝进入正向延长指引导管，由于导丝长度不够，采用反向 Rendezvous 技术成功建立正向导丝轨道（J）；IVUS 证实导丝全程在真腔内（K），RCA-PL 植入 3 枚支架，最终的造影图像（L）。

对于选择内乳动脉到前降支或对角支桥血管作为侧支逆向开通闭塞的前降支或对角支时，常需要强支撑的指引导管。但是，由于内乳动脉的解剖结构的特殊性，目前没有应用于内乳动脉的强支撑指引导管，往往需要子母导管或延长指引导管深插进内乳动脉来增加支撑力，这样操作容易发生内乳动脉口撕裂，引起胸腔积血、血流动力学不稳定等情况。内乳动脉桥与前降支或对角支原位血管吻合口近段也成锐角,面临着和静脉桥血管同样的问题,逆向导丝容易进入吻合口以远的原位血管,而导丝进入吻合口近段的原位往往需要采用反转导丝技术,或者双腔微导管辅助,或者应用半顺应性球囊以1:1于原位血管吻合口远端低压扩张封堵远段管腔,协助导丝进入吻合口近段原位冠脉,进而逆向开通原位闭塞病变。当桥血管或吻合口严重狭窄或闭塞时,一般先开通桥血管。研究表明,内乳动脉桥血管吻合口病变单纯球囊扩张与植入支架疗效相当,一般推荐单纯球囊扩张。开通桥血管后,再经桥血管逆向开通原位前降支或对角支闭塞病变。

因此,当具有多条逆向侧支通道可选择时,术者应根据各个侧支循环的风险和难易程度进行评估,应选择走行相对直、无连续成角、较少分支的通路。选择优先度顺序依次为路径相对直 > 血管直径粗 > 室间隔支 > 自身逆向侧支 > 心外膜侧支 > 静脉桥血管侧支 > 内乳动脉桥侧支。此外,术者应尽量选择靠近心底部的侧支循环,使导丝和微导管通过时损伤血管的概率降至最低。

总之,临床医师应该对每一例CTO患者手术资料充分了解,不做没有准备的手术。手术过程中,如果导丝通过有阻碍,不可强硬用力,否则会导致穿孔等严重并发症。通过间隔支侧支通道时,可以借助多体位造影技术获得清晰的间隔支连接和走行路线,开始尝试的过程中也许会遇到困难,但是随着经验的积累和技术的进步,手术成功率和效率会逐步提升。

（荆全民　王前程　韩　渊）

参 考 文 献

［1］GALASSI A R, WERNER G S, BOUKHRIS M, et al. Percutaneous recanalisation of chronic total occlusions: 2019 consensus document from the EuroCTO Club［J］. EuroIntervention, 2019, 15（2）: 198-208.

［2］AZZALINI L, URETSKY B, BRILAKIS E S, et al. Contrast modulation in chronic total occlusion percutaneous coronary intervention［J］. Catheter Cardiovasc Interv, 2019, 93（1）: e24-e29.

［3］AZZALINI L, OJEDA S, KARATASAKIS A, et al. Long-term outcomes of percutaneous coronary intervention for chronic total occlusion in patients who have undergone coronary artery bypass grafting vs those who have not［J］. Can J Cardiol, 2018, 34（3）: 310-318.

［4］AZZALINI L, CARLINO M, BRILAKIS E S, et al. Subadventitial techniques for chronic total occlusion percutaneous coronary intervention: The concept of "vessel architecture"［J］. Catheter Cardiovasc Interv, 2018, 91（4）: 725-734.

［5］MCENTEGART M B, BADAR A A, AHMAD F A, et al. The collateral circulation of coronary chronic total occlusions［J］. EuroIntervention, 2015, 11（14）: e1596.

［6］CHAI W L, AGYEKUM F, ZHANG B, et al. Clinical prediction score for successful retrograde procedure in chronic total occlusion percutaneous coronary intervention［J］. Cardiology, 2016, 134（3）: 331-339.

［7］HUANG C C, LEE C K, MENG S W, et al. TCT-274 size and tortuosity of a collateral channel are important predictors of successful tracking in retrograde percutaneous coronary intervention（PCI）for chronic total occlusion（CTO）［J］. J Am Coll Cardiol, 2016, 68（18）: B112.

［8］RATHORE S, KATOH O, MATSUO H, et al. Retrograde percutaneous recanalization of chronic total occlusion of the coronary arteries procedural outcomes and predictors of success in contemporary practice［J］. Circ Cardiovasc Interv, 2009, 2（2）: 124.

［9］SAITO S. Different strategies of retrograde approach in coronary angioplasty for chronic total occlusion［J］. Catheter Cardiovasc Interv, 2008, 71: 8-19.

［10］GALASSI A R, BRILAKIS E S, MAROUANE B, et al. Appropriateness of percutaneous revascularization of coronary chronic total occlusions: an overview［J］. Eur Heart J, 2016, 37（35）: 2692-2700.

［11］SUMITSUJI S, INOUE K, OCHIAI M, et al. Fundamental wire technique and current standard strategy of percutaneous intervention for chronic total occluSion with histopathological insights［J］. JACC Cardiovasc Interv, 2011, 4（9）: 941-951.

［12］RILEY R F, WALSH S J, KIRTANE A J, et al. Algorithmic solutions to common problems encountered during chronic total occlusion angioplasty: The algorithms within the algorithm［J］. Catheter Cardiovasc Interv, 2019, 93（2）: 286-297.

［13］GALASSI A R, WERNER G S, BOUKHRIS M, et al. Percutaneous recanalisation of chronic total occluSions: 2019 consensus document from the EuroCTO Club［J］. EuroIntervention, 2019, 15（2）: 198-208.

第五节 导丝对吻技术及逆向导丝升级降级技术

一、导丝对吻技术的应用场景

很多复杂的 CTO 病例很难单纯通过正向方式完成介入治疗,如长段闭塞病变、闭塞段扭曲成角、闭塞段起始部位发出较大分支或干扰性的桥状侧支。上述 CTO 病变往往很难准确判断血管结构的真实走行,盲目进行正向导丝升级会增加失败的概率,甚至造成血管穿孔,应及早开始尝试逆向介入治疗。由于 CTO 病变的病理生理特点,闭塞段远端不易形成坚硬的纤维帽,逆向导丝进入内膜下的概率相对较低。随着逆向导丝的不断前送,可以为正向导丝的操控提供有益的指引。反之,当正向导丝受阻或进入内膜下时,以正向导丝为指引操控逆向 CTO 导丝通过闭塞段也是一种选择。上述正逆向导丝互为指引,从而完成导丝通过闭塞段的技术即为导丝对吻技术。

二、单纯以逆向导丝为指引操控正向导丝通过闭塞段

当逆向导丝通过侧支循环后到达远端纤维帽时,即可为正向导丝的操控提供明确的指引。对于闭塞段比较短的病例,有时仅仅依靠逆向导丝的指引即可经正向完成导丝的通过。及早将逆向导丝前送至远端纤维帽附近可以有效地减少对侧造影的次数,明显降低造影剂的用量,对于心肾功能不全的患者尤为重要。有些侧支循环过度扭曲的病例,逆向导丝可以通过侧支循环,而微导管始终无法跟进,因此无法进行逆向导丝升级,只能依靠逆向通过侧支的导丝进行解剖标记继续完成正向导丝升级。

对于基础双向造影时远端纤维帽显影不清的病例,逆向导丝送至闭塞段远端时,由于其硬度低,反馈好,对病变结构也有不错的试探作用。作为标记的逆向导丝进入内膜下的可能很小,可以提供完整的远端血管解剖信息,可以此为依据尝试进行 ADR 的操作,对正向导丝通过内膜下穿刺重回真腔以及之后的走行提供良好的指引。在存在逆向导丝指引的情况下,特别是距离远端纤维帽很近时,常常可以使用较强的穿刺型导丝完成 CTO 段通过。但是在闭塞段长或者逆向导丝也不一定在血管真腔时,正向导丝完成手术的概率大大降低。过分的尝试正向导丝对吻逆向导丝会使血管损伤增加,且耗时、耗力,应该尽快换用其他策略。

三、经逆向微导管进行超选造影

逆向微导管送至闭塞段以远,若微导管尾端回血良好,建议进行经微导管的超选造影。此时的超选造影,可以进一步明确远端血管的解剖信息,尤其是能够了解远端纤维帽的形态,从而为逆向 CTO 导丝的选择提供依据。清晰的超选造影非常重要,在微导管内推注纯造影剂阻力较大,往往难以提供准确的解剖信息。在推注纯造影剂后,再次跟进推注生理盐水往往可以获得更为清晰和完整的远端血管信息。由于微导管内的造影剂已被排空,后续 CTO 导丝在微导管内的通过阻力也会明显降低。若此时正向尚未进行过损伤较大的操作,以逆向超选配合进行双向造影往往可以提供更加丰富的解剖信息。

四、逆向导丝升降级

逆向导丝的选择与升级的原则与正向技术相近。除了术者的经验与习惯等主观因素之外,初始导丝的选择应以远端纤维帽的形态、闭塞段的长度以及是否合并扭曲钙化等因素作为依据。若远端纤维帽呈鼠尾状显影,起始端无明显分支,可从 Fielder XT-R/A 导丝开始进行尝试。具备上述解剖特点的 CTO 病变,远端闭塞组织往往相对疏松,Fielder 系列导丝头端细、硬度低,有聚合物袖套包裹,寻径性能较好,进入内膜下或结构外的概率较低,若能在闭塞段内顺利前送一段距离,跟进微导管的安全性会有比较大的保障。操控 Fielder 系列导丝时,应双手配合进行,右手较快旋转的同时左手轻轻推送,密切观察导丝头端前

行的状况,一旦头端受阻出现弯曲,则立刻回撤,重新调整方向继续尝试寻径。若导丝前行受阻,应升级为头端硬度更高、操控性更强的导丝,如 Ultimate Bros 3、Gaia 2/3、Pilot 200,升级的依据主要取决于闭塞段的走行、长度以及是否合并弥漫的钙化。这种级别的导丝兼具一定的寻径与穿刺性能,操作上不要像操控 Fielder 系列导丝那样过快旋转,应根据导丝前行的动态情况用双手及时微调前行与旋转的力量。Ultimate Bros 3 导丝综合性能较为平衡,安全性较好,是很多术者的升级首选。若闭塞段走行路径清晰,Gaia 系列导丝可以提供更佳的操控性。但当闭塞段内存在扭曲钙化病变时,操控 Gaia 导丝时不可过度旋转,否则容易将导丝嵌顿在钙化病变处,造成回撤困难甚至断裂脱丝。对于弥漫钙化扭曲的 CTO 病变,Pilot 200 可能是更合理的选择。由于逆向器械提供的支撑会明显弱于正向,也有术者主张开始即选择支撑相对较强的导丝,如 Ultimate Bros 3、Gaia 或 Pilot 200 作为初始导丝的选择。若远端纤维帽坚硬或在闭塞段内遭遇高阻力病变时,需选择穿刺性能较好的导丝,如 Conquest 系列、Gaia 3 等。操控这类导丝时,应特别注意手法的控制,右手缓慢旋转导丝待其头端指向高阻力部位时,左手前送进行短距离内的穿刺,尽量多体位投照确定方向后再进行穿刺。一旦穿刺成功,可考虑降级为 Pilot 200 等相对安全的导丝沿原穿刺路径尝试前送,切忌在长距离内以穿刺导丝前送,以免损伤血管结构。

关于逆向 CTO 导丝的塑形,除非闭塞病变远端纤维帽质地坚硬表现为发出分支后齐头闭塞,否则很少需要塑次级弯。循经性导丝的头端塑形可参考 Gaia 系列导丝的预塑形特点,距头端 1~2mm 塑 30°~45° 弯即可。穿刺性导丝的塑形要根据阻力点的来源根据具体病变而定。头端角度越小,前向穿刺的力量越大。若需要穿透侧面的坚硬组织或重回真腔时,头端角度与长度应适当增加,此时方向的把握和穿刺的手法就极为重要,否则将会造成局部结构的进一步破坏。

微导管是提供导丝前向支撑力的主要来源,也是交换导丝的通道,逆向导丝升级的过程中保持微导管位置的稳定与及时跟进非常重要。由于逆向器械行经路径较长,随心动周期活动的范围较大,当前送导丝遭遇较大阻力时微导管会出现比较明显的回退,从而降低逆向导丝的支撑与操控性能。甚至有时微导管会退至侧支血管内,若未及时发现,将会造成严重的侧支血管损伤。Corsair 微导管外径较大,通过细小侧支后有一定的"锚定"作用,与其他类型微导管相比,可以提供更优秀的稳定性与支撑力,在高阻力病变的逆向介入治疗时应作为首选。

五、双向导丝对吻

由于逆向导丝在操控上的"先天不足",总体来说在导丝升级上应更为保守。一旦逆向导丝在闭塞段内前送时遭遇较大阻力,在升级导丝前,明确导丝的位置更为重要。前期逆向 CTO 导丝的前送已为正向导丝的进一步前进提供了更多的解剖信息。与逆向器械的操控相比,正向器械行经路径短,稳定性及支撑性强,必要时配合 Guidezilla,导丝的操控将更有保障,正向导丝在升级策略上可以更为积极。双向导丝的对吻,应反复在不同角度投照下进行,观察正逆向导丝随心动周期摆动是否同步。根据正逆向导丝所遇到的阻力,尽量选择操控性能较好的导丝,谨慎调整正逆向导丝前进的幅度与方向,逐渐靠近以期对吻。

若正向导丝最终突破阻力点成功与逆向导丝对吻,下一步应参考标准正向介入治疗的方式,以逆向导丝为指引,在正向微导管的辅助下选择操控性好的导丝完成之后的操作。需要注意的是,若正向突破导丝为 Conquest 系列等穿刺性能较强的导丝,及时降级会获得更好的安全性。若最终为逆向导丝突破阻力点,由于逆向操控导丝的控制性欠佳,下一步的跟进应尽量谨慎,逆向导丝一旦穿出血管结构且不慎跟进微导管,引起的冠脉穿孔处理起来将会非常棘手。若闭塞段的位置接近正向指引导管,且血管粗大、健康,可谨慎尝试直接将逆向导丝送入指引导管。若闭塞位置较远,或者近端血管存在重要分支,可正向送入 Guidezilla 进行 AGT,以避免逆向导丝对近端健康血管的损伤。若逆向导丝突破后不能确定是否进入真腔,可尝试正向送入 IVUS,以确认逆向导丝的位置。

六、导丝对吻技术失败的对策

对于复杂的 CTO 病变,导丝对吻技术的成功率并不是很高,通常低于 30%。CTO 术者在进行导丝对吻时常陷入一个误区,盲目相信可以完成正向或者逆向导丝通过,过分的纠缠反而会增加血管损伤,延长手术时间。若经上述努力无法成功时,应及时转换逆向介入治疗的策略。若双向导丝无法接近,应保证在血管结构内的前提下以袖套型导丝采用 Knuckle 技术进行导丝交汇。若双向导丝未能交汇于真腔,及时开始进行反向 CART,以进一步提高逆向介入治疗的成功率,相关的技巧将在专门章节描述。

典型病例

患者女性,78 岁,因"胸痛 10 余年,加重 6 个月"入院。3 个月前行 LAD 及 LCX 支架植入,RCA CTO 双向介入治疗未成功。

本次入院后冠脉造影提示:RCA 近端发出圆锥支后闭塞,近端纤维帽不清晰,RCA 远端接受室间隔支及 LCX 心外膜通道提供的侧支循环(图 4-5-1)。

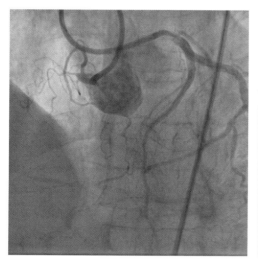
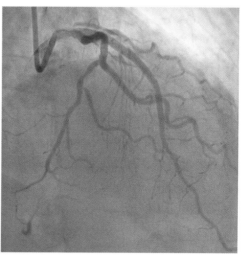

图 4-5-1　入院后冠脉造影

介入治疗经过见图 4-5-2~ 图 4-5-4。

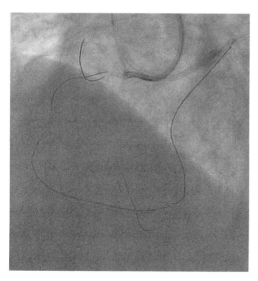
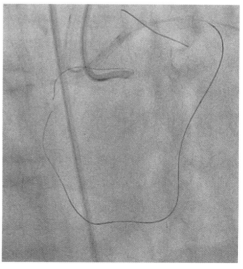

图 4-5-2　经股动脉植入 7F EBU 3.5,以 Sion 导丝反复尝试室间隔支及 LCX 心外膜侧支,最终经室间隔支到达 RCA 中段远端纤维帽位置,但反复尝试多种微导管均因侧支扭曲无法通过。经桡动脉植入 7F SAL 1.0,正向在 Corsair 辅助下送入 Conquest Pro,在逆向 Sion 导丝指引下进行穿刺后更换为 Pilot 200。在 LAO 及 RAO 反复确认下,以逆向 Sion 导丝为指引,不断经正向操控 Pilot 200 前行,最终进入 RCA 水平段内膜下

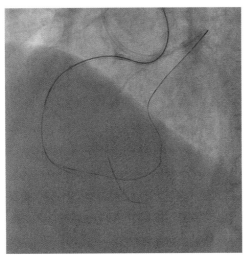
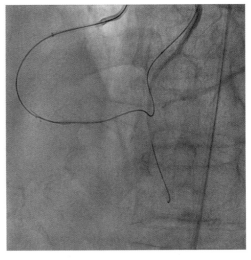

图 4-5-3　跟进微导管后,将 Pilot 200 更换为 Miracle 12。因正向支撑力不足,插入 Guidezilla 后,经 Miracle 12 置换 Stingray 球囊,在对侧 Sion 导丝指引下经 Stingray 球囊以 Conquest Pro 12 穿刺进入远端真腔

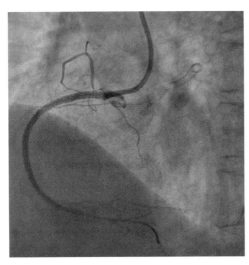
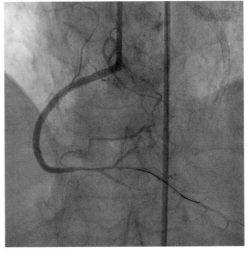

图 4-5-4　交换为工作导丝后,在 IVUS 辅助下植入 3 枚 DES

（窦克非　丰　雷）

第六节　如何通过 CTO

逆向导丝通过闭塞病变进入近端血管真腔是 CTO 病变逆向 PCI 成功的关键步骤之一,可采用的技术包括逆向导丝通过技术、正逆向导丝对吻技术、控制性正向 - 逆向内膜下寻径（controlled antegrade and retrograde tracking, CART）技术和反向 CART 技术等。《中国冠状动脉慢性完全闭塞病变介入治疗推荐路径》建议,对于闭塞段较短的病变（<20mm）,可首选尝试逆向导丝通过技术和正逆向导丝对吻技术;如尝试上述技术失败,应及时转换为反向 CART 技术;如果闭塞段长度较长（>20mm）,推荐直接启动反向 CART 技术。闭塞段迂曲、钙化会增加常规导丝操作致血管穿孔风险,推荐采用 Knuckle 导丝技术以提高手术效率和安全性。

一、反向 CART 技术

反向 CART 技术是逆向 PCI 术中最常用和最重要的导丝通过技术之一。传统反向 CART 技术的基本操作步骤是在逆向导丝无法通过闭塞段时,正向送入导丝进入闭塞段,并操控使其与逆向导丝在血管长轴方向尽量接近,再正向送入球囊至导丝重叠部位扩张撕裂血管内膜,使正、逆向导丝所在层面空间贯通,再操控逆向导丝,沿此贯通通道进入正向球囊扩张后的通道,进而到达闭塞段近端血管真腔。

在传统反向 CART 技术基础上衍生出一系列改良的反向 CART 技术,如 IVUS 指导的反向 CART 技术、支架反向 CART 技术、延长导管辅助的反向 CART 技术以及当代反向 CART(contemporary 反向 CART)技术等。为规范反向 CART 技术的命名,2017 年在日本召开的第 18 届慢性完全闭塞血管成形术研讨会上,来自全球的多位资深 CTO 病变 PCI 专家对反向 CART 技术定义进一步明确,并将反向 CART 技术分为三种类型(表 4-6-1):①传统反向 CART 技术,特点是正向送入较大直径球囊,并在闭塞段内实现导丝再入血管真腔;②"定向"反向 CART 技术,其技术核心是正向送入较小直径的球囊,使用操控性好的逆向导丝主动向正向球囊穿刺,实现在闭塞段内再入血管真腔(也称为"当代反向 CART 技术");③"延伸"反向 CART 技术,其特点为制造延伸至闭塞段以外的内膜或内膜下夹层,在闭塞段外的近端或远端实现导丝重回血管真腔。

表 4-6-1 反向 CART 技术分类及特点

	传统反向 CART 技术	"定向"反向 CART 技术	"延伸"反向 CART 技术
适应证	需正逆向导丝操作,且不适于行"定向"反向 CART 技术的 CTO 病变	CTO 病变远端纤维帽清楚,且闭塞段内不存在严重钙化、迂曲	近端或远端纤维帽显示不清或存在钙化,导致正向或逆向导丝无法穿透纤维帽的 CTO 病变
禁忌证	—	CTO 病变近端纤维帽或血管走行模糊不清;存在严重钙化或迂曲;闭塞段长度较短;逆向导丝难以操控;已使用 Knuckle 技术	拟行"延伸"反向 CART 技术位置存在重要分支
内膜或内膜下夹层范围	限制在闭塞段内	限制在闭塞段内	超出闭塞段(在闭塞段外的近端或远端血管段)
Knuckle 导丝技术(正向或逆向)	适用	不适用	适用
正向球囊直径	大	小	大
逆向导丝	通常为低至中穿透力导丝,但如正向导丝位于内膜下,逆向导丝位于内膜层,则需要使用高穿透力导丝	首选 Gaia 系列等操控性好的导丝	近端延伸反向 CART:低至中穿透力导丝;远端延伸反向 CART:高穿透力导丝
IVUS 指导	不常规使用,但常规反向 CART 难以成功时应考虑使用	通常不需要	不常规使用,但常规反向 CART 难以成功时应考虑使用

1. 传统反向 CART 技术 传统反向 CART 技术第一步是使正逆向导丝在血管长轴方向尽量接近并重叠。通常首先选择低 - 中穿透力的聚合物护套导丝(如 Fielder XT 系列、Pilot 150/200 系列)。如闭塞段血管走行路径清晰,采用常规的导丝操作往往即可使正、逆向导丝顺利接近并重叠。如闭塞段血管走行路径不明或存在严重迂曲、钙化,常规的导丝操作往往难以成功,且会增加血管穿孔的风险,此时推荐使用 Knuckle 导丝技术。导丝前进过程中应反复多体位投照确定导丝所在位置,并及时调整导丝前进方向。正逆向导丝相互接近并重叠后,根据冠状动脉造影提示的参考血管直径选择相应大小的球囊沿正向导丝送

至正、逆向导丝重叠部位，球囊扩张制造或扩大内膜/内膜下夹层，使两根导丝所在空间层面贯通，再操控逆向导丝通过贯通腔隙进入近端血管真腔。

在实际操作中，正向球囊直径过小时将难以有效撕裂血管内膜使正逆向导丝空间贯通，即使贯通在球囊去充盈后也易受压闭合，增加逆向导丝通过难度。为增加正、逆向导丝空间贯通概率，传统反向CART技术往往选择较大直径的正向球囊进行扩张，推荐选择长度15~20mm与参考血管直径等大的球囊。但如大的正向球囊无法通过，可先送入小直径球囊扩张，再更换与参考血管直径等大的球囊。但需注意，在血管内膜下盲目进行球囊扩张存在导致夹层扩大和双向延展的风险，并增加逆向导丝通过至近端血管真腔的难度。

逆向导丝通常选择低-中穿透力导丝（如Fielder XT系列、Pilot 150/200系列），但如正向导丝位于内膜下层，而逆向导丝位于内膜层，此时常需将逆向导丝更换为穿透力更高的导丝，如Conquest系列导丝。如有可能，在实施反向CART技术前不仅应使正向和逆向导丝尽量接近，逆向微导管也应尽量跟进逆向导丝，以提升逆向导丝穿刺能力和可操控性。有学者推荐在正向球囊中部对齐于逆向微导管头端位置处实施反向CART技术，正逆向导丝所在空间贯通后，逆向微导管头端常会"脱垂"入贯通的腔隙内，可作为贯通通道成功的提示。

如常规反向CART技术不能成功，可沿正向导丝送入IVUS导管实施IVUS指导的反向CART技术。IVUS指导下行反向CART不仅能提高手术成功率，还能够降低闭塞血管损伤和破裂风险。IVUS不仅能提供有关正、逆向导丝所在位置（位于内膜层或内膜下层）、闭塞段血管直径、正逆向导丝间斑块性质信息，还可辅助确定实施反向CART技术的最适正向球囊大小和球囊扩张位置。如IVUS显示正向导丝和逆向导丝位于同一血管解剖结构内（如均位于内膜层或内膜下层）或正向导丝位于内膜层而逆向导丝位于内膜下层时，可基于IVUS测得的血管直径沿正向导丝送入足够直径的球囊扩张，多数情况下能够有效撕裂血管内膜使正逆向通道贯通，使逆向导丝通过。但如逆向导丝位于内膜层而正向导丝位于内膜下层，此时即便正向送入较大直径球囊高压力扩张，通常也只能将内膜层斑块推向一侧，难以造成足够的撕裂使正逆向通道贯通，逆向导丝再入近端血管真腔困难。推荐在IVUS指导下正向送入较大直径的球囊或切割球囊扩张，并逆向送入高穿透力导丝（如Conquest Pro 12）穿刺进入正向球囊扩张形成的内膜下空间，或重新进行弯曲导丝操作，改变正向和逆向导丝所在的解剖层面。球囊扩张后，IVUS还可实时指导逆向导丝通过内膜/内膜下贯通通道进入正向血管真腔。

除IVUS指导的反向CART技术外，还有几种传统反向CART技术的改良，如支架反向CART技术、延长导管辅助的反向CART技术等。正向球囊扩张后，于CTO病变近端首先植入支架，支架远端位于制造的近端血管夹层内。由于支架的存在，阻挡正向内膜下空间的闭合，便于逆向导丝穿刺送入，称为支架反向CART技术。延长导管辅助的反向CART技术，即通过正向导丝和球囊送入延长导管（如Guidezilla、Guideliner等）至紧邻正向-逆向通道贯通处，作为逆向导丝前行的靶标，在正向球囊扩张后，操控逆向导丝进入延长导管内，进而快速进入正向指引导管。尤其当正向导丝位于内膜下时，延长导管的存在可以维持内膜下空间，且较大的延长导管腔的存在使逆向导丝更易精准送入。但使用该技术时应注意，延长导管一定要沿着球囊杆送入，避免在通过迂曲成角血管段时造成血管损伤。

正向球囊扩张后，应避免正向注射对比剂，以免造成正向夹层或血肿向血管远段延展，甚至冠状动脉破裂，必要时可正向送入IVUS导管或通过侧支进行逆向造影，辅助明确靶血管情况。

2."定向"反向CART技术　传统反向CART技术往往是在逆向导丝反复尝试无法通过闭塞病变后进行，此时逆向导丝常已使闭塞段内形成夹层或血肿，尤其是使用Knuckle导丝技术后，会造成较大假腔，妨碍逆向导丝的方向操控，甚至导致手术失败；同时较大的正向球囊进行内膜/内膜下扩张增加远段内膜下血肿延展和血管穿孔风险。因此，有学者提出"定向"反向CART技术（既往也称为当代反向CART技术）。"定向"反向CART技术有如下特点：①首先进行正向准备；②使用小直径正向球囊，为逆向导丝前进指示方向；③使用操控性好的逆向导丝进行逆向血管寻径。

实施"定向"反向CART技术推荐首先进行正向准备。双侧造影后，首先在微导管支撑下将正向导丝送入闭塞段,注意前向导丝头端位置不应超过 CTO 病变闭塞段,以减少远端血肿形成风险。然后撤出微导管,送入小直径球囊(通常使用直径 2.0mm 的球囊)至闭塞段内,完成正向准备。随后在将逆向导丝和微导管通过侧支送至闭塞段后,将逆向导丝交换操控性能好、穿透力强的导丝(推荐 Gaia 系列导丝),并操控该导丝朝向正向球囊所在位置推进。为避免形成较大假腔或血肿,导丝前进过程中不宜过度旋转。逆向导丝前进过程中,应首先操控逆向导丝朝向球囊前端穿刺,如失败,可朝向正向球囊体部或侧面穿刺。两个正交体位投照或旋转透视有助于术者确认正向球囊和逆向导丝间的位置关系。逆向导丝接近正向球囊时,去充盈正向球囊同时轻柔前送逆向导丝,使逆向导丝刺入正向球囊充盈时所制造的腔隙。

与传统反向 CART 技术相比,"定向"反向 CART 技术具有如下优点:①由于首先进行正向准备,减少了逆向器械在供血血管和侧支内的停留时间,降低了侧支损伤和 CTO 病变区域心肌缺血的风险。②与传统反向 CART 技术往往在反复尝试逆向导丝通过技术或正逆向导丝对吻技术失败后启动不同,"定向"反向 CART 技术提倡尽早实施,并代之以有意识的定向穿刺前进,从而降低了大的血管夹层和血肿形成风险。因此,如解剖结构适宜,应考虑将"定向"反向 CART 技术作为当前反向 CART 技术的首选方法。

由于 Knuckle 导丝技术操作会导致较大的假腔,影响逆向导丝的操控,因此拟采用"定向"反向 CART 技术时,不宜使用 Knuckle 导丝技术。对于近端纤维帽模糊不清、闭塞段血管走行不明或存在严重迂曲、钙化的 CTO 病变,推荐采用 Knuckle 导丝技术联合传统反向 CART 技术。对于闭塞段较短(<15mm)的 CTO 病变,采用正向技术、逆向导丝通过技术或正逆向导丝对吻技术成功率较高。

3. "延伸"反向 CART 技术 "延伸"反向 CART 技术最大的特点是正向球囊扩张位置不在闭塞段内,而是位于闭塞段外,常位于闭塞段近端血管,有时也会在闭塞段远端血管。逆向导丝通过 CTO 病变外的逆向内膜/内膜下空间与正向血管真腔之间的贯通通道前进。该技术主要用于近端或远端纤维帽显示不清或伴有严重钙化,正向或逆向导丝无法穿刺进入纤维帽时使用。当闭塞段远端纤维帽严重钙化,逆向导丝穿刺纤维帽失败或微导管无法通过远端纤维帽时,正向导丝可通过内膜下越过远端纤维帽,正向球囊扩张制造内膜/内膜下间隙,然后逆向选用强穿透力导丝沿正向球囊制造的内膜/内膜下间隙进入近端血管真腔。为提高手术效率和安全性,常同时正向联合使用延长导管行主动迎客技术(active greeting technique,AGT),详见下文。如拟行"延伸"反向 CART 技术位置发出重要分支,由于存在分支丢失风险,使用需慎重。

二、Knuckle 导丝技术

当闭塞血管段长度较长、走行路径不清、存在严重迂曲或严重钙化时,推荐采用弯曲导丝技术(Knuckle 导丝技术)。其技术原理为塑形为"伞柄"状的聚合物涂层导丝(常采用 Fielder 系列、Pilot 系列等)在闭塞段内膜下推送时头端会自动形成一个紧密的环形弯曲,能够以钝性分离的方式经内膜下通过病变。其实施可能是有意为之,也可能是在实施其他导丝通过技术过程中导丝形成环形弯曲后顺势为之。与直接导丝通过技术或对吻导丝技术等相比,其通过闭塞段快速、高效,且致血管穿孔和边支闭塞风险较低。

与 Pilot 150 或 Pilot 200 导丝相比,Fielder XT 导丝头端形成的弯曲更小,制造的内膜下假腔更小,常作为实施 Knuckle 导丝技术的首选导丝,但由于头端柔软,通过能力差,有时需要换用更硬的导丝,如 Pilot 150 或 Pilot 200 导丝等再次尝试。操作时,应以适当力量向前推送导丝,不宜旋转,同时配合前送微导管,以增强对导丝的支撑。导丝在推送过程中应尽量保持小弯以减少内膜下夹层范围,如弯曲过大,需将导丝回撤至微导管后重新送入或尽量前送微导管,使其头端靠近导丝弯曲处。导丝推送过程中需配合多体位透视,避免弯曲导丝进入小的血管分支,增加血管穿孔的风险。通常,正向行弯曲导丝技术应配合 ADR 技术,而逆向行弯曲导丝技术时,需配合反向 CART 或主动迎客技术(延长导管辅助的反向 CART 技术)。特别需要强调的是,只有在确认导丝位于内膜下时方可采用该技术,如怀疑导丝位于血管外,切勿盲目采用该技术,以免引起灾难性的血管穿孔,此时可回退导丝,于靶血管更近端位置再启动弯曲导丝技术。

弯曲导丝在闭塞段内前进受阻时,可采用 Power Knuckle 技术送入第二根导丝,然后沿该导丝送入外径与血管管腔直径为 1:1 的球囊扩张将微导管锚定于血管壁上,为导丝前送提供更强支撑力。也有学者提出可采用 Knuckle 微导管技术,即沿弯曲导丝送入 Corsair pro、Turnpike LP 等头端柔软且呈锥形的微导管至弯曲导丝前端,使微导管头端弯曲前行。

三、Carlino 技术

Carlino 技术又称为对比剂辅助的 STAR 技术,由意大利心血管介入专家 Mauro Carlino 教授于 2007 年首次提出。其要领是在闭塞段内通过 OTW 球囊或微导管用力注射中等量(3~4ml)对比剂,以在闭塞段内发现或制造一条导丝可以通过的通道。这一技术的主要缺点是会造成较大的夹层,且再入远端血管真腔位置不可预测,常会导致不必要的长段支架植入。2018 年,Carlino 教授对该技术进行了改良,强调:①对比剂用量要少(仅 0.5~1ml);②推注要轻柔;③尽量斑块内注射,避免于内膜下注射。其技术原理为注射黏性液体(对比剂)可以动员和软化闭塞段内的疏松组织,改变斑块的顺应性,进而利于聚合物护套导丝能够沿着阻力较小的孔道通过 CTO 病变。轻柔少量推注对比剂时,对比剂将沿疏松组织斑块内微孔道前进,留下一条或数条可选路径;而用力推注大量对比剂时,对比剂在遇到坚硬斑块后不再绕开斑块沿阻力较小的孔道前进,而会发生散射,冲击周围组织引起血管结构破坏。这可能也是部分术者使用 Calino 技术时效果不佳甚至引起严重后果的重要原因。因此,使用该技术时,注意切勿用力推注大量对比剂,以免造成严重血管穿孔。

在 CTO 病变逆向 PCI 术中,使用逆向 Calino 技术进行对比剂注射有助于提示闭塞段内前进路径,指引导丝尽量循真腔 - 真腔通过闭塞段;此外,Calino 技术还有助于确定导丝在闭塞段内的位置(位于斑块内、内膜下还是小血管内)。

四、BAM 技术

BAM(balloon assisted microdissection)技术,即球囊辅助的微夹层技术,又称为球囊爆破松解纤维帽(intentional balloon rupture)技术,是一种用于处理导丝通过而球囊不能通过病变的技术,常用于小球囊或微导管无法通过高阻力病变近端纤维帽时。沿导丝尽量前送小直径球囊(1.2~1.5mm),并使之抵住近端斑块进行扩张至球囊破裂,球囊爆破产生的冲击力可松解坚硬的纤维帽,起到斑块修饰作用,便于后续球囊通过。球囊进入病变内部越长,斑块松解效果越好。推荐应用小直径短球囊,以免造成靶血管近端血管严重夹层或穿孔,但也有文献报道使用 1.25mm 及以下直径的小球囊行 BAM 技术操作后球囊可能会与导丝缠绕导致破裂球囊回撤困难。球囊送入前宜充分排气,避免球囊破裂时引起气栓。在球囊充盈过程中,应密切关注压力泵压力变化,如压力骤降,提示球囊已破裂,应迅速回抽球囊负压,减少对比剂射流对血管的损伤。

五、延长导管辅助技术

在实施逆向导丝通过技术或反向 CART 技术后,有时逆向导丝尽管通过闭塞段,但仍无法顺利送入正向指引导管。尽管可考虑跟进微导管交换操控性更好的导丝,或采用正向抓捕器捕获逆向导丝等技术,但这些技术均存在一定的局限性。为提高逆向导丝通过闭塞病变成功率,提高逆向导丝进入正向指引导管效率,复旦大学附属中山医院葛均波院士提出了一种延长导管 / 子导管辅助的逆向导丝迎接技术,又称为主动迎客技术。

AGT 技术的核心是沿正向导丝主动正向送入延长导管 / 子导管,使之尽量接近逆向导丝,便于逆向导丝通过延长导管 / 子导管送入正向指引导管。当实施反向 CART 技术时,联合应用该技术更具优势。在正向导丝送达拟行反向 CART 技术位置后,将延长导管 / 子导管和合适大小球囊一起送入正向指引导管,正向球囊在闭塞段内扩张后,沿球囊杆推送延长导管 / 子导管(此时推荐球囊在闭塞段内锚定),使之尽量深插,操控逆向导丝通过正 - 逆向贯通间隙进入正向延长导管 / 子导管内,进而进入正向指引导管,即延长导管辅助的反向 CART 技术。此时由于延长导管 / 子导管位于闭塞段内,减少了逆向导丝在内膜层 / 内膜下层行进距离,因而更为高效。当实施逆向导丝通过技术时,正向送入延长导管 / 子导管至闭塞段近端,再操控逆向导丝经延长导管 / 子导管进入正向指引导管。这种技术尤适于指引导管与冠状动脉开口不同轴,或冠状动脉开口与闭塞病变近端血管严重成角(如 LAD 近端闭塞病变且与 LM 严重成角)时使用。

　　使用该技术时,要警惕延长导管 / 子导管引起冠状动脉损伤的风险,在通过迂曲血管段时要尤其注意,且推送时务必要沿球囊杆前送。

(李　悦　孙党辉)

参 考 文 献

[1] 中国冠状动脉慢性闭塞病变介入治疗俱乐部 . 中国冠状动脉慢性完全闭塞病变介入治疗推荐路径[J]. 中国介入心脏病学杂志, 2018, 26(3): 121-128.

[2] MATSUNO S, TSUCHIKANE E, HARDING S A, et al. Overview and proposed terminology for the reverse controlled antegrade and retrograde tracking techniques[J]. EuroIntervention, 2018, 14(1): 94-101.

[3] DASH D. Retrograde coronary chronic total occlusion intervention using a novel reverse controlled antegrade and retrograde subintimal tracking[J]. J Interv Cardiol, 2016, 29(1): 70-74.

[4] GALASSI A R, SUMITSUJI S, BOUKHRIS M, et al. Utility of intravascular ultrasound in percutaneous revascularization of chronic total occlusions: an overview[J]. JACC Cardiovasc Interv, 2016, 9(19): 1979-1991.

[5] NAKABAYASHI K, OKADA H, OKA T, et al. The use of a cutting balloon in contemporary reverse controlled antegrade and retrograde subintimal tracking technique[J]. Cardiovasc Interv Ther, 2017, 32(3): 263-268.

[6] AZZALINI L, URETSKY B, BRILAKIS E S, et al Contrast modulation in chronic total occluSion percutaneous coronary intervention[J]. Catheter Cardiovasc Interv, 2019, 93(1): E24-E29.

[7] VO M N, CHRISTOPOULOS G, KARMPALIOTIS D, et al. Balloon-assisted microdissection "BAM" technique for balloon-uncrossable chronic total occlusions[J]. J Invasive Cardiol, 2016, 28(4): E37-41.

[8] GE J B, GE L, ZHANG B, et al. Active greeting technique: a mother-and-child catheter based technique to facilitate retrograde wire externalization in recanalization of coronary chronic total occluSion[J]. Science Bulletin, 2018, 63(23): 1565-1569.

第七节　逆向 PCI 如何建立轨道

　　逆向 PCI 技术是 CTO 介入治疗中的一个重要技术,它利用供体及受体血管之间的侧支循环通道,操作导丝逆向通过 CTO 病变,完成介入治疗。具体可分为 3 个步骤:①逆向导丝通过侧支循环到达病变血管远端;②导丝通过 CTO 病变;③通过一定的手段建立轨道,完成对病变血管的介入治疗。因此,导丝体外化、建立前向轨道,进而完成 PCI 是逆向 PCI 技术成功的关键和必要步骤。

　　在早期的逆向 PCI 过程中,由于没有专门的轨道导丝,多采用诸如 300cm 的 BMW 或 Fielder 导丝等,既费时费力,又因为导丝出入操作,容易诱发心绞痛、损伤侧支循环等。另外,也有人尝试使用旋磨导丝或延长导丝,但操作上仍然非常困难,且容易出现进退两难,甚至两导丝间脱载、断裂的可能。

　　目前逆向 PCI 技术中多主张采用专门的长轨道导丝,即 RG 3 导丝建立前向轨道。其最大的优势在于:①系统非常稳定;②支撑力特别强大。该系统对于非常长段、弥漫、钙化、迂曲的闭塞病变,可以确保 PCI 器械的递送。但是也有可能在送入球囊或支架过程中因张力过大造成侧支循环的损伤;或导丝拉直侧支循环后导致受血血管心肌缺血,诱发心绞痛,甚至低血压、缓慢性心律失常等;或导致侧支循环血管破裂、室间隔血肿等。

因此,除了应用300cm导丝进行轨道建立之外,我们更应该积极探索和掌握多种建立前向轨道的技术,以期在不同的场合进行选择性使用。本章节主要介绍Back-end技术、导丝对吻技术、改良Rendezvous技术、延伸导管技术和逆向导丝抓捕技术等建立轨道的手段。

1. Back-end技术 导丝在微导管辅助下经侧支循环逆行通过闭塞病变,并送入前向指引导管内,沿逆向导丝操作逆向微导管通过闭塞病变,进入前向指引导管,更换为330cm的导丝,并经微导管逆行至前向指引导管内,经指引导管末端的Y型三通管引导至体外,完成前向轨道建立,并经逆向导丝头端,按照冠脉常规介入方法完成闭塞病变的治疗。

其主要技术要点如下:第一,操控逆向导丝在微导管的辅助下经侧支血管逆行通过闭塞病变,并把导丝送入前向指引导管内(图4-7-1A)。第二,在前向指引导管内用球囊锚定逆向导丝,沿逆向导丝把微导管或通道扩张导管送入闭塞病变并尝试通过该病变。第三,当微导管通过闭塞病变后,退出逆向导丝,更换为330cm的导丝。将330cm导丝经微导管逆行至前向指引导管内,并继续前送至指引导管末端的Y-管,用导引针导引至体外(图4-7-1B)。第四,将逆向微导管退至闭塞血管以远(图4-7-1C),经330cm导丝的头端送入球囊扩张闭塞病变,并完成进一步处理。第五,确认完成病变处理后,经逆向导丝前向送入微导管与正向微导管对接,从逆向撤出330cm导丝(图4-7-1D),此时,保留导丝于侧支血管内,并分别从前向和逆向指引导管造影,评估侧支血管通路是否有损伤、是否需要进一步处理。

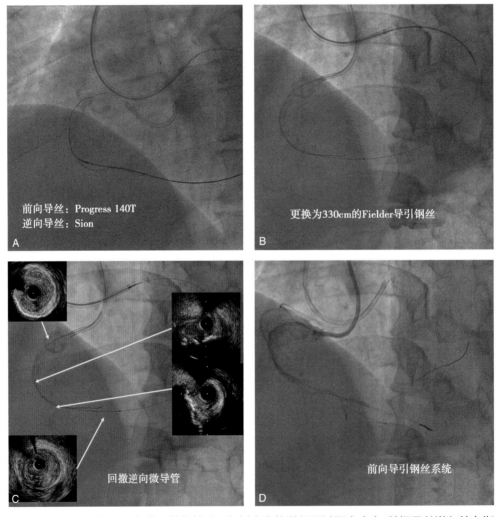

图4-7-1 操控逆向导丝在微导管的辅助下经侧支血管逆行通过闭塞病变,并把导丝送入前向指引导管内(A);将330cm导丝经微导管逆行至前向指引导管内,并继续前送至指引导管末端的Y-管,然后送至体外(B);IVUS确认真腔后,撤出微导管(C);经330cm导丝前向送入微导管通过闭塞病变,从逆行指引导管内撤出330cm导丝,完成钢丝正向化(D)

该技术最基本的条件是逆向导丝进入前向指引导管。如果逆向导丝通过了闭塞病变,但是不能进入前向指引导管,可以有以下策略帮助实现:①如果逆向导丝已经进入主动脉窦内,可使用各种抓捕导丝技术,抓捕导丝进入前向指引导管;②调整指引导管同轴,更换不同形状的指引导管,也可以选择更大的指引导管,迎接逆向导丝;③主动迎客技术(AGT),可以选择5F直头指引导管或Guidezilla深插,使其尽可能靠近CTO入口,直接"截获"逆向导丝。此技术还可配合其他技术,包括"持续逆向CART技术",帮助逆向导丝通过闭塞段,如果预估逆向微导管长度不够,可以将逆向微导管送至Guidezilla内,完成轨道建立,同时强化前向支撑,完成治疗。

完成导丝进入前向指引导管之后,需将逆向微导管通过病变进入前向指引导管内,如果失败,可以考虑以下策略:①尝试更换新的或另外一种类型的微导管,因为长时间操作可能导致微导管头端或体部损伤,也可能因为停留体内过久,37℃的环境导致微导管的涂层被浸泡膨胀,通过能力下降。另外,不同类型微导管对特殊解剖结构的CTO病变的通过能力也是有差别的。②增加逆向系统的支撑力,可以考虑更换指引导管(理论上可行),先保留导丝,退出微导管,送入造影导丝,更换更强支撑力的指引导管。当然也可能因为支撑、径路等关系,导致系统丢失。③如果逆向导丝进入前向冠脉系统比较远的侧支,如后降支分支,那么可以考虑前向锚定逆向导丝,退出逆向微导管,沿导丝送入Guidezilla延伸导管,深插至侧支入口,引导微导管通过病变后即回撤Guidezilla以防止发生缺血。④早年有术者主张从逆向途径送入小球囊逐步扩张沿途血管和病变,作者认为应仅限于间隔支侧支,如果要逆向扩张远端闭塞段,为防止导丝损伤侧支血管,应该选择over-the-wire球囊。

该技术尚有另外一种情况迫使术者改变策略,即逆向导丝通过后,发现CTO病变以远存在严重病变,需要一并处理。此时,一般建议先对闭塞血管进行预扩张,之后直接操作前向导丝进入闭塞段以远。更加安全的策略是在微导管或双腔微导管辅助下,交换成前向系统,完成介入治疗。这时要注意改成前向系统后支撑力的问题,避免交换失败或因前向支撑力不足,导致下一步手术困难,甚至失败。

2. 导丝对吻技术　导丝对吻技术(kissing wire technique,KWT)是指通过侧支循环先将逆向导丝送至病变远端,根据逆向导丝是否逆向通过闭塞病变,可分为两类(图4-7-2)。

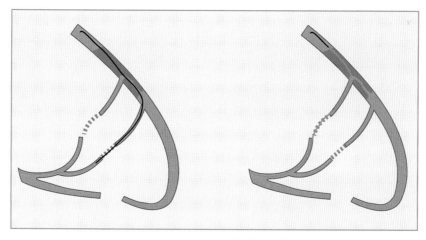

图 4-7-2　导丝对吻技术两种模式

一类是逆向导丝未通过闭塞病变,即land-marker wire technique。此时,操控导丝逆行通过侧支血管,到达闭塞病变远端,该导丝并不通过闭塞病变,仅仅作为前向导丝行进方向的标记;前向导丝在逆向导丝的指引下通过闭塞病变到达血管远端真腔(图4-7-3)或使到达远端血管真腔的概率大大增加。

另一类是逆向导丝通过闭塞病变后,前向导丝以逆向导丝作为标志物,并沿着逆向导丝形成的通道进入远段血管。即当逆向钢丝穿过远端纤维帽,在闭塞段走行,进入假腔时,可以正向操作另一钢丝,两根钢丝互为参照,调整各自的方向,最终到达远端血管真腔。

3. Rendezvous技术及改良Rendezvous技术　Rendezvous技术是指当逆向导丝通过病变并进入正向指引导管后推送逆向微导管进入正向指引导管回撤逆向导丝,然后将正向微导管与之在指引导管内对吻,并操控正向导丝穿入逆向微导管并到达远端的方法;亦可采用单微导管法,即正向不带微导管导丝直接穿入逆向微导管(图4-7-4)。

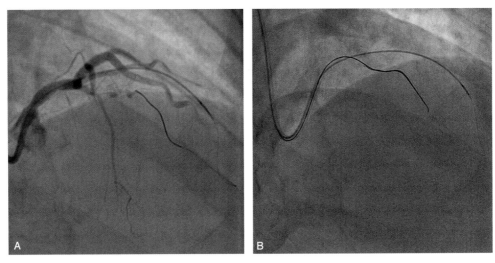

图 4-7-3　导丝对吻技术

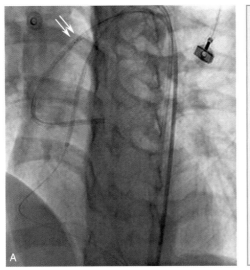

图 4-7-4　改良 Rendezvous 技术图示

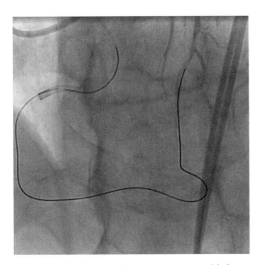

图 4-7-5　正向改良 Rendezvous 技术

(1)正向 Rendezvous 技术:当逆向导丝通过 CTO 病变进入正向指引导管后,送入球囊锚定逆向导丝,沿逆向导丝送入逆向微导管通过 CTO 病变,使微导管到达正向指引导管内,再撤离逆向导丝,在正向指引导管内送入一条正向导丝(通常使用新导丝,其头端弯度不宜做得小,应塑形成半圆形),操纵该导丝进入逆向微导管内。进入微导管后,尽量送正向导丝至远端以获得更好的支撑力,撤走逆向微导管至侧支循环内,沿正向导丝常规完成 PCI(图4-7-5)。

(2)逆向 Rendezvous 技术:当逆向导丝通过 CTO 病变进入正向指引导管后,送入逆向微导管通过 CTO 病变,到达正向指引导管内,也可以在微导管无法到达正向指引导管的情况下进行。在正向指引导管内,送入一条微导管,到达最佳穿入部位(optimal rendezvous segment, ORS),该部位通常位于指引导管的最弯曲处。操纵逆向导丝穿入正向微导管内,进入微导管后,沿逆向导丝送入正向微导管,同时撤离逆向微导管,使正向微导管通过 CTO 病变,逆向微导管撤至侧支循环处,最后撤走正向微导管,沿正向导丝常规完成 PCI。

改良 Rendezvous(modified rendezvous technique, MRT)技术是指逆向导丝、微导管不能够进入正向指引导管,在冠脉内或病变内正向导丝穿入逆向微导管,或逆向导丝穿刺正向微导管的技术。

4. **延伸导管技术**　在侧支循环的选择中,需尽量优先选用间隔支通道,但是在部分逆向导丝病例中,我们可能不得不选择心外膜或者桥血管通路,在这种情况下,有时哪怕选择 90cm 指引导管,仍然存在逆向微导管长度不够的情况。如果在上述逆向导丝体外化技术失败的情况下,我们可能得选择前向 Guidezilla 延伸导管技术。与传统的导管深插技术、双导丝技术、单纯球囊锚定技术、5-in-6 双导管技术等

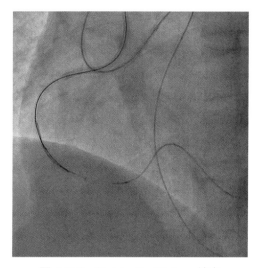

相比,Guidezilla 延长导管技术在使用 6F 指引导管的情况下更为有效、便利。同时该技术保留了冠脉内初始时置入的导丝,避免了某些情况下重新进入导丝时误入血管夹层的风险(尤其是在球囊预扩张后),从经验中总结 Guidezilla 延长导管进入冠脉长度不宜超过 15cm。

在使用 Guidezilla 延伸导管技术时,由于 Guidezilla 导管深插入冠脉内,大大缩短了逆向导丝经过的路径,能够更加顺利地将逆向微导管送入 Guidezilla 导管内,进而利用上述技术完成导丝体外化并建立前向轨道,此技术又称为主动迎客技术(图 4-7-6)。

5. **逆向导丝抓捕技术**　逆向导丝抓捕技术是指当逆向钢丝进入近端真腔后,利用抓捕器将逆向钢丝头端"捕获"后,再牵拉逆向导丝,将抓捕器拖曳通过闭塞端,然后沿抓捕器推送微导管通过闭塞病变,再经微导管换入前向导丝,从而完成介入治疗。

图 4-7-6　Guidezilla Pickup 技术

在部分齐头闭塞的 CTO 病变中,尤其是右冠状动脉或者左主干闭塞的病变中,经常出现指引导管无法良好进入冠脉口,导致逆向导丝无法顺利进入前向指引导管内,同时正向方法也因为前向指引导管支撑力等问题无法实施。此时,可掌控逆向导丝穿出冠脉口,进入主动脉内,利用抓捕器抓捕逆向导丝,进入正向指引导管,从而建立前向轨道(图 4-7-7)。

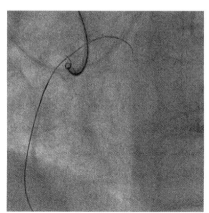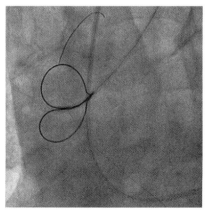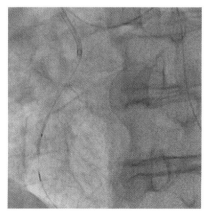

图 4-7-7　抓捕器抓捕逆向导丝,完成体外化

6. **同侧逆向技术时的轨道建立技术**　同侧逆向技术是逆向技术的重要组成部分。如果采用双指引导管技术,则其前向轨道建立策略与对侧逆向技术相似,如果采用单指引导管技术,所采用的策略有所差异。与双指引导管技术相比,主要的差异在于:①无法锚定逆向导丝,以辅助推送逆向微导管;②6F 或 7F

大腔不足以用微导管保护逆向径路,同时沿着 RG 3 送入支架,完成 PCI。如果采用 8F 指引导管,应该不存在上述两个困难,支撑力和内腔足以支持完成介入治疗。7F 指引导管也应该可以提供足够的支撑,但是导丝逆向途径保护只能选用小球囊实现,因为 7F 指引导管在保留一条球囊下(但是不能是微导管),送入支架是可行的。

采用 6F 指引导管时,一旦微导管能够进入指引导管,则可以采用以下策略完成下一步手术:①通过 RG 3 交换成前向轨道系统,球囊前向扩张病变,微导管辅助交换成前向方法;②利用 RG 3 back-end 技术完成手术,但因为逆向系统为裸导丝,有导致侧支通道损伤的可能,建议全程在球囊内腔或前向微导管内进行;③采用改良 Rendezvous 技术。

(傅国胜　张文斌)

第八节　逆向开通 CTO 后支架植入

逆向技术开通 CTO 病变中导丝顺利完成体外化(或同等正向导丝到达病变远端技术)是核心和关键所在,在完成该操作后,合理应用血管内超声进行血管及管腔的探查至关重要。此时往往存在以下 4 种情况:①导丝全程位于真腔,未见突破至中膜层的血肿或血肿较小未覆盖远端重要分支开口;②导丝全程位于真腔,但可见突破至中膜层的血肿覆盖远端重要分支开口;③导丝于病变段部分位于假腔内,为典型"真 - 假 - 真"结构,但假腔段未覆盖远端重要分支开口;④导丝于病变段部分位于假腔内,为典型"真 - 假 - 真"结构,假腔段已覆盖远端重要分支开口。

在以上 4 种情况中,①和③往往适合直接植入支架,关键点在于支架要定位在血肿或假腔以远真腔的位置,这需要在血管内超声的指导下进行操作(病例 1、病例 2)。而在②和④的情况下,直接植入支架可能导致重要边支血管丢失,此时斑块下内膜修饰技术(SPM)往往更合适,本文将着重介绍该技术。

一、内膜下斑块修饰技术(subintimal plaque modification,SPM)简介

对于冠状动脉合并慢性闭塞病变(chronic total occlusion,CTO)的患者,常常存在顽固性心绞痛的症状和生活质量的下降。对 CTO 成功完成血运重建术可显著缓解患者症状并改善其生活质量。但是,尽管目前开通 CTO 的技术手段日益更新,但即使对于具有丰富经验的术者而言,依旧存在着 10%~15% 的血运重建失败率。另外,几项具有跨时代意义的 CTO 开通技术,如逆向导丝技术和内膜下寻径技术(subintimal tracking and reentry,STAR)等,在复杂病例中长时间应用,在提高开通率的同时,也可能导致严重的并发症。当 CTO 介入治疗失败或潜在风险超过预期获益时,内膜下斑块修饰技术(subintimal plaque modification,SPM)可以成为一项替代性的策略选择。

内膜下斑块修饰技术是指在 CTO 手术中,导丝未能重回真腔,或者导丝远端重回真腔但重要边支丢失,需要尽快结束手术的情形,选择在内膜下进行充分的单纯球囊扩张,但当时不植入支架。在之后的随访时,发现患者可以从恢复前向血流中明显受益,包括缓解症状,改善生活质量,并提高 CTO-PCI 的远期成功率。目前认为其可能存在的机制包括如下几点:①假腔的挤压诱发机体开放更多的自身侧支循环和 / 或增加侧支循环的灌注压力;②足够大的球囊扩张造成真、假腔之间出现"肉眼不可见"的迷路样再通,导丝无法通过,但血流(压力)可以通过,肉眼表现为 TIMI3 级血流;③活瓣现象:假设 P1= 侧支循环压力;P2= 来自迷路样再通的正向血流的压力;P3=SPM 造成的假腔灌注压。那么 P1+P2 与 P3 的压力阶差会造成一种现象——真假腔之间血流充分交通,这种血流的交通在血管内超声(IVUS)等腔内影像检查可以看到真假腔间的内膜片来回摆动,称为"活瓣现象"。而压力阶差的大小决定了真腔恢复的范围和程度。

二、国内外研究现状及循证医学证据

SPM 技术早期又被称为投资技术,其来源于 STAR 技术。STAR 技术由 Colombo 教授提出,是当常规技术无法开通 CTO 病变时的备选方案,主要描述为导丝进入内膜下并于病变段以远重回真腔。具体操作是应用超滑涂层导丝采取关节导丝(Knuckle)技术于血管内膜下进行钝性分离,并于病变远段重回血管真腔。结果证实,常规技术无法开通的 CTO 病变,STAR 技术可提供可接受的结果,但仍有很大的改进和进步空间。之后 Wilson 教授等提出了新的观点和解决方案,他们认为 CTO 病变的开通失败存在着不同的原因,当导丝进入病变段近端纤维帽时解剖位置正确,但后续操作进入内膜下时,可以在 4~6 周复查造影评价血管的重塑情况,很多情况下血管重塑的过程本身会提高再次手术时血运重建成功率。Hirai 教授等进行了关于开通 CTO 失败后行 SPM 技术能否改善患者健康状态的研究,12 家研究中心共 138 例患者开通 CTO 失败后行 SPM 技术,应用 SAQSS 量表评价患者健康状态,30 天随访结果显示,患者健康状态较前显著改善。从而他们提出了新的 CTO 杂交公式,STAR 技术由于会导致支架长度增加、边支丢失及再狭窄发生率高等缺点,不应当被常规应用,但当放射线剂量、造影剂用量、手术时间和预期风险超过阈值时,STAR 技术和 SPM 技术可被应用,等待血管重塑后再次进行手术。Goleski 教授等进行了关于应用 STAR 技术后延迟植入支架的研究,在 45 例患者应用该技术后有 32 例患者进行了延迟支架的治疗,中位随访时间为 2.4 个月,其中 28 例患者(88%)完成了技术上的成功,他们特别提到,尤其对于前降支血管,若较大的对角支存在植入支架后丢失的风险,延迟支架治疗完全可以成为合理的替代方案。Xenogiannis 教授等完成了一项关于 SPM 技术的多中心研究,共纳入 58 例患者,均在 CTO 开通失败后行 SPM 技术,结果发现当再次随访时间 >60 天时,再次手术时血运重建率更高(94% vs. 69%,P=0.015)。金泽宁教授所在团队 2020 年在《老年心脏病学杂志》发表了一篇题为改良的内膜下斑块修饰术(SPM)提高远期 CTO-PCI 的血管再通率的文章。该文章回顾性分析了 2015 年 1 月 ~2019 年 12 月在有完整手术资料的 CTO 手术共 1 454 例患者,从其中挑选接受 SPM 技术的共 54 例患者纳入本研究。改良 SPM 组被定义为 IVUS 指导下的等径球囊直径进行扩张,CTO 全程扩张及推广应用 Stingray 球囊等器械。结果显示,改良 SPM 组的血管再通率明显高于传统 SPM 组(90.9% vs. 62.5%,P<0.05)。结论是改良的 SPM 进一步提高了 CTO 病变的再通率,是一种安全、有效的 CTO 手术备选策略。

三、病例

患者男性,65 岁,以"胸闷、气短 15 年,加重 1 年"就诊。既往有高血压、糖尿病、陈旧性脑梗死病史。超声检查提示下壁运动减弱、射血分数 39%。入院诊断:冠心病不稳定型心绞痛、2 型糖尿病、高血压 3 级(极高危)。造影提示三支病变,回旋支为复杂分叉病变,多发次全闭塞病变,OM2 为闭塞病变,OM3 为次全闭塞病变(图 4-8-1),第一次手术时,应用 Pilot200 导丝至 OM2 远段并扩张,应用 Fielder XT-R 导丝至 LCXA 远段并扩张(图 4-8-2,图 4-8-3),此时导丝通过至 OM3 困难,最终采用 LAST 技术,Pilot200 导丝至 OM3 远段,此时于 OM3 行 IVUS 检查示"真假真"结构(图 4-8-4),此时若植入支架,将导致 LCX 远段及 OM2 丢失,因此应用球囊扩张 OM3 开口,后最终造影(图 4-8-5)。3 个月后复查造影提示狭窄较前减轻(图 4-8-6),于 OM3 行 IVUS 检查示既往"真假真"结构转变为"真真真"结构(图 4-8-7~ 图 4-8-9),最终于 OM2 及 OM3 植入支架,最终效果令人满意(图 4-8-10)。

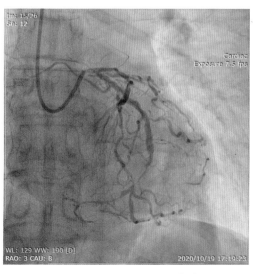

图 4-8-1　病例治疗过程(1)

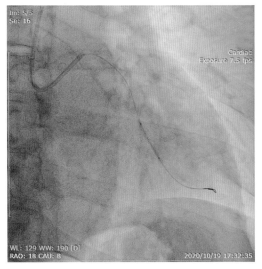

图 4-8-2　病例治疗过程（2）

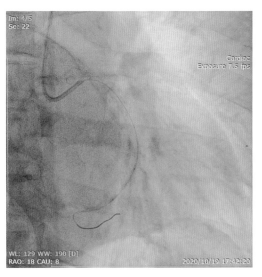

图 4-8-3　病例治疗过程（3）

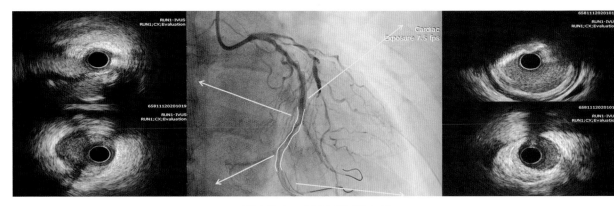

图 4-8-4　病例治疗过程（4）

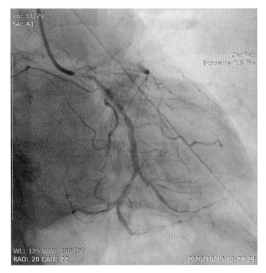

图 4-8-5　病例治疗过程（5）

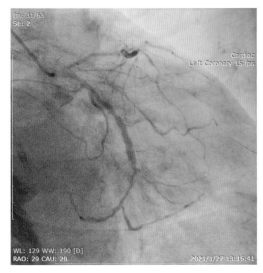

图 4-8-6　病例治疗过程（6）

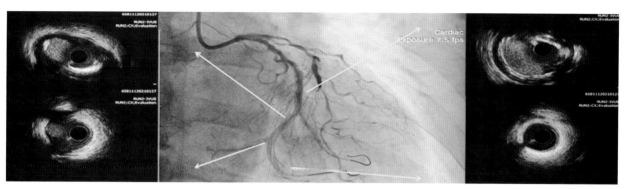

图 4-8-7 病例治疗过程（7）

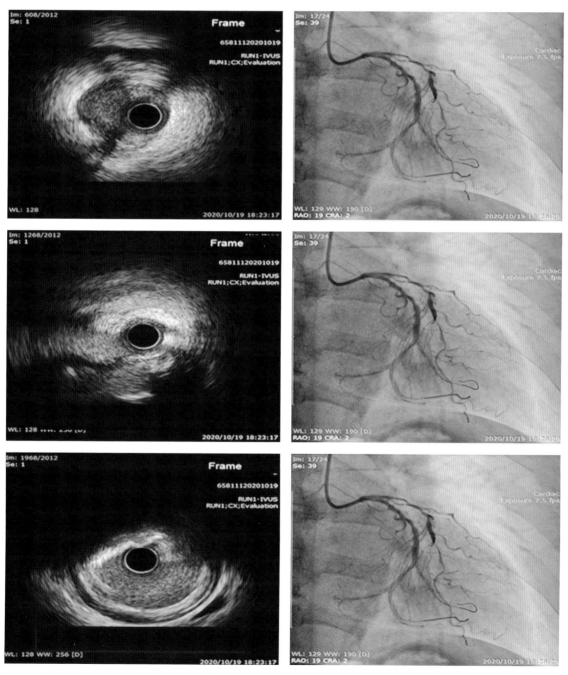

图 4-8-8 病例治疗过程（8）

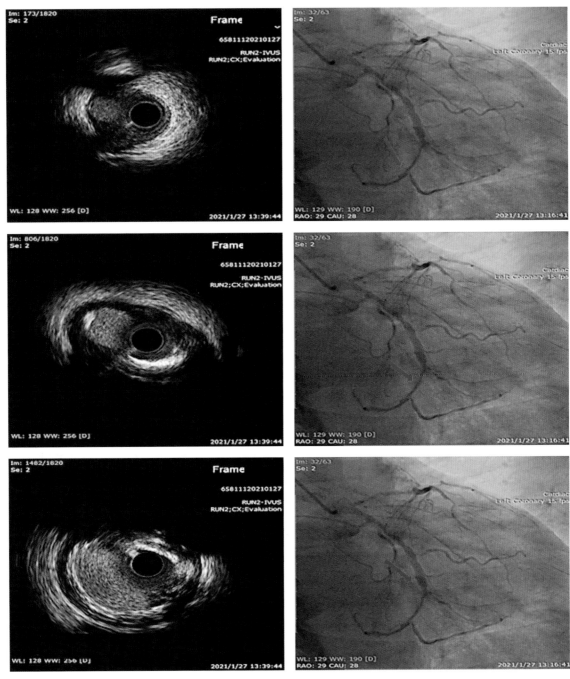

图 4-8-9 病例治疗过程（9）

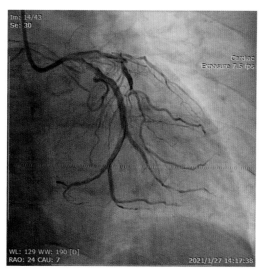

图 4-8-10 病例治疗过程（10）

（金泽宁 贾若飞 杨承志）

参 考 文 献

［1］BRILAKIS E S, BANERJEE S, KARMPALIOTIS D, et al. Procedural outcomes of chronic total occlusion percutaneous coronary intervention: a report from the NCDR (National Cardiovascular Data Registry)［J］. JACC Cardiovasc Interv, 2015, 8: 245-253.

［2］WILSON W M, WALSH S J, YAN A T, et al. Hybrid approach improves success of chronic total occlusion angioplasty［J］. Heart (British Cardiac Society), 2016, 102: 1486-1493.

［3］SAPONTIS J, MARSO S P, COHEN D J, et al. The outcomes, patient health status, and efficiency in chronic total occlusion hybrid procedures registry: rationale and design［J］. Coron Artery Dis, 2017, 28: 110-119.

［4］ELLIS S G, BURKE M N, MURAD M B, et al. Predictors of successful hybrid-approach chronic total coronary artery occlusion stenting: an improved model with novel correlates［J］. JACC Cardiovasc Interv, 2017, 10: 1089-1098.

［5］KINNAIRD T, GALLAGHER S, COCKBURN J, et al. Procedural success and outcomes with increasing use of enabling strategies forchronic total occlusion intervention［J］. Circ Cardiovasc Interv, 2018, 11: e006436.

［6］MAEREMANS J, WALSH S, KNAAPEN P, et al. The hybrid algorithm for treating chronic total occlusions in Europe: The RECHARGE Registry［J］. J Am Coll Cardiol, 2016, 68: 1958-1970.

［7］SAPONTIS J, SALISBURY A C, YEH R W, et al. Early procedural and health status outcomes after chronic total occlusion angioplasty: a report from the OPEN-CTO Registry (Outcomes, Patient Health Status, and Efficiency in Chronic Total Occlusion Hybrid Procedures)［J］. JACC Cardiovasc Interv, 2017, 10: 1523-1534.

［8］COLOMBO A, MIKHAIL G W, MICHEV I, et al. Treating chronic total occlusions using subintimal tracking and reentry: the STAR technique［J］. Catheter Cardiovasc Interv, 2005, 64: 407-411.

［9］CARLINO M, GODINO C, LATIB A, et al. Subintimal tracking and re-entry technique with contrast guidance: a safer approach ［J］. Catheter Cardiovasc Interv, 2008, 72: 790-796.

［10］GARIBALDI S, GODINO C, CARLINO M, et al.［Treatment of chronic total coronary occlusions by the subintimal tracking and reentry modified technique. The contrast-guided STAR technique］［J］. G Ital Cardiol (Rome), 2010, 11: 584-569.［Article inItalian］.

［11］KARMPALIOTIS D, MICHAEL T T, BRILAKIS E S, et al. Retrograde coronary chronic total occlusion revascularization: procedural and in-hospital outcomes from a multicenter registry in the United States［J］. JACC Cardiovasc Interv, 2012, 5: 1273-1279.

［12］BRILAKIS E S, GRANTHAM J A, THOMPSON C A, et al. The retrograde approach to coronary artery chronic total occlusions:

a practical approach[J]. Catheter Cardiovasc Interv, 2012, 79: 3-19.

[13] BRILAKIS E S. Manual of coronary chronic total occlusion interventions. A Step-By-Step Approach[M], Waltham, MA: Elsevier, 2013.

[14] MOZID A M, DAVIES J R, SPRATT J C. The utility of a guideliner catheter in retrograde percutaneous coronary intervention of a chronic total occlusion with reverse cart-the "capture" technique[J]. Catheter Cardiovasc Interv, 2014, 83: 929-932.

[15] GOLESKI P J, NAKAMURA K, LIEBESKIND E, et al. Revascularization of coronary chronic total occlusions with subintimal tracking and reentry followed by deferred stenting: Experience from a high-volume referral center[J]. Catheter Cardiovasc Interv, 2019, 93: 191-198.

[16] HALL A B, BRILAKIS E S. Hybrid 2.0: Subintimal plaque modification for facilitation of future success in chronic total occlusion percutaneous coronary intervention[J]. Catheter Cardiovasc Interv, 2019, 93: 199-201.

[17] HIRAI T, GRANTHAM J A, SAPONTIS J, et al. Impact of subintimal plaque modification procedures on health status after unsuccessful chronic total occlusion angioplasty[J]. Catheter Cardiovasc Interv, 2018, 91: 1035-1042.

[18] TAJTI P, KARMPALIOTIS D, ALASWAD K, et al. The hybrid approach to chronic total occlusion percutaneous coronary intervention: update from the PROGRESS CTO Registry[J]. JACC Cardiovasc Interv, 2018, 11: 1325-1335.

[19] GANZ W. The thrombolysis in myocardial infarction(TIMI)trial[J]. N Engl J Med, 1985, 313: 1018.

[20] MORINO Y, ABE M, MORIMOTO T, et al. Predicting successful guidewire crossing through chronic total occlusion of native coronary lesions within 30 minutes: the J-CTO(Multicenter CTO Registry in Japan)score as a difficulty grading and time assessment tool[J]. JACC Cardiovasc Interv, 2011, 4: 213-221.

[21] CUTLIP D E, WINDECKER S, MEHRAN R, et al. Clinical end points in coronary stent trials: a case for standardized definitions[J]. Circulation, 2007, 115: 2344-2351.

[22] RAO S V, MCCOY L A, SPERTUS J A, et al. An updated bleeding model to predict the risk of post-procedure bleeding among patients undergoing percutaneous coronary intervention: a rereport using an expanded bleeding definition from the National Cardiovascular Data Registry CathPCI Registry[J]. JACC Cardiovasc Interv, 2013, 6: 897-904.

[23] WILSON W M, BAGNALL A J, SPRATT J C. In case of procedure failure: facilitating future success[J]. Interv Cardiol, 2013, 5: 521-531.

[24] XENOGIANNIS I, CHOI J W, ALASWAD K, et al. Outcomes of subintimal plaque modification in chronic total occlusion percutaneous coronary intervention[J]. Catheter Cardiovasc Interv, Published online first: Dec 4 2019. Doi: 10.1002/ccd.28614.

[25] JIA R F, LI L, ZHU Y, et al. Modified subintimal plaque modification improving future recanalization of chronic total occlusion percutaneous coronary intervention[J]. J Geriatr Cardiol, 2020, 17(7): 393-399.

第五章　IVUS 在逆向介入治疗中的应用

第一节　IVUS 在正向介入治疗中的应用

CTO 是目前介入治疗的最后一个堡垒，近年来正向导丝技术、ADR 技术、逆向导丝技术、反向 CART 技术等越来越多地应用于各种 CTO 病变。国内外各种流程图也纷纷面世，其目的主要是尽可能标准化手术流程，提高手术成功率，减少并发症发生。本章主要讨论 IVUS 在逆向 CTO 技术中的应用，但无论使用何种逆向技术，正向准备 CTO 病变都是必需的，何时及如何使用 IVUS 辅助正向准备是本节讨论的核心内容。一般情况下，如果 CTO 闭塞入口清晰，大多数时候不需要使用 IVUS 指导，相反，就是 IVUS 的主要适应证。

在近端纤维帽模糊的 CTO 病变中，IVUS 往往有两种应用场景，第一种最常用，为 IVUS 指导下正向导丝穿刺。近端纤维帽模糊的 CTO 往往意味着病变时间比较长，由于血流动力学的作用，常可见在闭塞附近有分支血管。借助这些分支血管，可以使用 IVUS 来帮助寻找 CTO 入口。

在实际手术过程中，需要注意以下要点。第一，不同大小的指引导管所能容纳的微导管和 IVUS 能力不同。通常 6F 指引导管可以同时容纳 IVUS 导管和一根 CTO 导丝，7F 指引导管可以同时容纳 IVUS 导管和一根单腔微导管（如 Finecross 等），8F 导管可以同时容纳 IVUS 和双腔微导管。第二，在使用 IVUS 指导导丝穿刺时，有两种常用技术。一个是实时使用 IVUS 指导导丝穿刺，另外一个是非实时使用 IVUS 指导导丝穿刺。对于第一种情况，既往标准方式是在 8F 指引导管中放置两个工作导丝，然后分别放置 IVUS 和双腔微导管，然后根据 IVUS 实时指引进行导丝穿刺。但是这种操作在国内并不是非常普及，其中一个原因是国内 8F 指引导管似乎供应不足，另外，经桡动脉大多数不能耐受 8F 指引导管。此外，在这种操作过程中，有时候 IVUS 可能会干扰双腔微导管，不利于导丝调控方向。因此，第二种技术应运而生，即在指引导管中只放置一根工作导丝，然后依次放置 IVUS 和双腔微导管，这种情况下 IVUS 和双腔微导管相对位置稳定，互不影响，有利于实时使用 IVUS 指导导丝穿刺。唯一需要注意的是，当 CTO 导丝进入模糊纤维帽时，如果需要撤出双腔微导管，需要先撤出工作导丝，然后撤出 IVUS，才能交换双腔微导管。如果使用 7F 指引导管，可以同时使用 IVUS 和单腔微导管，操作步骤和优缺点同上。如果使用 6F 指引导管，通常只能放弃使用微导管。很多术者喜欢非实时 IVUS 指导导丝穿刺，即便是 6F 指引导管，当 IVUS 发现闭塞部位后，通过造影确认最佳穿刺体位，撤出 IVUS，在单 / 双腔微导管辅助下进行穿刺，在穿刺进入 CTO 近端一小段后，撤出微导管，再次送入 IVUS 导管协助确认导丝是否在闭塞血管段内，如此反复。当然，也可以同时进行对侧造影，帮助确认导丝是否在闭塞血管内。这种非实时指导方法的缺点就是操作相对耗费时间。另外，考虑到可能使用双腔微导管，一般建议使用 7F 指引导管，6F 指引导管如果交换双腔微导管需要使用延长导丝，很容易使进入模糊 CTO 纤维帽的一小段导丝滑出闭塞段，而 7F 指引导管就可以使用球囊固定导丝撤出双腔微导管。第三，在使用 IVUS 寻找 CTO 入口的过程中，需要术者比较熟悉 IVUS 图像，以便找到 CTO 入口。其关键点是当从分支血管回撤 IVUS 时，需要密切关注血管直径（即 IVUS 下血管外弹力板）的变化，当血管从分支回撤到主支血管闭塞部位时，由于主支血管的汇入，往往使闭塞近端的主支血管显示"突然"扩大,这时多半可以发现 IVUS 图像在某个方向上有闭塞主支血管的影像。在这个回撤过程中,还可以对闭塞血管和 IVUS 检查分支血管的夹角进行判断。如果 IVUS 回撤过程中,在确认汇入点前面可见多幅闭塞血管影像,这往往意味着分支血管和主支血管夹角比较小;相反,只能在闭塞部位见到主支血管,其他回撤过程中影像均不显示主支血管,则意味着主支血管和分支开口角度很大,对两支血管角度的判断有利于指导穿刺导丝的塑形。有时候,IVUS 回撤不能清晰地看到主支闭塞血管,这一般见于下述两种情况。一种情况是主支和分支血管夹角过大,并且分支血管粗大,如回旋支回拉 IVUS,但回旋支血管和左主干落差不明显,前降支开口和左主干垂直或成反角,此时可能 IVUS 不能非常清晰地显示闭塞前降支入口。此外,不同频率的超声导管以及设定的视野范围也可能影响对 CTO 入口的探查,使用低频 20MHz 火山公司超声导管,设置更大的视野范围,有时候可以帮助发现"看不见"的闭塞前降支入口。另外一种情况是钙化病变恰好位于前降支闭塞部位附近,由于钙化病变对 IVUS 图像影响较大,IVUS 无法显示钙化背后的影像,因此看不到前降支闭塞入口。不过,如果使用排除法,在整个血管回撤过程中,确认没有任何可能闭塞血管存在,那么钙化部位即最可能是闭塞所在。此时,如果有术前的 CTA 检查,往往可以从另外一个角度提供较大帮助;或者有逆向造影,也有一些提示,但如果闭塞段较长,逆向造影帮助也不大。IVUS 的回撤还可以帮助识别闭塞入口斑块的性质,上面提到钙化斑块恰好位于闭塞入口,会影响对入口的判断,同时,这种钙化墙的存在也会对近端模糊纤维帽穿刺带来极大困难。对于不同斑块的认识有利于选择合适的穿刺导丝,增加正向手术进入斑块内的机会。

在对所有 CTO 近端模糊纤维帽进行判断时,前降支近中段病变很有代表性,这里做一个详细说明。前降支近中段闭塞经常在模糊纤维帽附近同时发现对角支和间隔支,仅仅根据造影,很难确认前降支闭塞入口究竟靠近哪一个分支或者恰好在两个分支中间。即便是双侧造影,也经常不能提供确切的帮助,此时使用 IVUS 分别检查对角支和间隔支是非常有用的方法。其结果可能发现闭塞靠近对角支开口或者间隔支开口,但有时候我们会意外地发现,实际上前降支闭塞入口在造影所见"间隔支"或"对角支"节段内,其含义就是我们认为这个血管整段都是对角支或者间隔支,但事实上 IVUS 证明,这段血管近端一部分是前降支主支,前降支闭塞发生在这个血管段近端某个位置,而不是造影上认定的这个血管段起始部位。当根据 IVUS 的指导成功完成这类前降支 CTO 手术时,往往会由衷地感谢 IVUS 的帮助。因为仅仅依靠造影,我们会大概率进入假腔,手术失败,如果方向偏离严重,还可能导致血管穿孔或其他严重的并发症。使用这个前降支近中段的例证是因为这类 CTO 病变比较典型,事实上,这种情况可能发生在任何位置的近端纤维帽模糊病变伴随分支时,这也是我们建议对所有这类 CTO 病变使用 IVUS 指导进行正向准备的原因。

使用 IVUS 指导近端纤维帽模糊 CTO 病变的正向准备并不意味着就一定可以进入闭塞血管"真腔"即斑块内,但多数情况下可以保证进入血管结构内,这样就为逆向治疗,特别是反向 CART 技术的应用做好了准备工作。

近端纤维帽模糊 CTO 使用 IVUS 的另外一种情况是,正向条件很差,即便使用 IVUS,仍然无法完成正向穿刺,如果这时候患者逆向条件比较好,且闭塞段不是很长,就可以将逆向导丝推送到接近正向 CTO 入口附近,正向使用 IVUS 指导逆向导丝穿刺。此时使用正向 IVUS 的主要目的是防止发生逆向导丝内膜下通过 CTO 段进入正向血管管腔,例如前降支开口"齐头"闭塞,逆向导丝通过内膜下进入左主干/升主动脉,一旦球囊扩张,即可能导致回旋支急性闭塞,如果不能很快开通回旋支,患者可能出现严重的血流动力学问题,甚至死亡。如果确认 IVUS 指导下逆向导丝穿刺失败,就需要再次以逆向导丝为标志,重新开始 IVUS 指导下正向导丝穿刺,尽可能在 CTO 段完成反向 CART。从当代逆向技术理念看,大多数近端纤维帽模糊 CTO 病变不建议使用这种逆向导丝通过技术,即便是在 IVUS 指导下。

综上所述,无论使用何种 CTO 技术,即便术者事前就准备通过逆向技术完成 CTO 的病例,比如正向失败的二次手术病例,正向准备理论上都是优先需要完成的,因为这可以缩短逆向导丝通过后再进行正向操作时患者 CTO 区域心肌缺血的时间,也可以减少发生供血血管并发症的可能。因此,对于所有近端纤维帽模糊的病例,只要闭塞附近有 1.5mm 以上的分支血管,使用 IVUS 指导进行正向准备都应该是一项常规操作。为此,术者需要熟悉不同类型的 IVUS 导管、不同大小指引导管所能容纳器械的能力、实时/非实时 IVUS 指导导丝穿刺的方法,更重要的是,术者需要比较好的 IVUS 识图能力。在此基础上,经常实践,结合各种 CTO 流程图及操作技术,将极大提高术者开通 CTO 的手术能力。

病例一

前降支开口齐头闭塞,这往往是 CTO 中一类比较困难的病例。通过下述一个病例进行阐述。前降支开口齐头闭塞,这往往是 CTO 中一类比较困难的病例。通过下述一个病例进行阐述。图 5-1-1 可见前降支开口齐头闭塞,但造影不能确认闭塞入口,因此,IVUS 从回旋支回撤到左主干开口。图 5-1-2 可见回旋支完整外弹力板,但 6~8 点区域可以看到低反射区,不同于正常血管外膜,猜测前降支闭塞在附近。图 5-1-3 可以清楚地看到闭塞前降支开口,斑块密度不高,没有明显钙化。图 5-1-4 仍然在闭塞前降支开口部位,IVUS 管腔面积在整个 IVUS 回拉近端过程中最小,可以用于与造影进行比对。图 5-1-5 显示整个左主干外弹力板完整,IVUS 已经进入左主干,左主干有少量斑块,延续至前降支。因此,图 5-1-3 和图 5-1-4 位置为前降支闭塞部位,此时可以使用实时 IVUS 指导穿刺,只要使用 8F 指引导管即可,也可以在 IVUS 定位时进行冠脉造影确认穿刺位置(图 5-1-6)。本例造影也可以看到左主干远端有明显狭窄部位,应该和 IVUS 最小管腔面积相对。这位患者在双腔微导管辅助下,使用双弯 Conquest Pro 导丝穿刺,未能进入远端血管真腔,但回旋支回拉 IVUS 显示,导丝进入血管结构内(图 5-1-7),入口略偏向远心端(图 5-1-8),使用 1.0mm 球囊轻微扩张前降支开口,然后再次使用双腔微导管,使用 Gaia 3 导丝,沿第一根导丝近心端方向穿刺(图 5-1-9),顺利到达前降支远端真腔,完成 CTO 手术(图 5-1-10)。

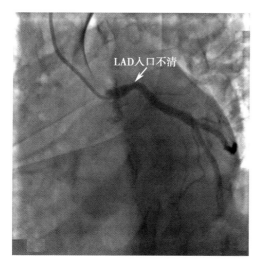

图 5-1-1　病例一(1)

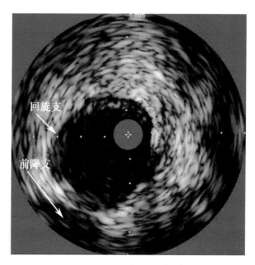

图 5-1-2　病例一(2)

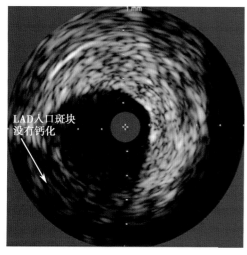

图 5-1-3　病例一(3)

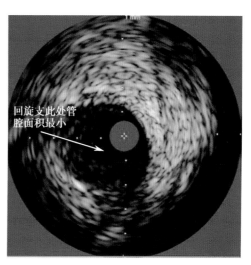

图 5-1-4　病例一(4)

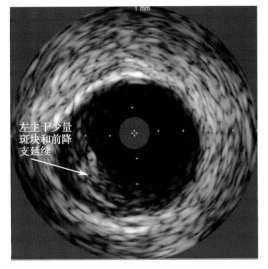

图 5-1-5　病例一（5）

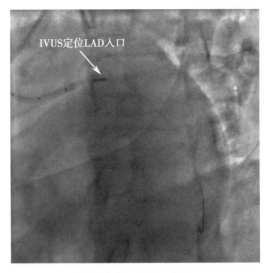

图 5-1-6　病例一（6）

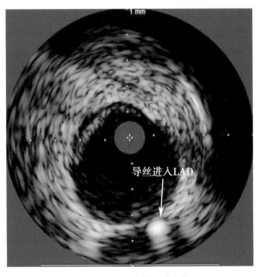

图 5-1-7　病例一（7）

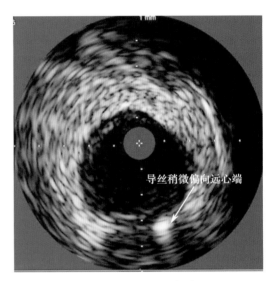

图 5-1-8　病例一（8）

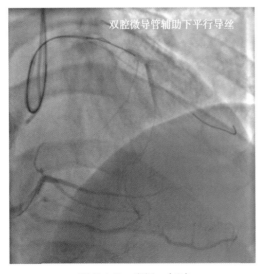

图 5-1-9　病例一（9）

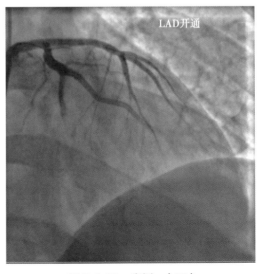

图 5-1-10　病例一（10）

病例二

在病例二中,前降支中段无残端闭塞,闭塞附近有对角支和间隔支(图 5-1-11),仅仅通过造影不能确认闭塞究竟靠近对角支还是间隔支,当 IVUS 从对角支回撤过程中(图 5-1-12),图 5-1-13 显示,前降支在 1 点钟方向汇入对角支,图 5-1-14 可见血管从对角支 2mm 血管骤然变为 4mm 前降支主支血管,图 5-1-15 IVUS 也非常重要,这个病例术者没有从间隔支再次回拉 IVUS,主要原因在丁间隔支在对角支回撤过程中已经证实在正常前降支部位,因此,通过这个对角支回拉 IVUS 已经能够说明前降支确实从对角支发出部位闭塞。图 5-1-16 显示导丝从对角支前降支嵴部穿出,同侧、对侧造影证实导丝到达远端真腔,前向完成整个 CTO 手术(图 5-1-17)。

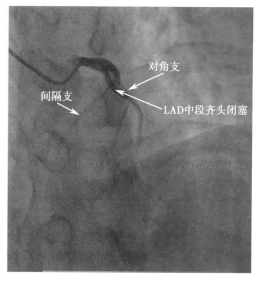

图 5-1-11 病例二(1)

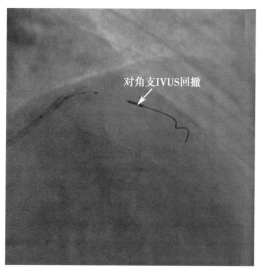

图 5-1-12 病例二(2)

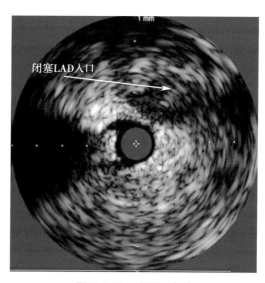

图 5-1-13 病例二(3)

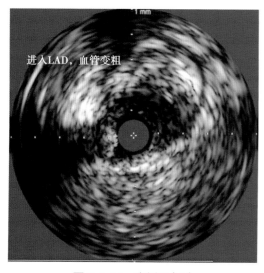

图 5-1-14 病例二(4)

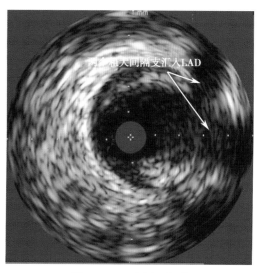

图 5-1-15 病例二(5)

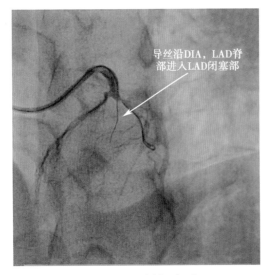

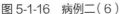

导丝沿DIA，LAD脊部进入LAD闭塞部

图 5-1-16　病例二（6）

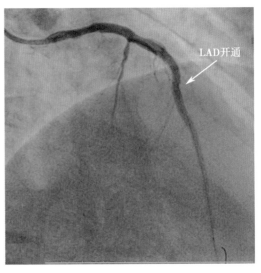

LAD开通

图 5-1-17　病例二（7）

病例三

病例三患者也是前降支中段无残端闭塞（图 5-1-18），同样闭塞在间隔支和对角支附近。一般情况下，首先尝试对比较粗的血管（图 5-1-19）进行 IVUS 检查，主要原因是 IVUS 导管难以进入 2mm 直径下血管或者角度比较直的间隔支或者开口有严重狭窄或钙化的对角支。图 5-1-20 显示 IVUS 回拉过程中前降支出现在 11~12 点方向，但和上一个病例不同的是，在前降支汇入对角支的过程中，可以清晰地看到前降支内有血流信号（图 5-1-21）。图 5-1-22 为汇入后前降支迅速变粗大，如果有血流信号，造影又看到前降支在对角支附近发生无残端闭塞，唯一的解释就是前降支闭塞在对侧间隔支附近，间隔支和对角支造影上看似平齐，但实际解剖可能有微小距离。为了明确诊断，我们在邻近间隔支放入另外一个工作导丝（图 5-1-23），尝试在间隔支检查 IVUS，但如上所述，间隔支直角发出且血管偏细，IVUS 导管不能进入。因此，再次将 IVUS 导管放置到对角支，图 5-1-24 可见 IVUS 图像同图 5-1-21，在轻微回撤进入前降支时，可以看见图 5-1-25 中 1 点钟方向间隔支导丝，在确认前降支闭塞偏向间隔支后，沿着间隔支一侧尝试导丝进入前降支远端成功（图 5-1-26），最终完成此例手术（图 5-1-27）。

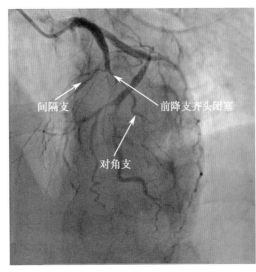

间隔支

前降支齐头闭塞

对角支

图 5-1-18　病例三（1）

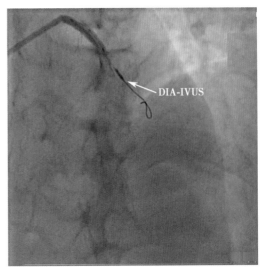

DIA-IVUS

图 5-1-19　病例三（2）

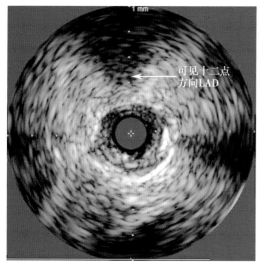

图 5-1-20 病例三（3）

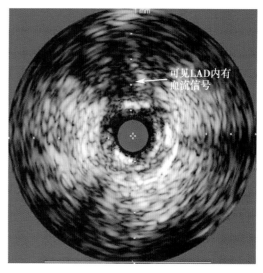

图 5-1-21 病例三（4）

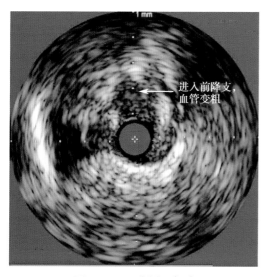

图 5-1-22 病例三（5）

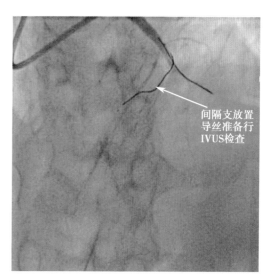

图 5-1-23 病例三（6）

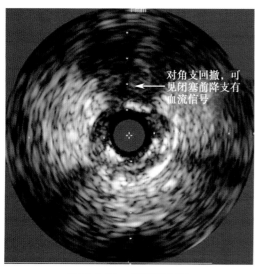

图 5-1-24 病例三（7）

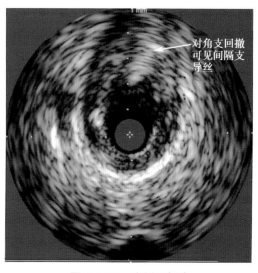

图 5-1-25 病例三（8）

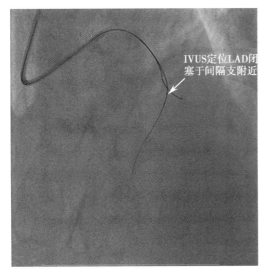

IVUS定位LAD闭塞于间隔支附近

图 5-1-26　病例三（9）

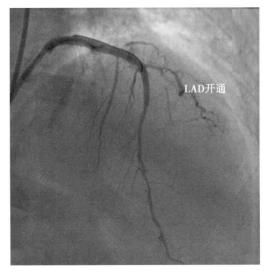

LAD开通

图 5-1-27　病例三（10）

（钱　杰）

参 考 文 献

［1］HARDING S A, WU E B, LO S, et al. A new algorithm for crossing chronic total occlusions from the Asia Pacific Chronic Total Occlusion Club. JACC Cardiovasc Interv, 2017, 10（21）: 2135-2143.

［2］PARK Y, PARK H S, JANG G L, et al. Intravascular ultrasound guided recanalization of stump less chronic total occlusion. Int J Cardiol, 2011, 148: 174-178.

［3］PRASAD M, MAEHARA A, AHMAD Y, et al. Intravascular ultrasound in chronic total occlusion percutaneous coronary intervention: solving ambiguity and improving durability. Interv Cardiol Clin, 2021, 10（1）: 75-85.

［4］GALASSI A R, SUMITSUJI S, BOUKHRIS M, et al. Utility of intravascular ultrasound in percutaneous revascularization of chronic total occlusions: an overview. JACC Cardiovasc Interv, 2016, 9（19）: 1979-1991.

［5］KIM B K, CHO I, HONG M K, et al. Usefulness of intraprocedural coronary computed tomographic angiography during intervention for chronic total coronary occlusion. Am J Cardiol, 2016, 117（12）: 1868-1876.

第二节　IVUS 在逆向导丝通过 CTO 段的应用

逆向介入策略是提高冠状动脉慢性完全闭塞（chronic total occlusion, CTO）介入治疗成功率的重要保障，在正向技术遇到困难、血管解剖条件适合逆向介入治疗的情况下，及时转换治疗策略，可提高 CTO-PCI 的成功率和效率。逆向导丝通过 CTO 病变主要包括逆向导丝通过技术和反向控制性正向和逆向内膜下寻径（reverse controlled antegrade and retrograde tracking，反向 CART）技术，在逆向导丝通过 CTO 病变遇到困难时，如正逆向导丝不能交汇、逆向导丝无法进入闭塞近段血管真腔、闭塞近端存在较大分支等情况下，血管内超声（intravascular ultrasound，IVUS）可以明确正逆向导丝的解剖关系、闭塞节段血管的解剖特点等，指导术者调整治疗策略，提高逆向导丝通过 CTO 段的成功率，同时可以优化 CTO 介入治疗结果，避免严重并发症，改善临床预后等。本节就 IVUS 在逆向导丝通过 CTO 段的应用进行总结。

一、IVUS 指导逆向导丝进入血管真腔

对于 CTO 闭塞段位于冠脉开口、近段或分叉部位且病变呈无残端或属钝性残端,导致正向导丝难以进入闭塞端,无法进行正向准备时,逆向导丝通过技术显得极为重要,在这种情况下,为预防严重并发症,推荐使用 IVUS 指导逆向导丝通过 CTO 闭塞段,尤其是闭塞近端存在需要保护的大分支,如前降支开口的完全闭塞、左主干开口或右冠状动脉开口的完全闭塞。

在冠脉开口或近段无残端闭塞病变的逆向介入治疗时,若准备操作导丝逆向通过近端纤维帽进入近端血管真腔时,推荐将 IVUS 导管探头通过进入分支的前向导丝或者前向进入闭塞血管段的导丝,直接放置于闭塞前血管处,此时可通过 IVUS 实时影像来判断逆向导丝在近端纤维帽的确切位置以及逆向导丝进入近端真腔的方向。如果没有 IVUS 指导,比如在右冠状动脉开口或近段无残端闭塞病变中,存在逆向导丝通过内膜下进入主动脉内导致主动脉夹层的风险(图 5-2-1)。另外,在前降支开口 CTO 病变逆向介入治疗中,存在逆向导丝从前降支闭塞部位内膜下进入左主干远端内膜下,并在左主干近中段或开口处进入主动脉内的情况,如果此时贸然直接建立导丝体外化,极有可能导致左主干损伤、回旋支急性闭塞等灾难性并发症的发生。此时将 IVUS 探头放置在回旋支开口位置,通过实时 IVUS 指导调整逆向导丝位置及走向,将导丝调整进入前降支开口及左主干血管真腔内,则可避免这种潜在风险(图 5-2-2)。回旋支开口闭塞的情况同样使用上述原则,要避免逆向导丝进入回旋支开口至左主干的内膜下,导致前降支的闭塞。

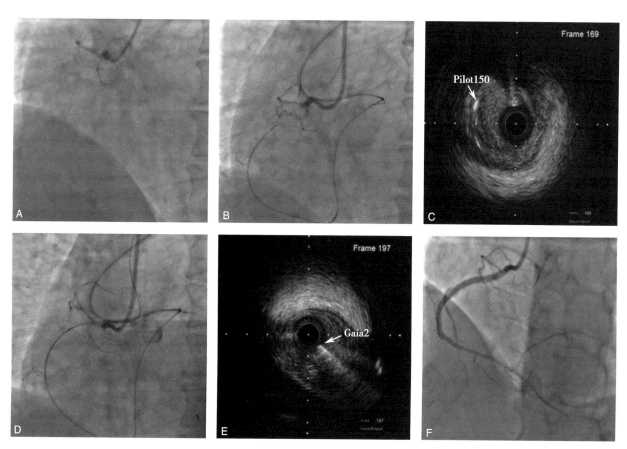

图 5-2-1 IVUS 指导逆向介入治疗右冠状动脉开口闭塞 1 例

A. 右冠状动脉开口完全闭塞;B. 逆向 Pilot 150 导丝逆向通过右冠状动脉开口进入主动脉根部;C. 正向从圆锥支送入 IVUS 导管检查提示逆向 Pilot 150 导丝位于内膜下;D. 逆向换用 Gaia 2 导丝重新穿刺进入主动脉根部;E. 再次 IVUS 检查确认逆向 Gaia 2 导丝位于血管真腔内;F. 最终造影结果。

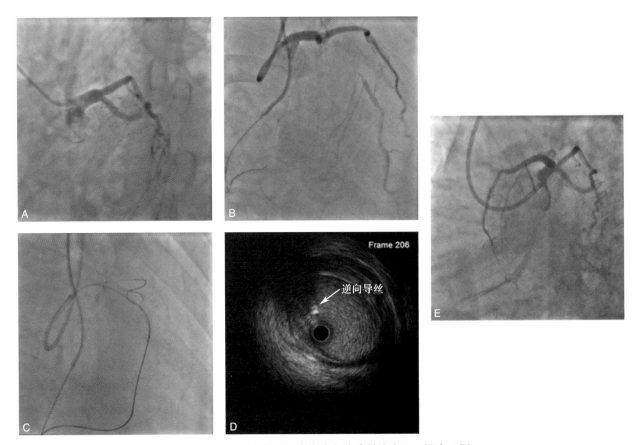

图 5-2-2　IVUS 指导下逆向介入治疗前降支开口闭塞 1 例

A. 前降支开口无残端闭塞；B. 左冠状动脉双侧造影；C. 逆向 Gaia 3 导丝通过前降支闭塞段进入左主干内；D. 正向沿中间支送入 IVUS 导管检查,确认逆向导丝位于左主干真腔内；E. 最终造影结果。

　　除了左主干远端分叉外,存在较大分支血管的其他分叉病变无残端 CTO 病变的逆向介入治疗中,同样建议使用 IVUS 指导,明确逆向导丝在闭塞开口处的位置。即使逆向导丝可以通过 CTO 段尝试穿刺进入正向纤维帽时,不明确的近端纤维帽解剖结构也可能带来技术上的挑战,逆向导丝可能在近端纤维帽处进入内膜下。如果闭塞处有分支血管,且可以送入 IVUS 导管,此时应尽早启动 IVUS 指导。在 IVUS 实时指引下,进行逆向导丝的更替,通过 IVUS 实时确认导丝的位置并调整导丝穿刺的方向,尝试逆向导丝穿刺进入近端血管内而非内膜下(斑块外)。如果这种方法仍不能成功,可启动改良反向 CART 技术,根据IVUS 的指导,选择合适直径的球囊,扩张分支血管开口处的血管,造成近端纤维帽的撕裂,利于逆向导丝进入近端血管内(图 5-2-3)。

　　此外,反向 CART 技术操作时,一个潜在的并发症是重要分支的丢失,如果双侧造影提示闭塞段存在较大血管分支,如较大的对角支,或左室后支,或后降支,导丝通过后,有条件时应使用 IVUS 确认导丝的位置,如果导丝在分支开口处位于内膜下,应尽量调整导丝至斑块内,从而尽最大可能保留大的分支血管血流不受影响(图 5-2-4)。

　　总之,在无残端或钝性残端的冠脉开口、近段闭塞病变或伴有需要保护的大分支的闭塞病变等情况时,若采用逆向技术,尤其是采用反向 CART 技术时,为防止重要的分支或相邻的主支丢失或主动脉夹层的发生,推荐使用 IVUS 指导介入治疗。

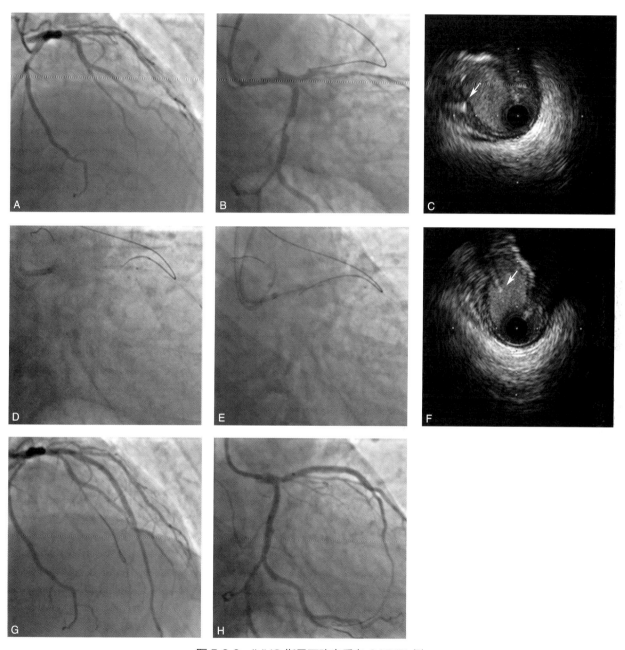

图 5-2-3　IVUS 指导下改良反向 CART 1 例

A. 前降支分出对角支后完全闭塞；B. 经圆锥支心外膜侧支逆向导丝通过前降支闭塞段进入闭塞近端纤维帽内；C. 沿对角支导丝送入 IVUS 导管检查提示逆向导丝（箭头）位于内膜下；D. 根据 IVUS 检查结果选择直径 2.5mm 球囊扩张对角支开口行改良反向 CART 技术；E. 逆向 Ultimate Bros 3 导丝进入前降支近段血管内；F. IVUS 证实逆向导丝（箭头）位于血管管腔内；G、H. 最终造影结果。

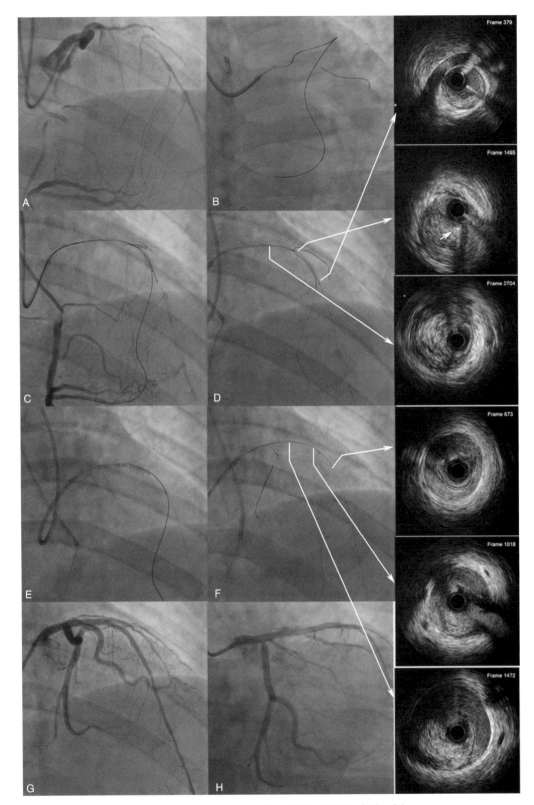

图 5-2-4　标准图 IVUS 指导逆向导丝再入真腔 1 例

A. 前降支开口完全闭塞，闭塞远端可见粗大对角支分支，右冠状动脉通过间隔支提供侧支循环供应前降支；B. 逆向导丝经间隔支送至前降支近段；C. 正向 Conquest Pro 导丝在逆向导丝指引下行逆向导丝对吻技术，成功通过前降支近段闭塞段至前降支远段；D. 交换工作导丝后行 IVUS 检查，正向导丝在前降支远段位于血管真腔，中段分出对角支处至前降支近段均位于斑块外，但逆向导丝（箭头）位于斑块内，前降支开口处导丝位于真腔；E. 根据 IVUS 结果，在对角支近端，此处逆向导丝位于真腔，结合 AGT 技术，在对角支近端行反向 CART，2.5mm 球囊扩张后，操控逆向 Gaia 3 导丝进入正向指引导管；F. 建立导丝体外化后交汇正向工作导丝，再次行 IVUS 检查提示导丝全程位于血管真腔；G、H. 最终造影结果，对角支最终血流未受影响。

二、IVUS 在反向 CART 技术中的应用

反向 CART 技术是目前提高逆向导丝技术成功率的主要方法,其技术核心是沿正向导丝在逆向导丝尝试进入点进行球囊扩张,从而在血管外膜内同一层面上创造前向和逆向导丝的连接腔道,反向 CART 在逆向介入治疗病例中使用超过 60%。采用反向 CART 技术时,使用球囊扩张闭塞病变段(经典反向 CART 技术)或者闭塞病变近段后(改良反向 CART 技术),如果逆向导丝仍无法通过闭塞段进入近段血管真腔时,尤其是正逆向导丝在同一血管节段偏离较远,术者应借助 IVUS 指导反向 CART 技术。通过 IVUS,术者可以明确正向、逆向导丝的位置,了解闭塞段斑块性质以及闭塞血管的直径,根据 IVUS 提供的信息,术者可以采取不同的治疗策略,调整球囊的大小、球囊扩张的部位,以及确定调整正向导丝还是逆向导丝,以使正、逆向导丝尽量靠近,增加正、逆向导丝交汇,进而使逆向导丝进入近段血管真腔。

既往在 CTO 介入术中经常使用"内膜下""外膜下""壁内""壁外""真腔""假腔"等术语,这些术语容易混淆且不准确。如今由多国学者组成的慢性完全闭塞学术研究联合会发表共识,建议在描述 CTO 闭塞段介入器械操作过程时,应采用斑块内(intraplaque)和斑块外(extraplaque)这两个术语,前者描述在闭塞处内膜侧斑块中行进的导丝,后者用于描述在斑块外但仍在外膜内行进的导丝,IVUS 在反向 CART 可以明确正、逆向导丝位于斑块内或斑块外。

与传统反向 CART 技术相比,IVUS 指导下的反向 CART 技术具有以下优势:第一,明确正向与逆向导丝在 CTO 病变中的位置,根据正、逆向导丝的相对位置,选择合适的策略,提高建立正、逆向导丝连接通道的概率。第二,IVUS 提供闭塞血管的真实血管直径、斑块性质等信息,优化正向扩张所需球囊直径,减少血管穿孔等并发症,提高手术成功率。第三,当反向 CART 技术因 CTO 病变存在严重钙化失败时,通过 IVUS 检查可有效地避开钙化病变,选择合适的位置进行反向 CART 技术,以连接正向和逆向导丝。因此,对于一个复杂的逆向介入治疗,尤其是反向 CART 技术遇到困难时,正、逆向导丝难以交汇时,IVUS 指导在一定程度上来说是不可缺少的手段。

IVUS 检查可以获得正向导丝、逆向导丝在血管中的位置及相互关系,主要包括 4 种情况(表 5-2-1)。正、逆向导丝的相互位置关系可以反映 CTO 介入治疗难度。最近的一项研究入选了 191 例 IVUS 指导反向 CART 技术处理的 CTO 病例,当正、逆向导丝交汇重叠时,通过 IVUS 确认正、逆向导丝的位置,研究结果发现 34% 的病例正向和逆向导丝均在斑块内,28% 的病例正向导丝在斑块内,逆向导丝在斑块外(内膜下),22% 的病例正向导丝和逆向导丝均在斑块外,16% 的病例正向导丝在斑块内,逆向导丝在斑块外。其中 89% 正、逆向导丝均位于斑块内的病例,57% 正向导丝在斑块外、逆向导丝位于斑块内的病例和 61% 正向导丝在斑块内、逆向导丝在斑块外的病例,不需再次调整导丝方向就能取得成功。但当正向导丝位于斑块外,逆向导丝位于斑块内,仅有 3% 的病例可以不用重新调整导丝,同时研究也发现,正向导丝位于斑块外,逆向导丝位于斑块内是最为复杂的一种情况,CTO 介入治疗的失败率和并发症概率都是最高的。

表 5-2-1　IVUS 指导反向 CART 技术——正向、逆向导丝在血管不同位置的 4 种模式及 PCI 介入治疗原则

正向导丝位置		逆向导丝位置	
		斑块内	斑块外
	斑块内	相对简单 根据靶血管直径选择合适的球囊正向扩张	相对困难 根据靶血管直径选择合适的球囊正向扩张
	斑块外	最困难 根据靶血管直径选择合适的球囊正向扩张及选择头端较硬的逆向导丝	相对简单 根据靶血管直径选择合适的球囊正向扩张

当正向导丝和逆向导丝均位于斑块内或者斑块外时,处理相对简单,只需选择合适的球囊即可,多数情况下需选择更大直径的球囊扩张,进而可以建立正、逆向导丝沟通的腔道,调整逆向导丝穿刺方向或增加逆向导丝的穿透力,则可使逆向导丝成功通过闭塞段进入血管近段真腔。但如果 IVUS 提示闭塞病变

合并严重钙化,使用大直径球囊扩张时存在血管穿孔风险,此时术者在球囊直径选择上应避免直径过大的球囊。如果解剖条件合适,可以联合使用"主动迎客"(active greeting technique,AGT)技术,尽量将延长指引导管送至正、逆向导丝交汇处,提高逆向通过的效率,同时增加手术的安全性。

当正向导丝在斑块内,逆向导丝位于斑块外时,可根据 IVUS 的结果,选择使用稍大直径的球囊,使血管内膜撕裂,从而与逆向的内膜下通道沟通,调整逆向导丝以进入近段血管腔内。如果逆向导丝仍不能通过,则需增加逆向导丝的穿透能力,多数情况下可以成功地完成逆向导丝通过(图 5-2-5)。若逆向导丝仍不能通过,此时需要调整治疗策略,前送正向导丝,或采用正向 Kunckle 导丝技术,使正向导丝进入相对远端的内膜下与逆向导丝交汇,从而使正、逆向导丝的模式转换为相对简单的正、逆向导丝均位于斑块外的模式,在相对远端的位置再次进行反向 CART 技术。

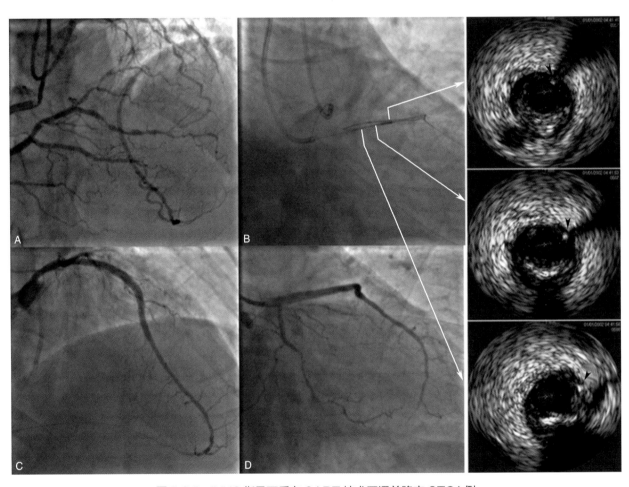

图 5-2-5　IVUS 指导下反向 CART 技术开通前降支 CTO1 例

A. 冠状动脉造影提示前降支近段闭塞;B. 采用逆向导丝技术,逆向导丝无法逆向通过闭塞病变,此时采用 IVUS 指导下反向 CART 技术,IVUS 确认逆向导丝位于内膜下(黑色箭头),正向导丝位于血管真腔,在 IVUS 的指引下,选择 3.0mm×15mm 球囊进行扩张,逆向操控 Fielder FC 导丝顺利逆向通过闭塞病变送至左冠状动脉指引导管内;C、D. 最终造影结果。

如果正向导丝位于斑块外,逆向导丝位于斑块内,这种情况最为困难,使用大球囊正向扩张后形成的夹层往往会出现弹性回缩,难以形成正、逆向沟通的腔道,逆向导丝很难进入近段血管真腔,这时单纯增加正向扩张球囊的直径难以提高逆向通过的成功率,还会造成正向血肿的扩大和延展,甚至引起血管穿孔等并发症。在此种模式下,需要更多的逆向操控导丝的技术。首先可以尝试使用头端较硬、穿刺能力更强的逆向导丝,尝试穿刺进入正向通道。但在实际操作中,这种方法成功率并不高,因此若 IVUS 确认逆向导丝位于斑块内,应尽量操控逆向导丝前送或逆向导丝 Knuckle 至近端与正向导丝交汇,将正逆向导丝的最困难的模式转换为简单的正逆向导丝均位于斑块外的模式(图 5-2-6),以提高手术的成功率。

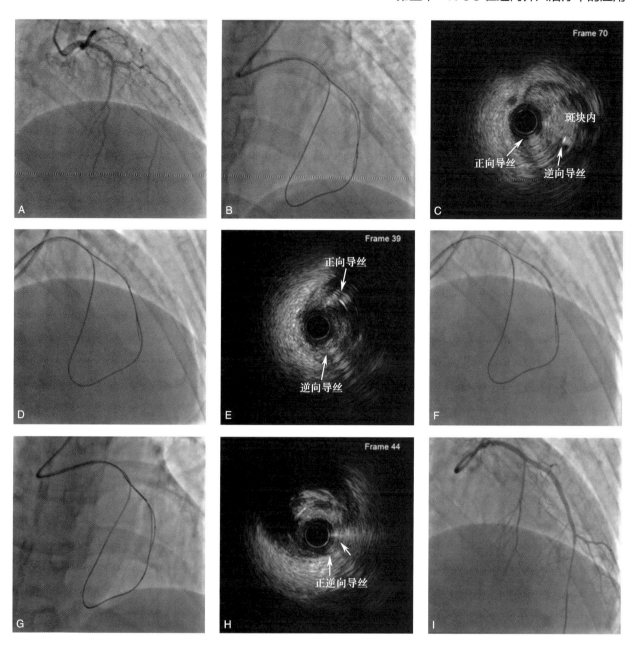

图 5-2-6　IVUS 指导反向 CART 技术开通前降支 CTO1 例

A. 左冠状动脉造影结果提示前降支中段完全闭塞；B. 经间隔支同侧侧支逆向导丝进入前降支中段闭塞段内，但逆向导丝无法通过前降支闭塞段，行 IVUS 检查；C. IVUS 提示正向导丝位于内膜下，逆向导丝位于斑块内；D. 调控逆向导丝至前降支闭塞近段；E. 再次 IVUS 检查，提示正逆向导丝均位于内膜下；F. 送入直径 2.0mm 球囊行反向 CART 技术；G. 逆向导丝进入前降支闭塞近端血管内；H. IVUS 确认导丝位于血管真腔；I. 最终造影结果。

三、IVUS 在逆向介入治疗中的局限性

IVUS 在逆向 CTO 介入治疗中的应用也存在一定的局限性，并不是每一个逆向 CTO 病变介入治疗均适合 IVUS 指导。首先，IVUS 提供的影像并不能提供闭塞血管的走行情况，需要多体位造影来显示闭塞远段血管的整个走行。其次，应用 IVUS 指导 CTO 介入治疗的最大障碍是钙化病变遮挡闭塞残端位置，影响 IVUS 对闭塞真腔的探测。再次，IVUS 指导的逆向 PCI 只有在解剖结构合适时才能使用，如闭塞处存在合适角度、合适直径的分支血管。此外，由于 IVUS 导管的直径和通过性问题，存在导管通过困难、导管头端损坏、夹层扩张等情况，为了使 IVUS 导管能够进入闭塞段，有时需要球囊预先扩张内膜下通道，且

IVUS 导丝头端鞘管的长度可能导致夹层的扩大和血肿的延展。因此头端较短、外径更细的 IVUS 导管在逆向介入治疗中更有优势。

（钱菊英　陆　浩）

参 考 文 献

［1］DAI J, KATOH O, KYO E, et al. Approach for chronic total occlusion with intravascular ultrasound-guided reverse controlled antegrade and retrograde tracking technique: single center experience［J］. J Interv Cardiol, 2013, 26（5）: 434-443.

［2］TSUJITA K, MAEHARA A, MINTZ G S, et al. Intravascular ultrasound comparison of the retrograde versus antegrade approach to percutaneous intervention for chronic total coronary occlusions［J］. JACC Cardiovasc Interv, 2009, 2（9）: 846-854.

［3］GALASSI A R, SUMITSUJI S, BOUKHRIS M, et al. Utility of intravascular ultrasound in percutaneous revascularization of chronic total occlusions: an overview［J］. JACC Cardiovasc Interv, 2016, 9（19）: 1979-1991.

［4］BAKER A C, HUMPHRIES M D, NOLL R E, et al. Technical and early outcomes using ultrasound-guided reentry for chronic total occlusions［J］. Ann Vasc Surg, 2015, 29（1）: 55-62.

［5］YBARRA L F, RINFRET S, BRILAKIS E S, et al. Definitions and clinical trial design principles for coronary artery chronic total occlusion therapies: CTO-ARC Consensus Recommendations［J］. Circulation, 2021, 143（5）: 479-500.

［6］FAN Y, MAEHARA A, YAMAMOTO M H, et al. Retrograde approach for chronic total occlusions by guidewire location［J］. EuroIntervention, 2021, 17（8）: 647-655.

［7］GE J, GE L, ZHANG B, et al. Active greeting technique: a mother-and-child catheter based technique to facilitate retrograde wire externalization in recanalization of coronary chronic total occlusion［J］. Science Bulletin, 2018, 63: 1565-1569.

第六章 并发症的防治

第一节 冠脉穿孔的处理

一、冠脉穿孔的发生率与易患因素

开通 CTO 过程中可能发生各种并发症（表 6-1-1），冠脉穿孔是开通 CTO 严重的并发症之一，可导致心脏压塞，有时需要紧急心包穿刺或急诊外科，如处理不当，甚至可以引起患者死亡，需要引起足够的重视。研究显示，在开通 CTO PCI 中，冠脉穿孔的发生率为 1.4%~8.9%，远高于非 CTO PCI 手术的 0.21%~0.71%，严重者处理不及时甚至可引起患者死亡。Lorenzo Azzalini 等观察了 1 811 例 CTO PCI 患者，冠脉穿孔发生率为 5.5%，冠脉穿孔中大约 20% 发生心脏压塞。Ellis 分型 I、II、IIIA 和 IIIB 比率分别为 11%、46%、28%、14%，其中 53% 的病例需要介入干预。冠脉穿孔的危险因素包括：①CTO PCI 经验较少的术者与团队；②高 J-CTO 评分；③女性；④CABG 史；⑤高龄；⑥经迂曲细小心外膜侧支逆向；⑦粗暴操作；⑧大球囊行 R-CART；⑨Crossboss 进入分支；⑩粗暴的 Knuckle 技术及 Carlino 技术的使用；⑪重回真腔技术。最常用的处理策略包括：临床观察 47%、覆膜支架 25%、球囊封堵 9%、弹簧圈 9%（表 6-1-1）。

表 6-1-1　CTO 病变 PCI 并发症发生率

并发症	发生率 /%	95% 可信区间	发生率范围 /%
造影成功率	77.0	74.3~79.6	41.2~100.0
MACE	3.1	2.4~3.7	0~19.4
死亡	0.2	0.1~0.3	0~3.6
急诊 CABG	0.1	0~0.2	0~2.3
卒中	<0.01	0~0.1	0~0.7
心肌梗死	2.5	1.9~3.0	0~19.4
Q 波心肌梗死	0.2	0.1~0.3	0~2.6
冠状动脉穿孔	2.9	2.2~3.6	0~11.9
心脏压塞	0.3	0.2~0.5	0~4.7
急性支架内血栓	0.3	0.1~0.5	0~2.0
周围血管并发症	0.6	0.3~0.9	0~2.8
大出血	0.4	0.3~0.7	0~3.7
对比剂肾病	3.8	2.4~5.3	2.4~18.1
放射性皮肤损伤	<0.01	0~0.1	0~11.1

二、冠脉穿孔的分类

冠脉穿孔的位置对临床预后和处理都具有指导意义,按穿孔位置分为:①主支血管穿孔;②远端血管穿孔;③侧支血管穿孔。侧支血管穿孔又分为间隔侧支穿孔和心外膜侧支穿孔。

冠脉穿孔的严重程度可按 Ellis 分类法进行分类:

Ⅰ型:管腔外造影剂突出,未突破血管外膜。

Ⅱ型:造影剂外渗至血管外,漏入心肌组织或心包,但没有喷射状外漏。

ⅢA型:造影剂从超过 1mm 孔道向外喷射。

ⅢB型:造影剂漏入心脏解剖心腔,如心室或冠状静脉窦。

基于美国 11 个中心 2 年共 12 900 例 PCI 手术数据的前瞻性研究结果,根据血管造影发现的血液外渗情况,建立了对冠状动脉穿孔分型的方法。62 例(0.5%)患者发生了穿孔,其中Ⅱ型穿孔最常见(31/62,50%),其次为Ⅲ型(16/62,25.8%)和Ⅰ型(13/62,21%);最少见的为向腔室内穿孔(2/62,3.2%)。ⅢA型穿孔通常会引起血流动力学障碍,可引起心脏压塞,需要紧急处理,避免灾难性结果。而ⅢB型穿孔由于漏入到心腔,通常不会有不良反应,一般不会有灾难性结果。Ⅰ型穿孔通常不会造成心肌缺血及心脏压塞,而Ⅱ型穿孔有较高的成功救治率。

值得注意的是,局部心肌血肿不容易识别,但可造成严重后果,需要特别留意。比如 CABG 患者由于 CABG 手术心包有粘连可能,冠脉穿孔后可不形成明显的心包积液,但由于冠脉穿孔可形成心肌血肿或挤压心腔造成严重低血压,类似心脏压塞症状,严重者可引起死亡。

三、CTO PCI 穿孔的预防和处理

1. CTO 冠脉穿孔处理流程图　冠脉穿孔死亡风险明显升高,及时处理非常重要。根据造影穿孔类型和临床表现,决定处理策略。图 6-1-1 为 2019 年欧洲 CTO 俱乐部发表的 CTO 冠脉穿孔处理流程图;图 6-1-2 为 Brilakis 2021 年最新发表的 CTO 冠脉穿孔处理流程图。对开通 CTO 冠脉穿孔的处理均具有较高的参考价值。

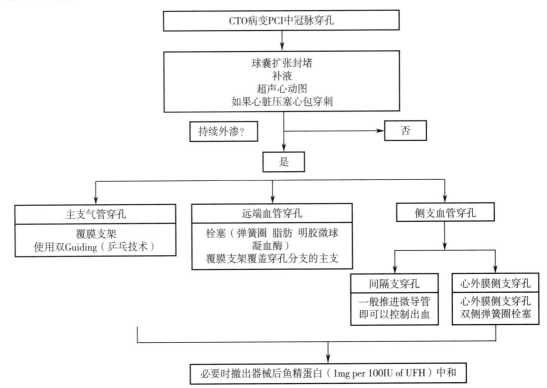

图 6-1-1　欧洲 CTO 俱乐部处理冠脉穿孔内科流程图

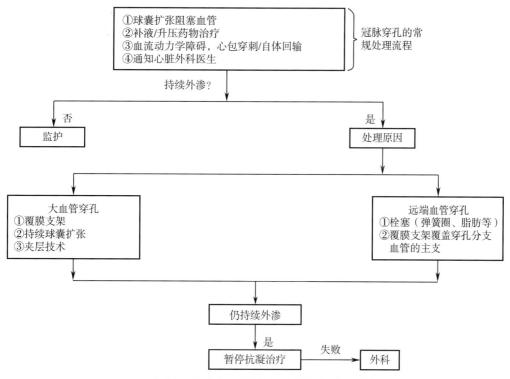

图 6-1-2　Brilakis CTO 冠脉穿孔处理流程图

2. 冠脉穿孔的分类处理

（1）主支血管穿孔：

1）原因：部分 CTO 病变存在负性重构，球囊过大高压力扩张，支架选择过大，存在肌桥，反向 CART 技术有时需要较大球囊扩张也增加了穿孔的风险。导丝不在血管结构内，但误认为在血管结构内，盲目跟进球囊扩张或其他器械。

2）预防：在送入其他介入器械前，需确认导丝在血管结构内，双侧造影有助于判断导丝是否在血管结构内，多角度查看导丝方向，尤其使用硬导丝时，注意跳舞征，有跳舞征预示导丝已穿出血管；在进行 ADR 时，识别 Crossboss 的位置，避免进入分支；对长的迂曲病变，过多的导丝操作不如使用 Knuckle 技术安全；IVUS 有助于合理选择球囊及支架直径，勿选择过大的球囊和支架，勿过度高压扩张；在进行反向 CART 需要较大球囊时，最好有 IVUS 证据；同时注意有无肌桥，勿在肌桥处植入支架。

3）处理：立即于穿孔部位近端持续球囊扩张封堵，一般需要持续 10 分钟以上，防止进一步外渗。如患者因迷走反射引起心动过缓，应充分静脉补液，必要时使用升压药和阿托品。如果渗漏较大，球囊持续低压扩张无效，可通过另一路送入第二根指引导管到同一冠脉开口，送入导丝至指引导管口待用。随后球囊减压并回撤入指引导管内。如果穿孔仍持续外渗，送入第二根指引导管内的导丝入冠脉，行覆膜支架。仅有少量心包积液可继续密切观察，维持心包腔内一定压力，有助于减少穿孔部位进一步出血。如血流动力学不稳定，应立即行心包穿刺引流。心脏超声可评估心包积液量，明确是否继续有冠脉持续渗血。经上述处理措施后，仍有持续渗血，需要外科帮助。CABG 患者出现局部渗出积液且持续心脏压塞症状时，需在超声引导下穿刺引流，如果困难，须寻求外科帮助。笔者不主张应用鱼精蛋白逆转肝素作用，尤其在冠脉内有器械的情况下，需警惕中和肝素抗凝作用同时会增加导管内及靶血管血栓形成风险。图 6-1-3 为右冠状动脉 CTO 开通后切割球囊选择过大导致穿孔，球囊封堵无效，选择覆膜支架处理。

（2）远端血管穿孔：

1）原因：远端导丝穿孔由于渗出量小、渗出较慢，不易发现，需仔细观察，有些术后数小时才发生心脏压塞。硬导丝易引起远端穿孔，硬导丝操作勿送至血管过远，避免进入分支。

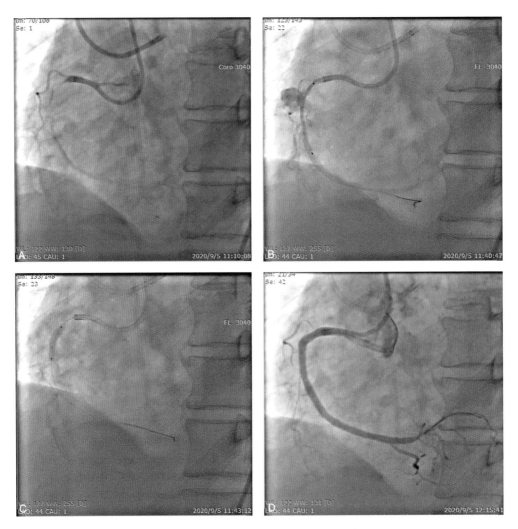

图 6-1-3　覆膜支架处理 CTO PCI 冠脉穿孔

A. 术前双侧造影（RCA CTO）；B. 3.0mm×10mm 切割球囊扩张后穿孔；C. 覆膜支架；D. 最后冠脉造影结果。

2）预防：沿导丝送入其他器械时，注意观察导丝远端位置，尤其是硬导丝及聚合物涂层导丝，导丝勿送过远。CTO 导丝通过病变后，应及时交换为工作导丝。

3）处理：持续球囊封堵，微导管送至穿孔附近负压吸引，可考虑栓塞处理，包括使用弹簧圈、自身脂肪、凝血酶、3-0 外科缝线、凝胶海绵，通过微导管推入。如果出现迟发心脏压塞，应及时进行心包穿刺引流。

（3）侧支血管穿孔：分为间隔支穿孔和心外膜侧支穿孔。间隔支穿孔一般不引起严重后果，但出血量较大，可导致间隔血肿，甚至导致心脏压塞的结果。心外膜侧支穿孔是 CTO 逆向技术 PCI 严重并发症，可导致心脏压塞甚至死亡，需要紧急处理。同时，单一心外膜侧支穿孔可引起严重心肌缺血，尽量不要使用。

1）间隔支穿孔：逆向 PCI 术中，约 6.9% 的患者发生间隔支穿孔，一般无明显症状，偶可出现胸痛或短暂心律失常。一般血肿可自行吸收，无须特殊处理。有些间隔支走行于心外膜，处理方法等同于心外膜侧支，见心外膜侧支穿孔处理。

原因：过度粗暴操控导丝通过间隔侧支，尤其迂曲侧支；导丝通过侧支后，暴力推送微导管；未确认导丝正确通过侧支进入 CTO 远端，盲目自信推送微导管。

预防：选择合适的导丝通过间隔侧支，理想的导丝有 Sion、Suoh 03，使用 Sion Black 进行"冲浪"技术需有经验者操作。勿暴力操作,如未确认导丝位置,不要推送微导管。CTO 开通后,需重新确认间隔侧支是否有损伤;LAD CTO 使用同侧间隔侧支时,不要过度用力,有切割心肌的风险,注意间隔侧支的微导管位置有无向下移动。

处理:间隔侧支穿孔如无特殊症状,一般无须处理,常具有自限性。若破入心室,一般观察,如无症状,无须处理。如果渗漏较大,未破入心室,可考虑栓塞。极少数情况下发生心脏压塞,一旦发生,应及时封堵及心包穿刺引流。

2)心外膜侧支穿孔:可迅速导致心脏压塞,慎重选择迂曲、细小的心外膜侧支。CABG 术后患者一旦发生心外膜侧支穿孔,出血通常较为局限,但仍有报道出现心脏压塞的风险,即所谓"干性心脏压塞",需超声引导下心包穿刺引流或寻求外科帮助。

原因:暴力操控导丝通过扭曲的心外膜侧支;在迂曲心外膜侧支内过度用力推送微导管损伤侧支或造成微导管脱垂。

预防:慎重选择迂曲、细小的心外膜侧支,首选间隔支侧支,如选择心外膜侧支,应选择较粗大的心外膜侧支;微导管造影确认侧支连续,勿扩张心外膜侧支;如使用 Corsair 微导管,勿过度旋转;Finecross 和 Caravel 微导管更适合迂曲的心外膜侧支;开通 CTO 后,需双侧造影,查看侧支有无渗漏。

处理:心外膜侧支穿孔可迅速引起心脏压塞,需及时、果断处理。可参考欧洲 CTO 俱乐部和 Brilakis CTO 冠脉穿孔处理流程图。送入微导管在穿孔部位负压吸引;通过微导管进行侧支穿孔的栓塞,栓塞最可靠的材料为弹簧圈,首选带毛弹簧圈,一般规格为 2mm×3mm;如已开通 CTO,需双侧栓塞。如发生心脏压塞,需立即进行心包穿刺引流。心外膜侧支穿孔病例的处理影像见图 6-1-4。

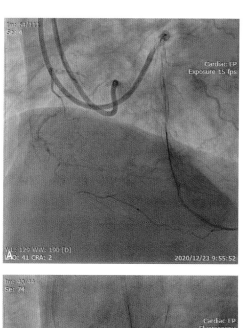
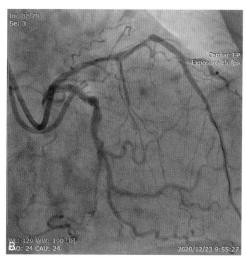
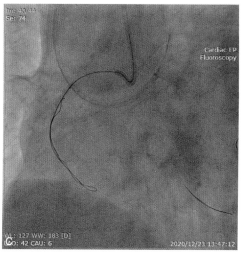
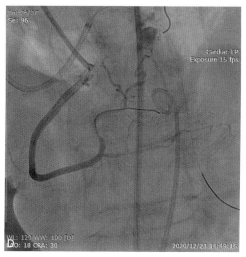

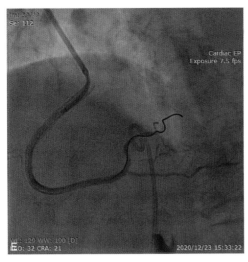
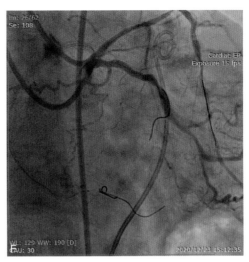

图6-1-4　弹簧圈处理 CTO PCI 心外膜侧支穿孔

A. 术前双侧造影（RCA CTO）；B. 显示迂曲心外膜侧支；C. 通过 LCX 心外膜侧支失败，正向 Knuckle ADR 成功；D. 血管开通后发现心外膜侧支穿孔，心包穿刺引流；E. 置入弹簧圈栓塞；F. 左侧造影显示侧支入口受损，血流已终止，未再处理。

（牛铁生）

参 考 文 献

[1] ELLIS S G, AJLUNI S, ARNOLD A Z, et al. Increased coronary perforation in the new device era. Incidence, classification, management, and outcome [J]. Circulation, 1994, 90 (6): 2725-2730.

[2] SURMELY J F, TSUCHIKANE E. New concept for CTO recanalization using controlled antegrade and retrograde subintimal tracking: the CART technique [J]. J Invasive Cardiol, 2006, 18 (7): 334-338.

[3] HIRAI T, NICHOLSON W J, SAPONTIS J, et al. A detailed analysis of perforations during chronic total occluSion angioplasty [J]. J Am Coll Cardiol Intv, 2019, 12 (19): 1902-1912.

[4] PARSH J, SETH M, GREEN J, et al. Coronary artery perforations after contemporary percutaneous coronary interventions: Evaluation of incidence, risk factors, outcomes, and predictors of mortality [J]. Catheter Cardiovasc Interv, 2017, 89 (6): 966-973.

[5] DANEK B A, KARATASAKIS A, TAJTI P, et al. Incidence, treatment, and outcomes of coronary perforation during chronic total occlusion percutaneous coronary intervention [J]. Am J Cardiol, 2017, 120: 1285-1292.

[6] OKAMURA A, YAMANE M, MUTO M, et al. Complications during retrograde approach for chronic coronary total occluSion: Sub-analysis of Japanese multicenter registry [J]. Catheter Cardiovasc Interv, 2016, 88 (1): 7-14.

[7] AZZALINI L, POLETTI E, AYOUB M, et al. Coronary artery perforation during chronic total occluSion percutaneous coronary intervention: epidemiology, mechanisms, management, and outcomes [J]. EuroIntervention, 2019, 15 (9): e804-e811.

[8] KARACSONYI J, VEMMOU E, D NIKOLAKOPOULOS I, et al. Complications of chronic total occlusion percutaneous coronary intervention [J]. Neth Heart J, 2021, 29 (1): 60-67.

[9] GALASSI A R, WERNER G S, BOUKHRIS M, et al. Percutaneous recanalisation of chronic total occlusions: 2019 consensus document from the EuroCTO Club [J]. EuroIntervention, 2019, 15 (2): 198-208.

第二节　如何防治逆向 PCI 其他并发症

慢性完全闭塞（chronic total occlusion, CTO）病变的介入治疗常被冠脉介入医师视作"需攻克的最后的堡垒"。近年来，随着 CTO 病变经皮冠状动脉介入治疗（PCI）器械的不断创新、术者经验的不断积累和技术的不断提高，CTO-PCI 的手术成功率有了明显的提高。其中逆向技术（retrograde approach）是成功开通 CTO 病变的重要手段之一,临床中主要应用于不适宜用正向技术或既往已尝试正向技术开通失败的复杂病变。据报道,全球 20%~50% 的 CTO 病变在尝试开通过程中使用了逆向技术,且在过去的 15~17 年间将 CTO-PCI 的成功率从近 70% 提高到了 90% 左右。但是相比于正向技术,逆向技术操作更为复杂,且涉及侧支循环供血血管,发生并发症的风险更高。本章节将根据目前现有的报道及笔者经验,总结逆向CTO-PCI 的并发症、预防及处理。

一、侧支血管受损

逆向技术相关并发症中侧支血管受损最常见,在 CTO PCI 中发生率为 3%~7%。多数情况下,间隔支侧支血管受损多为良性病变,可采取保守治疗;但如果间隔支受损后出现较大血肿,也可能会给患者带来严重的后果,如血肿压迫导致单侧或双侧心室流出道严重梗阻,影响血流动力学,处理上常需要微导管负压吸引、置入弹簧圈闭塞间隔支,甚至使用心脏辅助装置等;大血肿破入心腔后,会形成冠脉 - 心腔瘘,梗阻常自行解除,可保守治疗,随访过程中瘘会自行闭合。而心外膜侧支血管受损常导致心脏压塞等严重并发症,需及时处理,如心包穿刺,使用弹簧圈、自体血栓、自体皮下脂肪或可吸收缝线等进行栓塞治疗。如果闭塞病变已被开通,术者要同时从供血血管侧及靶血管侧进行栓塞治疗。为避免侧支血管受损,可采取:①尽可能选用可视、连续及迂曲较小的侧支血管;②必要时进行高选择性造影明确侧支血管径,缓慢操控逆向导丝,操作过程中如导丝促发频发室性期前收缩,应及时停止前送导丝,微调导丝方向后继续操作,对于迂曲的心外膜及间隔侧支,可选择 Suoh 03 导丝,因其头端最软,损伤风险相对较小;③使用微导管全程覆盖侧支血管,避免导丝对其产生切割;④逆向导丝通过侧支血管后,Finecross 微导管宜轻柔推送,Corsair 微导管可快速旋转逐步前行,如遇阻力,忌暴力推送,可更换不同类型的微导管再行尝试,对于间隔侧支,可用小球囊低压扩张,大的间隔血肿常由微导管损伤所致。

二、血栓形成

手术器械长时间在指引导管或血管内没有操作,同时抗凝不足,可致指引导管或血管血栓形成,手术过程中术者应持续关注导管压力,监测 ACT,一旦出现压力衰减,应怀疑血栓形成的可能,如不注意把导管血栓推入血管,会导致灾难性后果,尤其是侧支供血血管。为在进行逆向 CTO-PCI 过程中避免此类并发症发生,可采取:①密切检测 ACT 值(推荐每 20~30 分钟检测一次),ACT 目标值 >350 秒;②经常用生理盐水冲刷逆向系统;③通过逆向指引导管注射对比剂前,必须注意导管压力曲线,同时应充分回抽血液,以防止将指引导管内的血栓推到冠状动脉内。

三、供血血管受损

供血血管开口和近段夹层是逆向 CTO-PCI 过程中发生的严重并发症之一,常发生在正向输送器械或退逆向微导管的过程中,如此时 CTO 尚未开通,而供血血管损伤导致前向血流消失,可导致患者血流动力学崩溃,应及时植入支架恢复前向血流。

供血血管损伤防治方法:①供血血管如有严重狭窄,逆向微导管长时间停留会导致心肌缺血,患者可出现心绞痛,严重者将发生血流动力学不稳定,术者应在进行逆向技术之前先治疗该狭窄病变;②逆向指引导管到位冠脉后,即应置入常规工作导丝予以保护,一旦发生血管损伤夹层,可及时沿留置导丝进行PTCA 或植入支架,快速恢复血流;③随时关注逆向指引导管压力曲线的变化,避免发生导管嵌顿,压力曲线心室化不能推注对比剂;④退逆向微导管或导丝时,因侧支血管阻力,容易发生逆向指引导管深插而损伤供血血管,此过程中,应尽量将逆向指引导管脱离冠脉口部,且同时用工作导丝将其锚定并维持血管路径,以便在发生夹层时及时补救性植入支架。

四、主动脉窦撕裂、主动脉夹层

医源性主动脉窦撕裂、主动脉夹层在逆向 CTO-PCI 过程中发生率较低。在一项包含 26 项研究、

3 482 个病例的 Meta 分析报道中显示,此类并发症在逆向 CTO-PCI 中发生率约为 1.9%。2015 年,另一项包含有 956 个 CTO-PCI 病例的回顾性研究显示,仅 8 个病例(0.83%)发生了医源性主动脉夹层,其中逆向 CTO-PCI 中有 4 个病例(0.42%),且都发生在处理右冠状动脉 CTO 病变时。该研究同时报道,夹层主要发生在开口(3/8)或合并有严重钙化的 CTO 病例中(5/8),分析原因主要可能为指引导管的机械性损伤。

局限性且稳定的夹层可采取保守治疗,一般在 1 个月左右可自行消退;相对地,如夹层进展明显,常需使用支架将撕裂口封闭。为避免该类并发症的发生,术者应:①谨慎轻柔操作;②随时关注压力曲线的变化,避免在指引导管嵌顿时推注造影剂;③如系统支撑力要求不高,可考虑选择除 Amplatz 以外的指引导管;④如夹层已发生,应避免继续造影,经食管超声可作为一项安全、有效的评估方法。

五、器械的断裂、嵌顿

在逆向 CTO-PCI 过程中,器械发生断裂、嵌顿等并发症的概率相对较低,有文献报道其发生率约为 1.2%,主要见于侧支血管过于迂曲、病变合并有严重钙化或术者操作不当等情况。一般情况下,支架发生嵌顿往往较难取出,常只能原位释放;而导丝一旦发生断裂、嵌顿,如技术上可行,常需要将其取出。临床中可尝试:①用新导丝通过侧支,并通过其送入预扩球囊扩张侧支;②如预扩球囊不能成功通过侧支,可将球囊在指引导管内进行扩张锚定,再将两根导丝一起撤出;③新增 1~2 根导丝,进行旋转缠绕后再用血管钳一起撤出;④可通过使用子母延伸导管深插,增加支撑力和取出成功率;⑤用现有或自制的捕捉器。但是,如断裂的导丝片段无法完全取出,常需要在血管内超声指导下选择合适的位置植入支架将其覆盖。

由于此类并发症处理起来比较棘手、成功率较低,努力预防其发生至关重要,术者应:①在输送支架等器械前,对病变进行充分的预处理;②谨慎轻柔操作,避免暴力操作和长时间同一方向旋转导丝。

(蒋　峻)

参 考 文 献

[1] MEGALY M, XENOGIANNIS I, ABI RAFEH N, et al. Retrograde approach to chronic total occlusion percutaneous coronary intervention[J]. Circ Cardiovasc Interv, 2020, 13: e008900.

[2] KARMPALIOTIS D, KARATASAKIS A, ALASWAD K, et al. Outcomes with the use of the retrograde approach for coronary chronic total occlusion interventions in a contemporary multicenter US registry[J]. Circ Cardiovasc Interv, 2016, 9: e003434.

[3] SAPONTIS J, SALISBURY A C, YEH R W, et al. Early procedural and health status outcomes after chronic total occlusion angioplasty: a report from the OPEN-CTO registry (outcomes, patient health status, and efficiency in Chronic Total OccluSion Hybrid Procedures)[J]. JACC Cardiovasc Interv, 2017, 10: 1523-1534.

[4] FRISOLI T M, AFANA M, MAWRI S, et al. Respect the septal perforator: septal artery perforation during CTO PCI resulting in massive interventricular septal hematoma and biventricular cardiac obstructive shock[J]. JACC Cardiovasc Interv, 2017, 10: e91-e92.

[5] DOSHI D, HATEM R, MASOUMI A, et al. A case report of right ventricular compresSion from a septal haematoma during retrograde coronary intervention to a chronic total occlusion[J]. Eur Heart J Case Rep, 2019, 3(3): ytz089.

[6] HIRAI T, NICHOLSON W J, SAPONTIS J, et al. A detailed analysis of perforations during chronic total occlusion angioplasty[J]. JACC Cardiovasc Interv, 2019, 12: 1902-1912.

[7] SHENG L, GONG Y T, SUN D H, et al. Successful occluding by absorbable sutures for epicardial collateral branch perforation[J]. J Geriatr Cardiol, 2018, 15: 653-656.

[8] EL SABBAGH A, PATEL V G, JEROUDI O M, et al. Angiographic success and procedural complications in patients undergoing retrograde percutaneous coronary chronic total occluSion interventions: a weighted meta-analysis of 3, 482 patients from 26 studies[J]. Int J Cardiol, 2014, 174: 243-248.

[9] BOUKHRIS M, TOMASELLO S D, MARZA F, et al. Iatrogenic aortic dissection complicating percutaneous coronary

intervention for chronic total occlusion[J]. Can J Cardiol, 2015, 31: 320-327.

[10] DANEK B A, BRILAKIS E S. How to prevent and treat complications of the retrograde approach to chronic total occlusion percutaneous coronary intervention[J]. Catheter Cardiovasc Interv, 2016, 88 (1): 15-17.

[11] SIANOS G, PAPAFAKLIS M I. Septal wire entrapment during recanalisation of a chronic total occlusion with the retrograde approach[J]. Hellenic J Cardiol, 2011, 52: 79-83.

第三节　冠状动脉外并发症

冠状动脉外并发症大致可分为穿刺血管路径并发症及非血管路径并发症两大类。

一、穿刺血管路径并发症

1. 股动脉并发症

（1）血肿：是最常见的穿刺部位并发症。应用大鞘管、过度抗凝、鞘管打折及患者肥胖等可增加血肿发生率。少量出血或血肿，如果不压迫神经或造成血流障碍，一般能自行吸收。当出血、血肿引起周围组织张力升高或血压下降时，应积极处理，包括重新包扎或应用器械压迫、补充血容量、停用抗凝血药及抗血小板药等。

（2）腹膜后血肿：其发生多与股动脉穿刺点过高有关。多数患者无症状，少数表现为腰部、腹部或背部疼痛。还可以表现为血细胞比容下降、心动过速、低血压和由于神经受压造成的下肢疼痛。超声和CT检查可确定诊断。治疗方式包括：停用肝素、用鱼精蛋白对抗、快速补液恢复血容量、输血、球囊封堵、放入带膜支架或外科修复等。

（3）假性动脉瘤：发生机制与鞘管型号过大使动脉内膜损伤较大，穿刺点过低，自身凝血功能障碍，动脉壁钙化和高血压，抗凝血药或和抗血小板药的应用等有关。治疗方法包括：局部加压包扎；超声引导下探头压迫治疗和超声引导下凝血酶瘤腔内注射治疗；外科手术。

（4）动静脉瘘：表现为穿刺部位局部的连续性杂音，搏动性包块，超声可作出诊断。较小的动静脉瘘，无明显的血流动力学障碍者，能自行愈合。也可作局部压迫，较大的动静脉瘘常需要外科修补手术。

（5）血栓形成或栓塞：如压迫穿刺动脉方法不当，可引起血栓形成，导丝或导管损伤血管内膜或斑块脱落，可引起血栓栓塞。及时拔除鞘管和适度的压迫有助于预防股动脉血栓形成。

（6）股动脉夹层及穿孔：医源性股动脉或髂动脉夹层的发生率为0.01%~0.40%。血管造影能明确夹层的程度，治疗包括球囊扩张加压或支架植入或外科修复。

2. 桡动脉路径并发症

（1）桡动脉闭塞：发生率为2%~10%，约40%可在30天内自发性开通。术中充分抗凝、术后及时解除包扎，可预防桡动脉闭塞发生。

（2）桡动脉痉挛：女性，糖尿病患者，吸烟者，桡动脉迂曲、细小者容易发生，可经动脉鞘内注入硝酸甘油和维拉帕米，必要时可反复给药。

（3）前臂血肿：较常见。处理方法包括使用弹性绷带加压包扎止血、患肢抬高、冰袋或硫酸镁甘油外敷。

（4）骨-筋膜室综合征：为严重并发症，一旦发生，应尽快外科手术治疗。

3. 肱动脉路径并发症　常见并发症包括出血或血肿、血栓形成、假性动脉瘤形成和肱神经压迫等。

二、非血管路径并发症

1. 介入所致的主动脉夹层　心脏导管导致的主动脉夹层的发生率从0.01%到0.15%不等。原因包括：①冠状动脉开口或近段被导管头端损伤，用力推注造影剂至内膜下，可导致冠脉夹层逆向进展形成主

动脉夹层;②PCI 过程中,球囊扩张或支架释放时引起较硬斑块破裂致冠脉夹层形成,部分患者可出现冠脉夹层逆向累及主动脉;③导丝所致。在部分右冠状动脉开口畸形的 CTO 患者中,由于指引导管不容易到位,如果使用较硬的导丝直接尝试,可能引起主动脉夹层。对于冠状动脉开口处 CTO 病变,使用逆向技术开通时,逆向导丝引起冠脉夹层形成并逆向撕裂至主动脉;另外,逆向导丝如果没有通过真腔至主动脉内,可引起主动脉夹层形成。有学者认为这种导管所致的主动脉夹层,主动脉 - 冠状动脉口部植入支架封堵破裂口的方法是最佳选择,效果好,并发症少。对于超出升主动脉根部 40mm 以上的夹层,累及主动脉弓部血管、出现主动脉瓣反流,需要紧急外科手术。

2. **对比剂肾病** 在排除其他肾损害因素的情况下,在使用对比剂 24~72 小时后血清肌酐水平升高 25% 或绝对值增加 44.2μmol/L 以上,可诊断为对比剂肾病。临床上多表现为非少尿型急性肾衰竭。多数患者肾功能可于 7~10 天恢复。主要危险因素包括有慢性肾功能不全、糖尿病、对比剂用量过多。水化是最重要的预防措施。术中尽量减少对比剂用量。

3. **过敏反应** 对碘对比剂过敏者约占 1%,大多数反应发生在注射对比剂后 5~10 分钟,亦可延迟。临床表现为皮疹、口唇或眼睑水肿、气管痉挛或严重者出现过敏性休克。治疗:给予抗敏药物,特别是发生过敏性休克时,应迅速、及时给予肾上腺素和激素治疗。

4. **放射性损伤** 在 CTO 介入中发生率约为 1.5%。临床表现为皮肤灼伤、肿瘤发生风险增加、脱发、白内障等。皮肤灼伤多与同一体位长时间曝光有关,常见症状为轻度红斑,严重者可出现放射性皮肤坏死,甚至需要手术植皮治疗。预防措施包括:充分利用防护设备,减少透视和造影时间,避免同一体位长时间曝光,影像不宜过度放大,一次性操作时间不应过长等。

5. **导管打折、折断和打结** 原因包括:血管过分迂曲,前送、旋转阻力大;导管前送和旋转过度,操作动作过粗。处理:①导管打折,尝试旋转解折后拉出;②导管折断,由抓捕器取出或手术取出;③导管打结,尝试解结,必要时手术取出。

(李 浪 曾晓聪)

参 考 文 献

[1] DUNNING D W, KAHN J K, HAWKINS E T, et al. Iatrogenic coronary artery dissections extending into and involving the aortic root[J]. Catheter Cardiovasc Interv, 2000, 51(4): 387-393.

[2] CARSTENSEN S, WARD M R. Iatrogenic aortocoronary dissection: the case for immediate aortoostial stenting[J]. Heart Lung Circ, 2008, 17(4): 325-329.

[3] AKTÜRK E, AŞKIN L, TAŞOLAR H, et al. Evaluation of contrast nephropathy in percutaneous treatment of chronic total occlusions[J]. Interv Med Appl Sci, 2019, 11(2): 95-100.

[4] PAVLIDIS A N, JONES D A, SIRKER A, et al.. Reducing radiation in chronic total occlusion percutaneous coronary interventions[J]. Curr Cardiol Rev, 2016, 12(1): 12-17.

第七章 逆向 PCI 的困难解决

第一节 无法通过侧支循环

一、导丝无法通过侧支循环

在复杂 CTO-PCI 操作中，根据患者的个体化情况包括侧支循环、心功能、外周血管条件，选择正向、逆向和 ADR 策略。当进行逆向操作的过程中出现逆向导丝无法通过侧支循环到达靶血管远段时，往往意味着逆向策略的失败，如何在此时更安全、高效地结束手术是各位术者应该考虑的。

1. **尝试更换通过逆向的导丝** 对于绝大部分病例，应首先尝试 Sion 导丝。血管迂曲时，Sion 导丝通过困难时，可选择 Suoh 03 导丝。直径较大的迂曲血管可选择使用 Sion Black 导丝，直径小的血管可尝试 Fielder XT-R，但需注意分支。在血管转弯处，Suoh 03 导丝具有优势，其头端较软，扭控力和触觉反馈优于 Sion 导丝。严重成角的病变可选择 Sion Black 导丝和 Suoh 03 导丝。对于不可视的心外膜侧支血管，原则上不建议使用，但可尝试 Suoh 03 导丝。操作时轻柔旋转，不可暴力推送，尤其是 Suoh 03 导丝，避免过度旋转导致的头端毁损。使用 Fielder XT-R 时，需警惕进入小分支。心外膜侧支避免使用"冲浪"技术。可联合使用导丝和微导管，在迂曲血管，操作时导丝和微导管随心搏前行。

2. **尝试更换逆向侧支** 当首选的逆向侧支导丝不能通过的时候，尝试更换侧支，使用心外膜侧支。与间隔支侧支相比，评价心外膜侧支血管直径比迂曲度更为重要（行冠脉造影应注意以下问题：使用双侧造影；视野要足够大，而且造影时间足够长，除了关注 CTO 病变，应注意观察侧支循环的情况，以防遗漏心外膜侧支；尽可能不要移动床位，防止影像信息的丢失；选择最佳的体位，强调右前斜 30° 体位的重要性；使用高选择造影，耐心操作，清晰地显示解剖结构复杂的间隔侧支和心外膜侧支）。相同迂曲度的情况选择直径较大的血管。操控过程中避免进入分支血管。个体化投照角度对选择心外膜侧支血管非常重要。要注重分支血管的判读，血管转弯部位的分支可能增加导丝通过失败的概率和并发症的风险。

首先用工作导丝进入侧支循环，避免迂曲角度大的侧支，从两个不同的投影位行超选择性造影，使连接部都显示清楚。如果连接部 >1.5mm，选择快速旋转导丝技术，可选择 Sion Black 或 Suoh 03 导丝，加上 Corair 或者 Turnpike 微导管的支撑。如果连接部直径 <1.5mm，建议通过控制性导丝技术，可选择 Suoh 03 导丝或 Sion Black 导丝，加上 Carvel、Turnpike、LP 或者 Finecross 微导管的支持以通过侧支。操作中除非确保导丝在血管内、导丝由于摩擦卡住或导丝杆脱垂，否则避免推进微导管。导丝体外化时，避免用力拉扯导丝损伤侧支。手术结束时，撤出导丝前，一定要造影检查有无侧支损伤。

3. **转换为正向策略或者结束手术** 当尝试更换逆向侧支通道和导丝以后，仍有逆向导丝通过不能通过侧支的时候（约占 25%），根据 CTOCC、APCTO CLUB、EuroCTO CLUB 等手术流程图建议转换为正向操作，包括 IVUS 评估指导、平行钢丝技术、ADR 技术。若正向导丝依然无法进入 CTO 远端真腔，可尝试用投资技术或者下次继续尝试手术。

二、导丝通过侧支进入靶血管远端但微导管无法通过

葛均波院士团队 2019 年发表文章总结 2015 年 3 月 ~2018 年 1 月一共收集 371 例 CTO PCI 逆向病例,有 280 例导丝成功通过侧支,微导管不能通过者有 22.5%。对于间隔支侧支来说,CC 0~1 级($OR=8.3$,$P<0.001$)、侧支开口角度 <90°($OR=13.0$,$P=0.001$)、侧支出口角度 <90°($OR=44.3$,$P=0.004$)、Finecross 作为起始微导管($OR=2.7$,$P=0.032$)是微导管不能通过的独立预测因素。而心外膜侧支只有侧支 CC1 级是独立预测因素($OR=26.9$,$P<0.001$)。应对策略包括更换微导管(61.9%)、更换微导管联合 Guidezilla 加强支撑(14.3%)和球囊锚定技术(6.3%)等。

1. 间隔支通道 微导管在间隔支通过的阻力往往发生在间隔的下部,或者第一间隔支汇入后间隔处,此处有的时候甚至是心外膜连接,如何操作增加微导管通过的机会?

(1)增加导管支持力,包括使用 Guidzilla、Guideliner 等子母导管;使用 7F、8F Amplatz 导引导管;球囊锚定近段分支等。

(2)用 1.0、1.25 或 1.5mm 球囊低压力扩张间隔支侧支。

(3)150cm 微导管不能通过时,尝试换用 135cm 微导管通过后再换回 150cm 微导管。

(4)尝试用通过外径小的微导管。

(5)Sion 或者 Suoh 03 导丝杆部支持力略差,可以更换为 Fielder FC 导丝等,支持力更好,有助于微导管通过。

(6)尝试其他间隔支侧支。

(7)如果微导管还无法通过,保留逆向导丝,作为标记,有助于正向策略、ADR 甚至 CART 技术。

2. 桥血管侧支 桥血管侧支微导管通过困难通常发生在远端吻合口的后弯处。

(1)增加逆向导管支持力,建议预装子母导管后再尝试微导管通过。

(2)尝试用支持力更好的导丝配合通过外径小的微导管通过。

(3)用另一根钢丝通过桥血管后用 1∶1 大小半顺应球囊扩张同侧锚定第一根导丝,辅助沿第一根钢丝通过的微导管。

(4)正向球囊锚定逆向导丝辅助逆向微导管通过。

3. 心外膜侧支 心外膜侧支由于其比较脆弱,穿孔概率远远大于间隔支,因此导丝通过后微导管不能通过,选择较少,应避免进行球囊扩张。增加导管支持力、选用通过外径更小的微导管是比较安全的选择。近年来,国外厂商对新型微导管设计改良,例如 Carvel、Turnpike LP 和 Corsair pro XS,笔者试用后常规微导管不能通过的侧支往往能比较轻松通过。

当各种尝试后,仍有逆向微导管不能通过侧支时,此时保留逆向导丝,作为标记,有助于正向策略、ADR 甚至 CART 技术。若逆向导丝有机会进入正向导管,可采用 Tip in 技术穿正向微导管,推送正向微导管通过 CTO 段开通血管。

(李 宇)

第二节 CTO 开通过程中导丝通过困难的应对策略

CTO 开通过程中比较常见的困难之一是前向导丝难以进入 CTO(斑块内或者内膜下),少数时候也发生在逆向导丝进入 CTO 出口的时候遇阻或者前向逆向导丝尝试交汇时候花费很多时间。本节介绍一些策略,可解决上述困难。

这个挑战经常发生在试图穿透近端纤维帽时,少部分也可出现在远端纤维帽(特别是在冠状动脉旁路移植术后的患者)。本节重点介绍如何通过一个难以穿透的近端纤维帽的策略。尽管其中许多方法也

适用于无法进入的远端纤维帽,但从逆行途径实施起来会更加困难。

在微导管的辅助下,将硬度逐渐升级是最常用的导丝进入 CTO 的方法,如果指引导管已经足够大(7F 或 8F),也足够强(AL、EBU、XB 等),可以使用增加指引导管支撑力的方法促进导丝进入 CTO。

1. **球囊锚定技术** 如果闭塞近端有分支血管或者另外一支血管已经植入了支架,可以使用与血管直径匹配的球囊低压力(通常命名压就可以)充盈后锚定,可以明显增加导丝的穿透力。

2. **采用延长导管(子母导管)** 目前最常用的延长导管为 Guidezilla(波士顿公司),为单腔快速交换导管,国内使用的是 5F,国外也有 6F 的规格。另外一种为 Guideliner,有多个规格,5.5F、6F、7F、8F 四种型号满足 PCI 中的不同需求,但该产品国内没有上市。泰尔茂公司的 Heartrail 延长导管(子母导管的子导管)常用的为 5F,也有 4F 的 Kiwami 子导管,可以深入更细小的血管,但是泰尔茂的导管并非快速交换导管,交换过程相对烦琐。延长导管(子母导管)可以按照术者要求深入到闭塞段附近,为导丝提供更强的穿透力(图 7-2-1)。

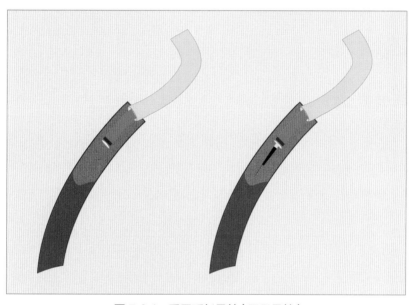

图 7-2-1 采用延长导管(子母导管)

3. **联合使用延长导管和球囊锚定** 如果延长导管足够大,可以在延长导管内进行分支锚定后使用微导管支撑下的导丝穿刺。如为 5F 延长导管,则无法同时容纳球囊和微导管(图 7-2-2)。

4. **Power Puncture 技术** 首先在微导管支撑下,导丝逐渐升级,置于闭塞处近端。在工作导丝的帮助下,使用与血管直径 1:1 的球囊,扩张后压住微导管近段,以提高支撑力,利于导丝突破纤维帽进入闭塞段内(图 7-2-3)。

5. **BASE(Balloon-Assisted Subintimal Entry)技术** 在微导管的辅助下,穿刺导丝置于闭塞段近端。沿工作导丝送入与血管直径 1:1 的非顺应性球囊(与半顺应性球囊相比,更易形成夹层),在纤维帽近端(理想的位置是该处有斑块,易造成夹层)反复扩张数次,血管壁出现夹层或者纤维帽由于挤压作用产生松动,从而使得 CTO 导丝绕过纤维帽,从内膜下进入闭塞段或导丝穿刺进入纤维帽直接进入 CTO 段。值得注意的是,采用该策略的术者必须熟悉前向夹层再进入真腔(ADR)或逆向夹层再进入真腔(RDR)的操作,否则建议使用其他方法(图 7-2-4)。

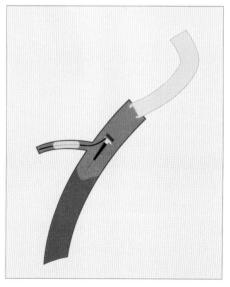

图 7-2-2 联合使用延长导管和球囊锚定

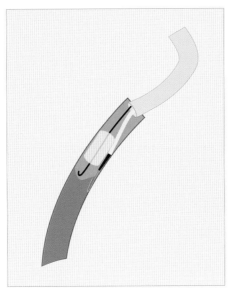

图 7-2-3 Power Puncture 技术

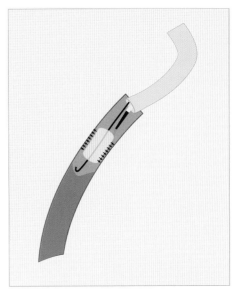

图 7-2-4 BASE（Balloon-Assisted Subintimal Entry）技术

6. Side-BASE 技术 在 BASE 技术的基础上还衍生出 Side-BASE 技术。Side-BASE 技术即在分支球囊辅助下内膜下导丝进入技术，在靠近入口的分支放置导丝及球囊，使球囊头端 1~2mm 位于分支（如分支血管直径与主支血管直径相当，则球囊可进入分支 3~5mm），球囊中后部分位于主支，随后球囊扩张挤压近端纤维帽，导丝从主支夹层内膜下或直接通过被松动的纤维帽穿入 CTO 病变（图 7-2-5）。

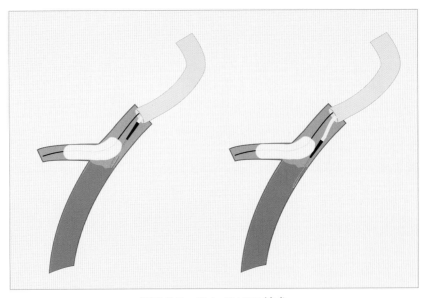

图 7-2-5 Side-BASE 技术

7. BASE Power Knuckle 在 BASE 技术的基础上，还衍生出球囊辅助下 Power Knuckle 技术。球囊辅助下 Power Knuckle 技术是将 BASE 技术与 Knuckle 结合，导丝在穿过近端纤维帽后，球囊锚定微导管的情况下使用 Knuckle 技术，使导丝在长段 CTO 内快速通过，同时弥补指引导管的支撑力不足。

8. Scratch-and-go 技术 Scratch-and-go 技术与 BASE 技术有一些类似。首先选用坚硬的锥形头端的穿刺型导丝，在尽可能接近纤维帽的近端刺入血管结构内，避开无法通过的纤维帽，进入 CTO 体部。采用多体位透视观察导丝头端是否与目标血管节段一起摆动等特点或借助可能存在的钙化，确认导丝头端在血管结构内。然后稍微跟进微导管，不超过 1~2mm。再换用亲水涂层导丝，形成 Knuckle 环，逐步推进至远端纤维帽，进行常规处理。与 BASE 技术相比，Scratch-and-go 技术使用穿刺型导丝进入 CTO 体部距离较短,尽可能早地换用亲水导丝,Knuckle 前行,形成的是钝性夹层,极大地减少了穿孔的发生。这项技术非常重要的一点是必须确保导丝在血管结构内,才能进行下一步操作(例如跟进微导管、球囊等)(图 7-2-6)。

9. Carlino 技术　微导管沿血管中心线置于近端纤维帽,2ml 螺纹口注射器连接微导管尾部,推注少量对比剂(0.5~1ml),利用液压造成纤维帽微小夹层。注射应在透视指导下可控地进行,推注要轻柔,力量根据阻力及触觉反馈调整,避免大力推注大量造影剂,确保不延展至血管外膜,发生穿孔。然后送入硬导丝,并逐步升级,尝试突破纤维帽。如果微导管内有对比剂,使导丝黏涩难以操控,可以用生理盐水冲洗来解决(图 7-2-7,图 7-2-8)。

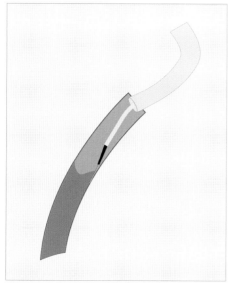

图 7-2-6　Scratch-and-go 技术

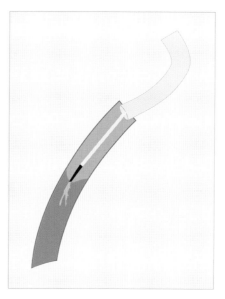

图 7-2-7　Carlino 技术

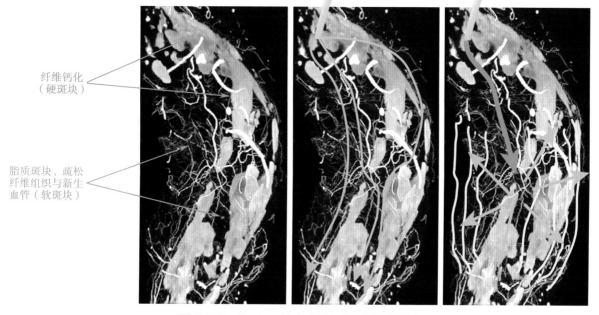

纤维钙化
(硬斑块)

脂质斑块、疏松
纤维组织与新生
血管(软斑块)

图 7-2-8　Carlino 技术 CTO 病理组织学图示

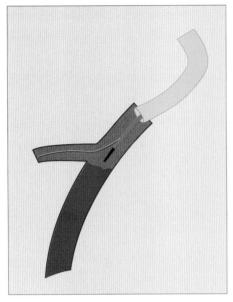

图 7-2-9　双腔微导管辅助下穿刺

10. 双腔微导管辅助下穿刺　在 CTO 病变中,有些闭塞近端同时存在分支,导丝极易进入分支,而无法刺入近端纤维帽;抑或闭塞目标血管与分支血管角度很大,操控导丝很难稳定对准 CTO 的纤维帽,这时使用双腔微导管,可以起到稳定、支撑 CTO 导丝,调整导丝角度的作用,便于导丝进入 CTO 体部。对于开口无残端 CTO,借助双腔微导管的支撑力,改变导丝头端塑形,再做定点穿刺,可以提高导丝刺入 CTO 的可能性(图 7-2-9)。

11. IVUS 指导下的穿刺技术　在某些情况下,造影无法确定 CTO 入口的部位,IVUS 可根据三个特征判断无残端 CTO,即齐头闭塞 CTO 残端呈"葫芦"样或"或"字样特征,分支与主支直径的突然变化,以及汇合处附近的组织学变化的特征。IVUS 指导无残端 CTO 介入治疗的技术关键点在于寻找无残端 CTO 近端纤维帽,并确认导丝穿刺点,根据残端组织病理学形态选择导丝和微导管,确认导丝穿刺的方向。在使用 IVUS 确认残端后,有两种方式 IVUS 能辅助导丝进入齐头闭塞残端。第一种是直接 IVUS 实时引导,提供残端的最佳影像。第二种是 IVUS 确认残端后,利用多角度造影作"路图",退出 IVUS 导管,利用"路图"引导导丝穿刺。该方式的缺点是穿刺失败的可能性较大,因此后续需要 IVUS 来重新确认导丝在腔内的位置,甚至寻找新的入口。导丝穿刺方向可根据 CTO 近端分支方向和导丝定位法判断。无论何种方法,结合实时的 IVUS 和造影图像构建血管的三维解剖观念才能进一步保障穿刺成功。此外,IVUS 指导的导丝技术也可以和双腔微导管支撑的穿刺技术联合使用(需要 8F 指引导管)。

12. 逆向技术　当运用上述正向方法导丝仍不能突破近端纤维帽时,如果有合适的侧支通路,可转换为逆向技术(同侧或对侧)。对于一些逆向条件较好的病例,该策略应尽早使用。与近端纤维帽相比,远端纤维帽由于长期暴露在侧支提供的较低压力中,通常较软,易于导丝穿刺。通过逆向途径,无论是采用逆向导丝升级技术,还是经内膜下导丝绕过阻力节段到达闭塞近端,使用球囊扩张挤压斑块的方法,都明显增加了突破近端纤维帽的可能性。

正如前文所述,在行逆向 PCI 时,上述许多技术(Scratch-and-go、BASE、Carlino、双腔微导管辅助下穿刺等)也适用于逆向导丝不能通过远端纤维帽,但部分技术在实际操作过程中会困难很多(比如在逆向双腔微导管辅助下),需要一定的解剖条件,需要足够粗大的侧支循环可以容纳双腔微导管。

13. 前向导丝和逆向导丝汇合困难　对于少部分病例,可使用导丝对吻(kissing wire)技术。以逆向导丝作为指引,调整正向导丝(可逐步升级),使正、逆向导丝汇合(必须在两个正交体位下造影或连续旋转透视下确认)。如前向导丝仍在内膜下,可以转换为反向 CART(reverse controlled anterograde and retrograde subintimal tracking)。

目前,大部分逆向 PCI 需要做反向 CART。需要注意的是,该操作尽量在血管较直的部位进行,逆向导丝在操作时避免过度旋转将周围空间扩大,增加穿刺难度。逆向导丝与做反向 CART 的球囊平行或进入前向球囊的对侧血管壁和内膜下空间,为了最大化地提高逆向导丝的操控性,先扩张前向球囊不回撤压力,这样逆向导丝可以瞄准球囊末端穿越闭塞处(也可在回抽压力泵球囊回抱的瞬间进行穿刺),与前向导丝重叠,从而进入正向指引导管(或延长导管)。采用头端塑形稍大的强有力的穿刺型导丝,联合使用延长导管,合理选择穿刺部位,可以提高手术的安全性和成功率。有些 CTO 闭塞段很长,并伴有严重钙化、扭曲,传统的导丝操作很难通过,此时逆向使用亲水导丝 Knuckle 技术从内膜下通过闭塞段,既快速,又安全。在这种情况下,做反向 CART 需要较大的球囊。

在反向 CART 过程中,经常出现的一个问题是无法快速完成正、逆向导丝的交汇,最多见的原因是球囊过小。这时可以凭经验增大球囊直径,也可以沿正向导丝送入 IVUS 导管,判断血管直径,选择与血管直径 1:1 的球囊,有助于正、逆向导丝的交汇。同时,IVUS 可确认正、逆向导丝在血管结构中的相互位置,改变操作策略。①正、逆向导丝在同一空间(都在真腔或内膜下):可把延长导管送至 IVUS 定位的正、逆向导丝比较接近的交界处,使用大号球囊扩张后再行逆向穿刺;②正向导丝在真腔,逆向导丝在内膜下:可采用球囊辅助下的延长导管深插技术,大号球囊挤压斑块完成反向 CART,逆向选用高穿透力导丝进行穿刺,必要时转移反向 CART 位置,再重复上诉操作;③正向导丝在内膜下,逆向导丝在真腔:这种情况较复杂,最难完成反向 CART。可试用大球囊扩张的同时,逆向高穿透力导丝(Gaia 3 或 Conquest Pro 系列导丝)穿刺。如果失败,换用亲水涂层导丝行逆向 Knuckle,改变穿刺位置。再用 IVUS 证实正、逆向导丝是否在同一空间,一旦在同一空间,则按前面的路径操作。如果还是没有成功,必要时转为传统的 CART 技术,或使用球囊重叠技术(正向球囊和逆向球囊同时低压扩张),扩大两侧空间,再行逆向穿刺。在 IVUS 指导下,根据正逆向导丝的位置关系,选用不同的方法,可提高正、逆向导丝交汇的成功率。

(周国伟　储　光)

参 考 文 献

[1] WU E B, TSUCHIKANE E, LO S, et al. Chronic total occlusion wiring: a state-of-the-art guide from The Asia Pacific Chronic Total Occlusion Club[J]. Heart Lung Circ, 2019, 28(10): 1490-1500.

[2] ROY J, HILL J, SPRATT J C. The "side-BASE technique": combined side branch anchor balloon and balloon assisted sub-intimal entry to resolve ambiguous proximal cap chronic total occlusions[J]. Catheter Cardiovasc Interv, 2018, 92(1): E15-E19.

[3] AZZALINI L, URETSKY B, BRILAKIS E S, et al. Contrast modulation in chronic total occluSion percutaneous coronary intervention[J]. Catheter Cardiovasc Interv, 2019, 93(1): E24-E29.

[4] GE J, GE L, ZHANG B, et al. Active greeting technique: a mother-and-child catheter based technique to facilitate retrograde wire externalization in recanalization of coronary chronic total occlusion[J]. Science Bulletin, 2018, 63: 1565-1569.

[5] HARDING S A, WU E B, LO S, et al. A new algorithm for crossing chronic total occluSions from the Asia-Pacific Chronic Total OccluSion Club[J]. JACC Cardiovasc Interv, 2017, 10: 2135-2143.

[6] RILEY R F, WALSH S J, KIRTANE, A J, et al. Algorithmic solutions to common problems encountered during chronic total occlusion angioplasty: The algorithms within the algorithm[J]. Catheter Cardiovasc Interv, 2019, 93(2): 286-297.

[7] Brilakis E S, Mashayekhi K, Tsuchikane E, et al. Guiding principles for chronic total occlusion percutaneous coronary intervention. A Global Expert Consensus Document[J]. Circulation, 2019, 140: 420-433.

第三节　CTO 介入中 "近端纤维帽模糊 / 不清晰" 的治疗策略

冠状动脉慢性闭塞性(CTO)病变是目前 PCI 手术中最具挑战性的部分,如何利用技术策略和新器械来进一步提高 CTO 病变的手术成功率和效率,是目前冠脉介入手术的热点。CTO 病变介入治疗中首先遇到的难题就是 "正向进入 CTO 病变体部" 或者称为 "正向准备",这也是 CTO 病变失败的主要原因之一。当然,在 CTO 病变的 Hybrid 治疗时代,可以直接逆向介入治疗解决这个问题,但往往也需要正向准备方能高效完成。近端纤维帽模糊 / 不清晰是这部分操作的主要障碍,约占所有 CTO 病变介入治疗的 31%,降低了手术的成功率和效率(图 7-3-1)。本章节就目前 CTO 病变介入治疗中的这一难题进行详述,就如何处理 "近端纤维帽模糊 / 不清晰" 提出系统性的治疗策略方案,并附病例报告 5 例,以便提高该部分操作的治疗成功率和效率。

一、精准评价近端纤维帽

1. 高质量冠状动脉造影　优质冠状动脉造影是指双侧、充分、多体位、有时需要特殊体位的冠状动脉造影,可能有利于发现模糊的近端纤维帽。CTO 病变近端纤维帽与分支血管开口重叠时,需采用不同角度的多体位造影。一些特殊的侧支需要足量的造影剂、足够的造影时间、合适的造影导管位置才能看清楚,例如圆锥支开口于主动脉壁、左主干短、少见的 Vieussens 侧支等。

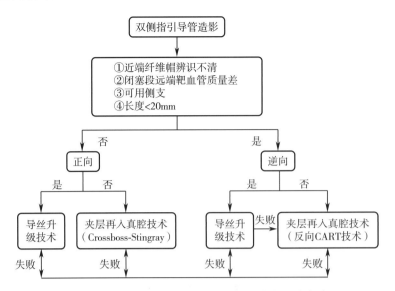

图 7-3-1 近端纤维帽不清晰的 CTO 病变介入治疗流程

2. 冠状动脉 CTA CTA 有助于了解 CTO 病变体部的病变信息,包括迂曲、钙化、走行等,CTA 也可以显示近端纤维帽的位置,如果 CTA 和冠状动脉造影相融合,更有利于找到模糊的近端纤维帽。CTA 往往能够给予入口与现有分支的距离和角度,有利于术中精准找到入口(图 7-3-2)。

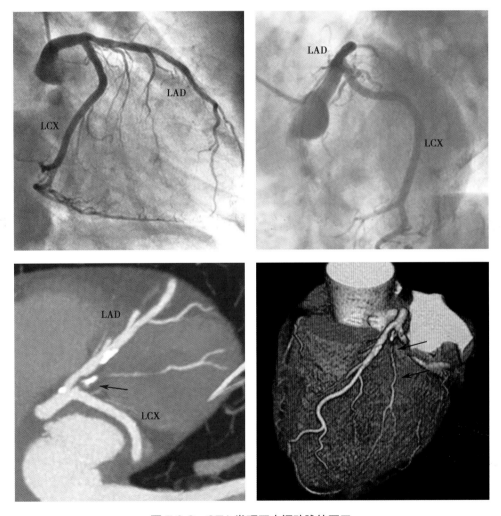

图 7-3-2 CTA 发现了中间动脉的开口

3. **血管内超声(IVUS)** IVUS 有利于发现 CTO 病变的入口,特别是近端有较大分支时,可将 IVUS 放置到分支内,回撤时往往能发现入口,典型的表现为"8"字征(图 7-3-3)。当然,有时血管粗大,或者入口处有明显钙化,可能也发现不了近端纤维帽,有时增加 IVUS 导管的扫描深度有利于发现近端纤维帽。IVUS 的指导可以"实时"进行,也可以"间断"使用。如果实时指导,往往需要 8F 的指引导管,特别是双腔微导管和 IVUS 同时使用时。另外,由于 IVUS 探头的活动,需要反复调整导管位置,所以更多"间断"使用 IVUS 进行指导。如果 IVUS 证实导丝突破近端纤维帽,无论在斑块内,还是内膜下,可以沿导丝送入微导管,如果不是,则应当撤回导丝,重新调整导丝方向,再次进行尝试。

IVUS 指导有可能损伤分支血管,也有可能形成血栓,因此操作一定要轻柔,并保证充分抗凝。另外,前向 IVUS 可能有利于无分支存在的情况下发现近端纤维帽。

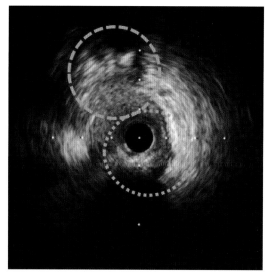

图 7-3-3 IVUS 发现了 LAD 开口的"8"字征

二、突破近段纤维帽的导丝与器械

如果近端纤维帽的位置明确,或者通过上述方法能够发现不易发现的近端纤维帽位置,那么余下的操作主要是导丝突破近端纤维帽,进入 CTO 病变体部。近端血管的直径、角度和分支存在都可影响导丝接触到纤维帽,并进入 CTO 病变体部。因此,需要特殊的导丝、特殊的微导管、个体化的导丝塑形、特殊的操作、特殊的器械才能成功。

1. **穿刺导丝的种类及塑形** 目前,用于穿刺的导丝主要包括 Gaia 系列、Conquest 系列和 Hornet 系列。这些导丝都是锥形尖端的缠绕型导丝(0.008~0.011in),相对都比较硬(1.7~20g),并且操纵性、力量传导性都很好,有足够的力量突破近端坚硬的纤维帽。

这些导丝除了 Gaia 系列导丝预塑形外,其余的导丝均需要术者塑形。根据不同的情况进行不同的塑形,主要是近端血管的直径、微导管的位置、分支的大小与角度进行个体化塑形。一般情况下,可塑单弯,头端长 1mm,角度 30°~70°,如果近端血管直径大或者近端有较大分支,需要塑第二弯,与第一弯相距 1~3mm,可塑 30°~70°。当然两弯角度相加不能超过 90°,否则就是伞柄状了。

2. **微导管** 目前国内主要的微导管为 Corsair、Finecross、KDL 双腔和 APT 公司生产的各种系列微导管。各种微导管的特点前文已有详述,本章节重点强调日本 Kaneka 公司生产的 KDL 双腔微导管。该微导管可以协助第二条导丝靠近近端纤维帽,同时增加了导丝的穿透力量 5~7 倍以上,有利于穿刺成功,有时第一条穿刺导丝进入近端纤维帽处但在内膜下,可以尝试应用该错误导丝为轴,再次应用 KDL 协助进入第二条穿刺导丝校正导丝方向和位置(图 7-3-4)。总结起来,KDL 微导管的作用包括:①增强导丝穿透力;②拉直近端迂曲血管段;③通过调整微导管位置,辅助导丝穿刺纤维帽。当导丝进入 CTO 病变后,应使用球囊锚定技术将其更换为普通微导管,便于后续导丝操作。分支血管直径足够大时,双腔微导管结合以下方法可显著提高导丝穿透力:①将两根软导丝送入同一分支;②沿其中一导丝送入快速交换球囊至分支行球囊锚定技术;③沿另一导丝(被球囊锚定的导丝)送入双腔微导管,再经双腔微导管 OTW 腔送入导丝穿刺 CTO 病变近端纤维帽。

当然,国外已有可调弯的微导管,如 venture 微导管。在确定了近端纤维帽位置后,可调整微导管的方向,使导丝直接面对近端纤维帽,从而增加了穿透力,更容易克服近端纤维帽。

3. **单导丝串联 IVUS 及 KDL 实时指导穿刺技术** 该技术由日本专家 Sumitsuji 首先描述,需要 7F 以上的指引导管,导丝进入近端纤维帽附近的边支,沿该导丝放置波士顿科学公司的 IVUS(必要时可将头端剪短),沿该导丝串联置入 KDL 双腔微导管,沿 KDL 双腔微导管的中心腔置入穿刺型导丝(注意,必要时可预置导丝在微导管内,以防将微导管损伤),可在 IVUS 实时指导下发现入口,并精确指导导丝进入近端纤维帽内或结构内。该技术是解决入口不清的重要方法之一。近期,国内的汝磊生教授发明了 VOLCANO 超声,与 Finecross 导管并行的超声双腔微导管具有异曲同工之妙,并且 6F 指引导管内即可完成,受到众多专家的认可与使用(图 7-3-5)。

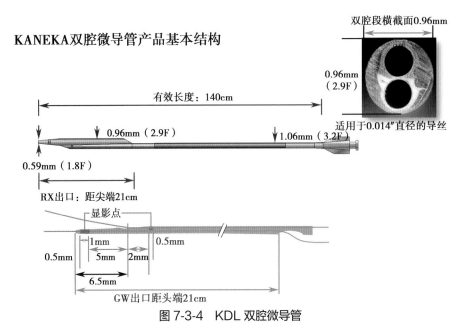

图 7-3-4　KDL 双腔微导管

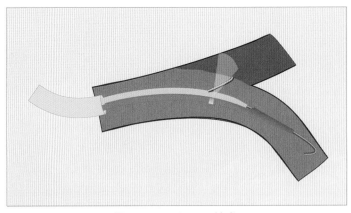

图 7-3-5　Sleeve 技术

4. LASER 辅助导丝穿刺　当导丝能够进入 CTO 病变体部,但微导管或球囊不能通过近端纤维帽时,可用激光导管从低频率、低能量开始进行 LASER 的消融治疗,可有利于突破近端纤维帽。也有人报道,可将激光导管放置到纤维帽附近进行激光消融,有利于修饰近端纤维帽,从而易化导丝进入近端纤维帽。目前,使用该技术的经验不足,应谨慎尝试,更多的还是球囊或者微导管不能进入时启动激光导管消融治疗。

5. 新的器械与思路　现有 IVUS 均为横断面扫描,而经胸超声均为前向扫描,甚至有三维超声心动图的技术。我们可以设想将该技术用于血管内超声,如夜行中的手电筒一样显示 CTO 病变近端的纤维帽成分与位置,可能有利于 CTO 病变近端纤维帽的突破和导丝位置的判断,姑且称之为"前向 IVUS"。

近年来,分子生物学进展迅猛,有专家提出可在 CTO 近端纤维帽附近注射各种生物酶,如 Soundbite 系统和给予胶原蛋白酶等技术,希望能够从蛋白、组织层面克服该问题。期待更多的研究出现,为克服 CTO 病变作出贡献。

三、主动进入内膜下的技术(move-the-cap)

应用上述各种评价方法仍不能确定近端纤维帽位置,或者能够确定其位置但其斑块富含钙化成分,致使导丝很难穿透,无法进入闭塞病变段,不能突破近端纤维帽(包括最硬的导丝 CP8-20、Power-Knuckle、激光等技术),不能进入 CTO 病变体部;或者冠状动脉开口即闭塞,指引导管不能到位,近段没有攻击平台,从而使正向遇到极大困难。这时,可以在近端纤维帽的近段主动进入内膜下绕开坚硬的、模糊的近端纤维帽斑块,从而克服近端纤维帽或者直接通过逆向进行介入治疗。

1. **Scratch-and-go 技术** 该技术是在微导管(建议使用 Corsair 或 Turnpike 或双腔微导管等)支撑下,将硬导丝(如 Conquest Pro 12、Gaia 3 或 Hornet 14 等)在近段纤维帽近段进入内膜下,从而绕过近端纤维帽而完成突破。如果 CTO 病变近端血管存在严重迂曲或钙化病变,微导管通过困难时,可先用小球囊预扩张病变,或更换更大管径、支撑力更强的指引导管(如 Amplatz 1),或应用其他提高指引导管支撑力技术,如边支锚定或子导管技术等。在操作过程中,硬导丝头端塑形成 90° 弯曲,长度 2~3mm。在近端纤维帽附近的血管壁内推进导丝 1~2mm,避免发生血管穿孔。单纯导丝推进导致血管穿孔极为罕见,但如果盲目跟进微导管,可能导致严重血管穿孔。沿硬导丝推进微导管进入血管壁≤1mm,以免造成巨大夹层或血肿。为避免造成血管穿孔,推进微导管之前,需确认导丝在血管结构内。经微导管送入聚合物涂层导丝(如 Fielder XT、Fighter 或 Pilot 200)。将导丝推出微导管,形成"屈指"状,不宜转动导丝。如导丝无法形成"屈指"形状,并且嵌顿在血管壁,可能导致血管穿孔。这样导丝绕过近端纤维帽后,可快速、高效地通过 CTO 病变闭塞段,然后再采取其他办法(ADR 技术、LAST 技术、STAR 技术、AFR 技术等)将导丝经内膜下再入血管真腔(图 7-3-6)。

2. **BASE 和 SB-BASE** 如果 Scratch-and-go 技术不能突破近端纤维帽,可以采用 BASE 或 SB-BASE(分支存在时),能够进入近端纤维帽或者绕过近端纤维帽。将导丝送至 CTO 病变近端,使用直径稍大的半顺应性球囊(球囊与血管直径比为 1.1∶1 或 1.2∶1),以 10~15atm 扩张,可以经指引导管注射对比剂,确认 CTO 病变纤维帽近端血管已出现夹层(也可以不用证实,有时夹层较小,也具有同样的作用)。沿导丝推送微导管至 CTO 病变近端纤维帽处,应用聚合物涂层导丝在夹层内行 Knuckle 导丝技术,经微导管推送聚合物涂层导丝(如 Fielder XT、Fighter 或 Pilot 200)进入血管夹层,行 Knuckle 导丝技术。不宜旋转导丝,以免发生导丝断裂。由于内膜下腔隙具有一定的可扩张性,该技术引发血管穿孔的风险较低。因此,一旦 Knuckle 导丝进入内膜下,可直接推送通过闭塞段至 CTO 病变远端纤维帽以远,并在较大分支发出前实施导丝再入血管真腔操作。导丝再进入真腔位置应尽可能靠近远端纤维帽,推荐使用 Stingray 系统辅助的 ADR 技术,也可采用手工 ADR 或 LAST 或 STAR 技术。如远端纤维帽位于两较大分支血管的分叉处(如后降支和左室后侧支分叉处),可采用 "double Stingray" 技术或逆向 PCI 策略(图 7-3-7)。

3. **Knuckle 技术** Knuckle 在英文中意为关节,常代表力量与突破感。泰拳中常见到使用肘、膝盖等关节进行攻击,即关节技。在 CTO 病变介入治疗中,也常根据闭塞病变的情况,选择性地将冠脉导丝塑成 Knuckle 样,也称为 Knuckle 导丝(打弯导丝技术),利用导丝体部硬度由远到近逐渐增强的原理,增加导丝沿血管结构内通过闭塞段的能力。Knuckle 导丝技术常在结构不明、血管迂曲、支架内 CTO 病变和导丝被坚硬斑块阻挡不能前行时使用。当近端纤维帽阻挡了导丝的前进时,可以使用 Knuckle 导丝技术,常用导丝也是以聚合物涂层导丝为主,如 Fielder XT、Fighter 或 Pilot 200 等。如前所述,可以将微导管(常用 Corsair)送至近端纤维帽附近,然后将导丝做成伞柄状,推出后随着 Knuckle 环越靠近近端,力量越大,当 Knuckle 环力量强于近端纤维帽接触点时,可突破近端纤维帽。这时的 Knuckle 导丝不一定在内膜下,也可能在斑块内。同时,在突破前,可以反复回撤导丝,变换微导管的位置,寻找不同的突破点,由于近段血管相对正常,导丝 Knuckle 环不一定很大,一旦突破,可立即降级 Knuckle 导丝,以免导致夹层或血肿过大,从而影响随后的操作。如果采用该操作,常常需要强的指引导管支撑力,可用 AL 或 EBU 或 XB 等指引导管,或者采用球囊锚定技术加强支撑力,如果近端有血管平台可以利用,可在近端放置球囊加强支撑力和 Knuckle 环力量,这称为 "Power-Knuckle 技术"。Knuckle 技术使用时,一定要注意不用过多旋转,以免导丝断裂,尽量使用聚合物涂层导丝,多体位投照保证导丝在结构内,必要时可配合 Carlino 技术(图 7-3-8,图 7-3-9)。

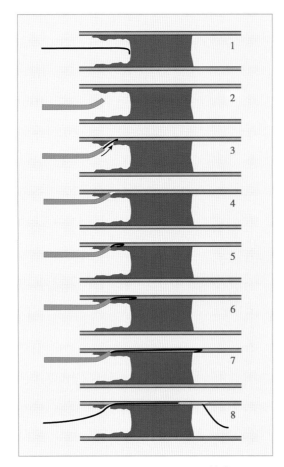

图 7-3-6 Scratch-and-go 技术

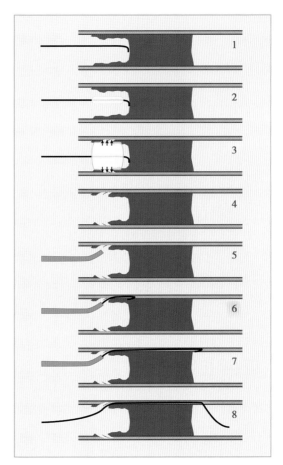

图 7-3-7 BASE 技术

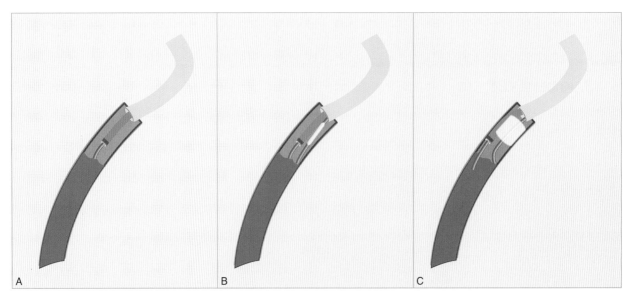

图 7-3-8 Power-Knuckle 技术

A. 微导管辅助下导丝不能穿过坚硬的纤维帽；B. 送入与血管直径比为 1∶1 的球囊；C. 球囊扩张锚定微导管,增加微导管支撑力,促进导丝穿过坚硬的纤维帽。

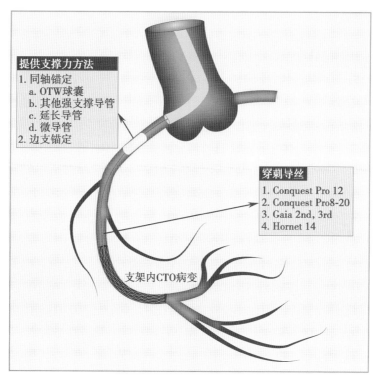

图 7-3-9　加强支撑力的方法

4. Carlino 技术　该技术又称为造影剂介导的 STAR 导技术,应用微导管插入近端纤维帽注射造影剂,制造一个可视的夹层并操作导丝前进,越过病变段后再进行导丝再进入操作。将微导管推送至纤维帽近端,经微导管向管壁方向推送硬导丝,并确认导丝尖端位于内膜下,沿导丝推送微导管进入血管壁,微导管注入少量对比剂(通常使用有螺旋接口的 3ml 小注射器,X 线直视下,轻柔注射 0.5~1.0ml 对比剂)。将导丝送入血管夹层内,导丝经内膜下通过 CTO 病变,然后进行导丝内膜下再入远端血管真腔操作。该操作具有一定的风险,可能造成穿孔,因此应轻柔操作,少量注射,还可能导致夹层延展、扩大,使分支闭塞或近端血管损伤,建议分支应用球囊保护,或者在延长导管的辅助下进行该操作(图 7-3-10)。

四、逆向介入治疗

逆向介入治疗可作为近端纤维帽模糊 / 不清晰 CTO 病变的首选治疗方法。当然,也可以作为上述各种技术仍不能奏效,甚至出现并发症时的补救办法。逆向导丝技术在其他章节已有所描述,不再赘述。需要注意的是,可将逆向导丝在血管结构内或斑块内到达近端纤维帽附近,可尝试硬导丝的穿刺,这时可能直接通过近端纤维帽。也可在近端纤维帽附近进行 Knuckle 或 Carlino 等操作,然后操作正向导丝,这时正向导丝会相对容易地进入斑块内或内膜下,然后进行反向 CART。如果还不能成功,可以尝试到纤维膜近端进行,也可以采用 CART 技术(图 7-3-11)。

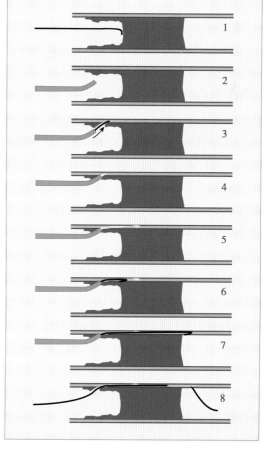

图 7-3-10　Carlino 技术

　　CTO 介入治疗是冠心病介入治疗领域的热点,也是难点。突破近端纤维帽进入 CTO 体部是 CTO 介入治疗遇到的第一个问题,正如进入人家要走大门一样,它就是 CTO 病变的"大门"。进入该"大门"(近端纤维帽)主要存在"看不见,摸不着,进不去"三个问题。如果"看不见",我们就必须仔细看,需要高质量双侧冠状动脉造影、CTA 评价和 IVUS 进行再评价、再认识和再寻找,以便获得更多的信息。如果能够"看得见"或者仔细评价后"找得到",就用目前穿刺的导丝和微导管做"钥匙"去"开门",但有时候用普通的方法"摸不着",只能用特殊的方法,如个体化塑形导丝、特殊类型导丝、KDL 双腔微导管等,努力"摸得着"。如果仍然"看不见"或者"摸得到"但"进不去"(go through),可以采用主动进入内膜下的"绕过"(go around)技术。这些技术要以过硬的重回真腔技术(ADR、LAST、STAR 等)作为支撑,才能大胆使用。逆向技术作为这类 CTO 病变的解决方法,可以作为首选策略,也可以作为补救性手段使用(图 7-3-12)。

　　随着经验的积累、器械的进步、技术的改进、理念的更新,我们有信心和理由相信 CTO 病变介入治疗会成为一种所有介入医生都掌握的常规、简易的介入手术。

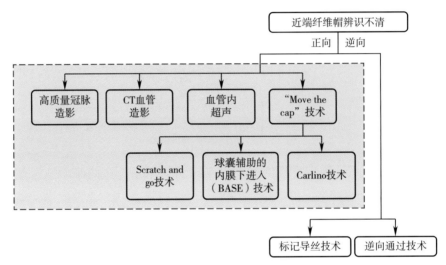

图 7-3-11　近端纤维帽不清 CTO 的正向和逆向技术

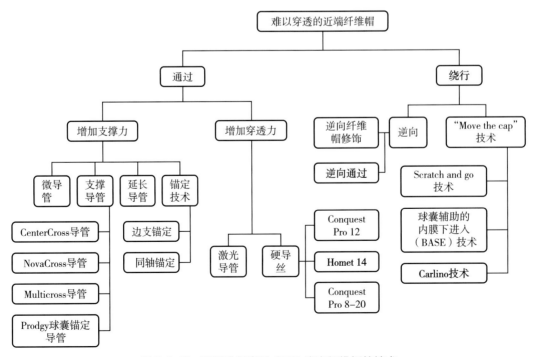

图 7-3-12　导丝难以穿透 CTO 病变纤维帽的技术

五、典型病例汇总

病例 1（图 7-3-13） LAD-CTO（女，62 岁，UAP，Sleeve 技术 -IVUS+KDL）

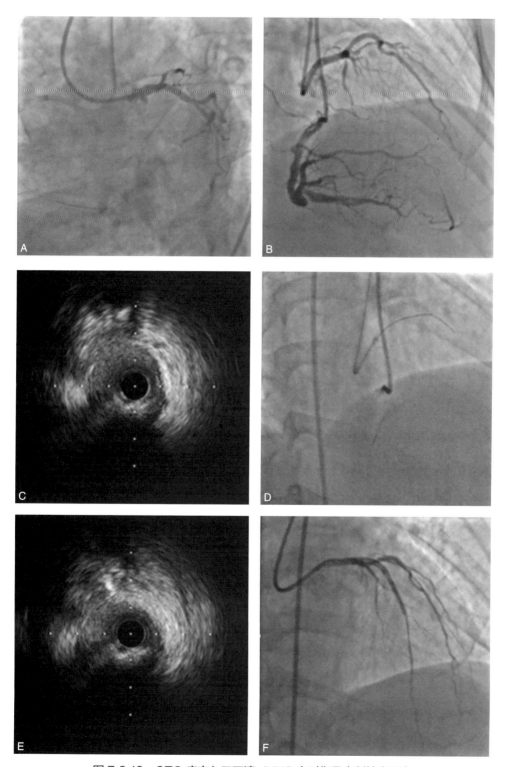

图 7-3-13　CTO 病变入口不清，IVUS 实时指导穿刺技术示意

A. 左足位造影 LAD 闭塞处无明显残端；B. 右头位双侧造影示 LAD 入口不清，可见 PDA-LAD 侧支循环；C. 经对角支回撤 IVUS 探寻 LAD 闭塞处，管腔呈"8"字形，图中 11 点方向即为 LAD 入口；D. IVUS 实时指导，CP 导丝穿刺进入 LAD；E. IVUS 验证 CP 导丝穿刺进入 LAD 斑块内；F. 导丝通过闭塞段，完成支架植入。

病例 2（图 7-3-14）　RCA-CTO（男,74 岁,UAP,心功能不全 LVEF 42%,BASE+Knuckle）

病例 3（图 7-3-15）　RCA-CTO（男,48 岁,UAP AF 心功能不全,LVEF 34%,Carlino+ADR）

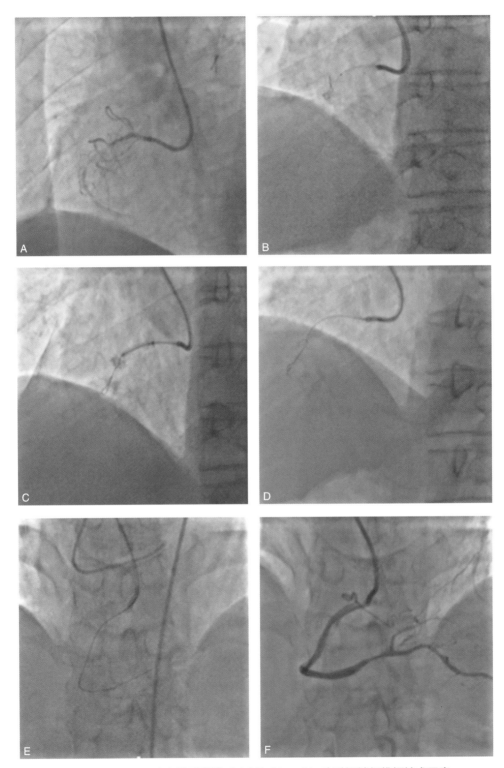

图 7-3-14　CTO 病变钝形残端,BASE+Knuckle 突破近端纤维帽技术示意

A. 右冠状动脉近段闭塞,近端纤维帽不清,可见较多分支;B. 尝试 XT 导丝进入内膜下 Knuckle 前行受阻,换用 Cosair 微导管、Tornus 导管、延长导管支撑下导丝仍无法推进;C. 3.0mm 球囊顶住闭塞段扩张,松解撕裂近端纤维帽;D. 另一 XT 导丝 Knuckle 进入闭塞段,并到达远段 Landing zone;E. Stingray 球囊送至 RCA 中段,CP8-20 导丝采用 Stick&go 技术完成再入真腔;F. 支架植入后结果。

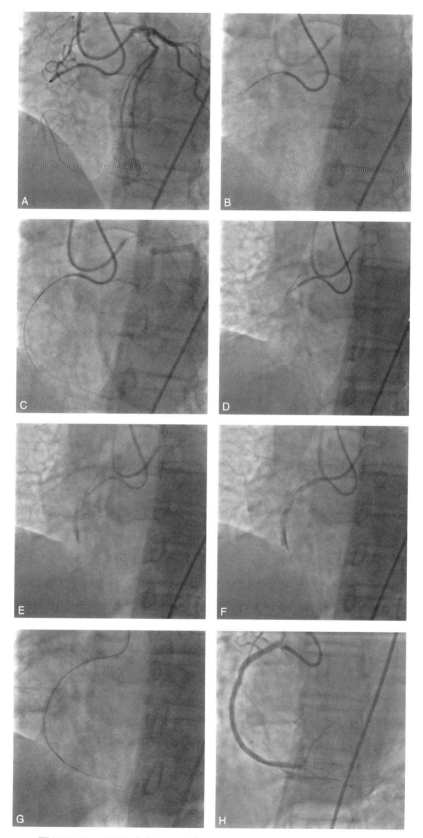

图 7-3-15 CTO 病变入口不清, Carlino 突破近端纤维帽技术示意

A. 双侧造影示 RCA 近段闭塞, 钝形残端, 有较多分支; B. 近端纤维帽坚硬, Gaia 3 导丝头端顶弯无法突破; C. CP12 导丝穿刺前行, 但未进入血管结构内; D. Power Knuckle 仍无法突破近端纤维帽; E. Carlino 技术松解斑块并指明血管走行; F. XT 导丝沿血管结构内残留造影剂顺利 Knuckle 进入闭塞段; G. 导丝至 landing zone 后交换 Stingray 球囊, CP8-20 导丝 Stick&go 再入真腔; H. 支架植入后的结果。

病例 4（图 7-3-16）　对 RCA-CTO 行 PCI（男，67 岁，UAP，BASE+Scratch-and-go）

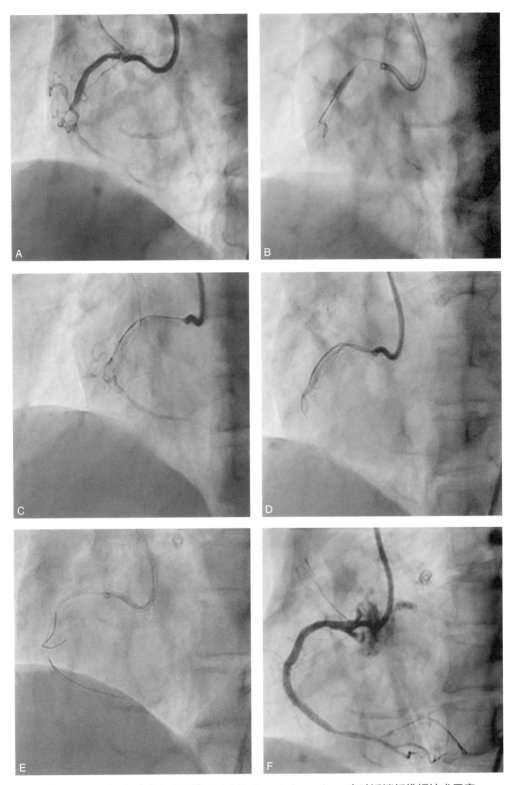

图 7-3-16　CTO 病变入口不清，BASE+Scratch-and-go 突破近端纤维帽技术示意

A. RCA 近中段闭塞段不长，闭塞近端可见分支血管；B. 近端纤维帽坚硬，尝试 BASE+Knuckle 技术仍无法进入闭塞段；C. KDL+Hornet14 导丝无法进入，换 CP8-20 导丝对近端纤维帽穿刺；D. Corsair+Pilot 200 导丝顺利进入血管结构内；E. 越过闭塞段后交换 Stingray 球囊，采用 Stick and SWAP 技术再入真腔；F. 支架植入后的结果。

病例 5（图 7-3-17） LAD-CTO（男，56 岁，UAP，OMI，外院 2 次均失败，逆向）

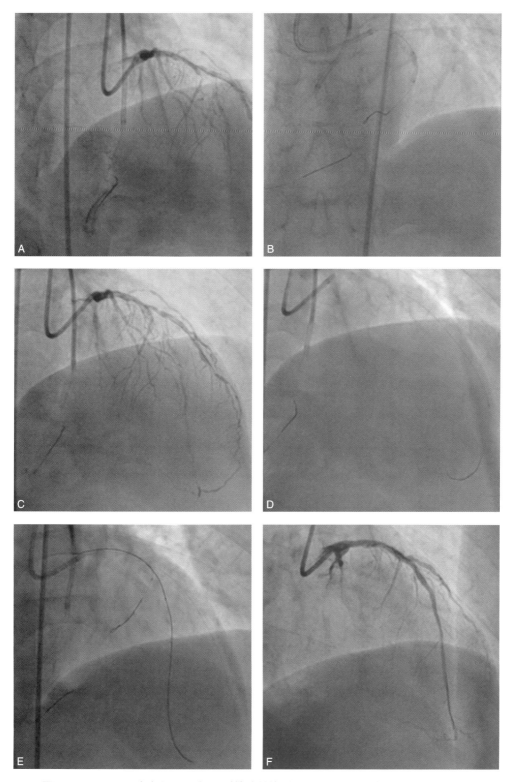

图 7-3-17　CTO 病变入口不清，适时策略转换逆向 Modified 反向 CART 技术示意

A. 双侧造影示 LAD 中段闭塞，闭塞近端有对角支、间隔支发出；B. 2.5mm 球囊 BASE 后使用 KDL 辅助下穿刺不成功；C. 造影可见对角支 - 前降支同侧侧支血管；D. 调整策略，同侧逆向 Sion 导丝通过侧支血管；E. 逆向导丝通过闭塞段进入指引导管；F. 支架植入后的结果。

（赵　林　张　涛　靳志涛）

参 考 文 献

［1］KARATASAKIS A, DANEK B A, KARMPALIOTIS D, et al. Impact of proximal cap ambiguity on outcomes of chronic total occluSion percutaneous coronary intervention：insights from a multicenter US registry［J］. J Invasive Cardiol, 2016, 28：391-396.

［2］BRILAKIS E S, GRANTHAM J A, RINFRET S, et al. A percutaneous treatment algorithm for crossing coronary chronic total occlusions［J］. JACC Cardiovasc Interv, 2012, 5：367-379.

［3］OPOLSKI M P, ACHENBACH S. CT angiography for revascularization of CTO：crossing the borders of diagnosis and treatment ［J］. JACC Cardiovasc Imaging, 2015, 8：846-858.

［4］DAUTOV R, ABDUL JAWAD ALTISENT O, RINFRET S. Stumpless chronic total occlusion with no retrograde option：multidetector computed tomography-guided intervention via bi-radial approach utilizing bioresorbable vascular scaffold［J］. Catheter Cardiovasc Interv, 2015, 86（6）：E258-E262.

［5］OPOLSKI M P, DEBSKI A, BORUCKI B A, et al. First-in-Man computed tomography-guided percutaneous revascularization of coronary chronic total occlusion using a wearable computer：proof of concept［J］. Can J Cardiol, 2016, 32：e11-e13.

［6］GHOSHHAJRA B B, TAKX R A, STONE L L, et al. Real-time fusion of coronary CT angiography with x-ray fluroscopy during chronic total occlusion PCI［J］. Eur Radiol, 2017, 27（6）：2464-2473.

［7］GALASSI A R, SUMITSUJI S, BOUKHRIS M, et al. Utility of intravascular ultrasound in percutaneous revascularization of chronic total occlusions：an overview［J］. JACC Cardiovasc Interv, 2016, 9：1979-1991.

［8］KARACSONYI J, ALASWAD K, JAFFER F A, et al. Use of intravascular imaging during chronic total occlusion percutaneous coronary intervention：insights from a contemporary multicenter registry［J］. J Am Heart Assoc, 2016, 5：e003890.

［9］VO M N, KARMPALIOTIS D, BRILAKIS E S. "Move the cap" technique for ambiguous or impenetrable proximal cap of coronary total occlusion［J］. Catheter Cardiovasc Interv, 2016, 87：742-748.

［10］CARLINO M, RUPARELIA N, THOMAS G, et al. Modified contrast microinjection technique to facilitate chronic total occlusion recanalization［J］. Catheter Cardiovasc Interv, 2016, 87：1036-1041.

［11］AMSAVELU S, CARLINO M, BRILAKIS E S. Carlino to the rescue：use of intralesion contrast injection for bailout antegrade and retrograde crossing of complex chronic total occlusions［J］. Catheter Cardiovasc Interv, 2016, 87：1118-1123.

［12］DANEK B A, KARATASAKIS A, BRILAKIS E S. Consequences and treatment of guidewire entrapment and fracture during percutaneous coronary intervention［J］. Cardiovasc Revasc Med, 2016, 17：129-133.

［13］BENKO A, BERUBE S, BULLER C E, et al. Novel crossing system for chronic total occlusion recanalization：first-in-man experience with the SoundBite crossing system［J］. J Invasive Cardiol, 2017, 29：E17-20.

［14］STRAUSS B H, OSHEROV A B, RADHAKRISHNAN S, et al. Collagenase Total Occlusion-1（CTO-1）trial：a phase I, dose-escalation, safety study［J］. Circulation, 2012, 125：522-528.

［15］NICHOLSON W, HARVEY J, DHAWAN R. E-CART（ElectroCautery-Assisted Re-entry）of an aortoostial right coronary artery chronic total occlusion：first-in-man［J］. JACC Cardiovasc Interv, 2016, 9：2356-2358.

［16］CHRISTOPOULOS G, KARMPALIOTIS D, WYMAN M R, et al. Percutaneous intervention of circumflex chronic total occlusions is associated with worse procedural outcomes：insights from a multicentre US registry［J］. Can J Cardiol, 2014, 30：1588-1594.

［17］NGUYEN-TRONG P K, RANGAN B V, KARATASAKIS A, et al. Predictors and outcomes of sidebranch occlusion in coronary chronic total occlusion interventions［J］. J Invasive Cardiol, 2016, 28：168-173.

［18］JANG W J, YANG J H, CHOI S H, et al. Association of periprocedural myocardial infarction with long-term survival in patients treated with coronary revascularization therapy of chronic total occlusion［J］. Catheter Cardiovasc Interv, 2016, 87：1042-1049.

［19］LO N, MICHAEL T T, MOIN D, et al. Periprocedural myocardial injury in chronic total occluSion percutaneous interventions：a systematic cardiac biomarker evaluation study［J］. JACC Cardiovasc Interv, 2014, 7：47-54.

［20］SAITO S. Open Sesame Technique for chronic total occlusion［J］. Catheter Cardiovasc Interv, 2010, 75：690-694.

［21］CHIU CA. Recanalization of difficult bifurcation leSions using adjunctive double-lumen microcatheter support：two case reports

［J］. J Invasive Cardiol, 2010, 22：E99-103.

［22］ITURBE J M, ABDEL-KARIM A R, RAJA V N, et al. Use of the venture wire control catheter for the treatment of coronary artery chronic total occlusions［J］. Catheter Cardiovasc Interv, 2010, 76：936-941.

［23］KAWASAKI T, KOGA H, SERIKAWA T. New bifurcation guidewire technique：a reversed guide wire technique for extremely angulated bifurcation-a case report［J］. Catheter Cardiovasc Interv, 2008, 71：73-76.

［24］SUZUKI G, NOZAKI Y, SAKURAI M. A novel guidewire approach for handling acute-angle bifurcations：reversed guidewire technique with adjunctive use of a double-lumen microcatheter［J］. J Invasive Cardiol, 2013, 25：48-54.

［25］MICHAEL T, BANERJEE S, BRILAKIS E S. Distal open sesame and hairpin wire techniques to facilitate a chronic total occlusion intervention［J］. J Invasive Cardiol, 2012, 24：E57-59.

［26］CHRISTOPOULOS G, KARMPALIOTIS D, ALASWAD K, et al. The efficacy of "hybrid" percutaneous coronary intervention in chronic total occlusions caused by in-stent restenosis：insights from a US multicenter registry［J］. Catheter Cardiovasc Interv, 2014, 84：646-651.

［27］AZZALINI L, DAUTOV R, OJEDA S, et al. Procedural and long-term outcomes of percutaneous coronary intervention for in-stent chronic total occlusion［J］. JACC Cardiovasc Interv, 2017, 10：892-902.

［28］ABBAS A E, BREWINGTON S D, DIXON S R, et al. Success, safety, and mechanisms of failure of percutaneous coronary intervention for occlusive non-drug-eluting in-stent restenosis versus native artery total occlusion［J］. Am J Cardiol, 2005, 95：1462-1466.

［29］YANG Y M, MEHRAN R, DANGAS G, et al. Successful use of the frontrunner catheter in the treatment of in-stent coronary chronic total occlusions［J］. Catheter Cardiovasc Interv, 2004, 63：462-468.

［30］HO P C. Treatment of in-stent chronic total occlusions with blunt microdissection［J］. J Invasive Cardiol, 2005, 17：E37-39.

［31］LEE N H, CHO Y H, SEO H S. Successful recanalization of in-stent coronary chronic total occlusion by subintimal tracking［J］. J Invasive Cardiol, 2008, 20：E129-132.

［32］WERNER G S, MOEHLIS H, TISCHER K. Management of total restenotic occlusions［J］. EuroIntervention, 2009, 5（Suppl. D）：D79-83.

［33］BRILAKIS E S, LOMBARDI W B, BANERJEE S. Use of the Stingray guidewire and the Venture catheter for crossing flush coronary chronic total occlusions due to in-stent restenosis［J］. Catheter Cardiovasc Interv, 2010, 76：391-394.

［34］ABDEL-KARIM A R, LOMBARDI W B, BANERJEE S, et al. Contemporary outcomes of percutaneous intervention in chronic total coronary occlusions due to in-stent restenosis［J］. Cardiovasc Revasc Med, 2011, 12：170-176.

［35］DE LA TORRE HERNANDEZ J M, RUMOROSO J R, SUBINAS A, et al. Percutaneous intervention in chronic total coronary occlusions caused by in-stent restenosis. Procedural results and long term clinical outcomes in the TORO（Spanish registry of chronic Total occluSion secondary to an occlusive in stent Restenosis）multicenter registry［J］. EuroIntervention, 2017, 13：e219-226.

［36］RINFRET S, RIBEIRO H B, NGUYEN C M, et al. Dissection and re-entry techniques and longer-term outcomes following successful percutaneous coronary intervention of chronic total occlusion［J］. Am J Cardiol, 2014, 114：1354-1360.

［37］OHYA H, KYO E, KATOH O. Successful bypass restenting across the struts of an occluded subintimal stent in chronic total occluSion using a retrograde approach［J］. Catheter Cardiovasc Interv, 2013, 82：E678-683.

［38］QUEVEDO H C, IRIMPEN A, ABI RAFEH N. Succesful antegrade subintimal bypass restenting of in-stent chronic total occlusion［J］. Catheter Cardiovasc Interv, 2015, 86：E268-271.

［39］ROY J, LUCKING A, STRANGE J, et al The difference between success and failure：subintimal stenting around an occluded stent for treatment of a chronic total occlusion due to in-stent restenosis［J］. J Invasive Cardiol, 2016, 28：E136-138.

［40］TASIC M, SRECKOVIC M J, JAGIC N, et al. Knuckle technique guided by intravascular ultrasound for in-stent restenosis occlusion treatment［J］. Postepy Kardiol Interwencyjnej, 2015, 11：58-61.

［41］CAPRETTI G, MITOMO S, GIGLIO M, et al. Subintimal crush of an occluded stent to recanalize a chronic total occluSion due to in-stent restenosis：insights from a multimodality imaging approach［J］. JACC Cardiovasc Interv, 2017, 10：e81-83.

［42］PAPAYANNIS A, BANERJEE S, BRILAKIS E S. Use of the Crossboss catheter in coronary chronic total occluSion due to in-stent restenosis［J］. Catheter Cardiovasc Interv, 2012, 80：E30-36.

［43］WILSON W M, WALSH S, HANRATTY C, et al. A novel approach to the management of occlusive in stent restenosis（ISR）

〔J〕. EuroIntervention, 2014, 9: 1285-1293.

［44］NTATSIOS A, SMITH W H T. Exit of CrossBoss between stent struts within chronic total occluSion to subintimal space: completion of case via retrograde approach with rendezvous in coronary〔J〕. J Cardiol Cases, 2014, 9: 183-186.

［45］MAEREMANS J, DENS J, SPRATT J C, et al. Antegrade dissection and reentry as part of the hybrid chronic total occluSion revascularization strategy: a subanalysis of the RECHARGE registry (Registry of CrossBoss and Hybrid Procedures in France, the Netherlands, Belgium and United Kingdom)〔J〕. Circ Cardiovasc Interv, 2017, 10 (6): e004791.

［46］SAPONTIS J, GRANTHAM J A, MARSO S P. Excimer laser atherectomy to overcome intraprocedural obstacles in chronic total occluSion percutaneous intervention: case examples〔J〕. Catheter Cardiovasc Interv, 2015, 85: E83-89.

［47］LEVINE G N, BATES E R, BLANKENSHIP J C, et al. 2011 ACCF/AHA/SCAI guideline for percutaneous coronary intervention. A report of the American College of Cardiology Foundation/ American heart association Task force on Practice guidelines and the Society for Cardiovascular angiography and interventions〔J〕. J Am Coll Cardiol, 2011, 58: e44-122.

［48］BRILAKIS E, BANERJEE S, LOMBARDI W. Retrograde recanalization of native coronary artery chronic occlusions via acutely occluded vein grafts〔J〕. Catheter Cardiovasc Interv, 2010, 75: 109-113.

［49］KATOH H, NOZUE T, MICHISHITA I. A case of giant saphenous vein graft aneurysm successfully treated with catheter intervention〔J〕. Catheter Cardiovasc Interv, 2016, 87: 83-89.

［50］NGUYEN-TRONG P K, ALASWAD K, KARMPALIOTIS D, et al. Use of saphenous vein bypass grafts for retrograde recanalization of coronary chronic total occlusions: insights from a multicenter registry〔J〕. J Invasive Cardiol, 2016, 28: 218-224.

［51］DAUTOV R, MANH NGUYEN C, ALTISENT O, et al. Recanalization of chronic total occluSions in patients with previous coronary bypass surgery and consideration of retrograde access via saphenous vein grafts〔J〕. Circ Cardiovasc Interv, 2016, 9: e003515.

［52］SACHDEVA R, URETSKY B F. Retrograde recanalization of a chronic total occluSion of a saphenous vein graft〔J〕. Catheter Cardiovasc Interv, 2009, 74: 575-578.

［53］TAKANO M, YAMAMOTO M, MIZUNO K. A retrograde approach for the treatment of chronic total occluSion in a patient with acute coronary syndrome〔J〕. Int J Cardiol, 2007, 119: e22-24.

［54］HO P C, TSUCHIKANE E. Improvement of regional ischemia after successful percutaneous intervention of bypassed native coronary chronic total occluSion: an application of the CART technique〔J〕. J Invasive Cardiol, 2008, 20: 305-308.

［55］BRILAKIS E S, GRANTHAM J A, THOMPSON C A, et al. The retrograde approach to coronary artery chronic total occlusions: a practical approach〔J〕. Catheter Cardiovasc Interv, 2012, 79: 3-19.

［56］GARG N, HAKEEM A, GOBAL F, et al. Outcomes of percutaneous coronary intervention of chronic total saphenous vein graft occluSions in the contemporary era〔J〕. Catheter Cardiovasc Interv, 2014, 83: 1025-1032.

［57］DEBSKI A, TYCZYNSKI P, DEMKOW M, et al. How should I treat a chronic total occluSion of a saphenous vein graft? Successful retrograde revascularisation〔J〕. EuroIntervention, 2016, 11: e1325-1328.

［58］赵林, 王刚, 胡春阳, 等. Stingray 球囊辅助下正向夹层再进入技术在慢性完全闭塞病变治疗中的应用〔J〕. 中国介入心脏病学杂志, 2020, 28 (9): 511-516.

［59］中国冠状动脉慢性闭塞病变介入治疗俱乐部. 中国冠状动脉慢性完全闭塞病变介入治疗推荐路径〔J〕. 中国介入心脏病学杂志, 2018, 26 (3): 121-128.

［60］GALASSI A R, WERNER G S, BOUKHRIS M, et al. Percutaneous recanalisation of chronic total occlusions: 2019 consensus document from the EuroCTO Club〔J〕. EuroIntervention, 2019, 15 (2): 198-208.

［61］MORINO Y, ABE M, MORIMOTO T, et al. Predicting successful guidewire crossing through chronic total occluSion of native coronary lesions within 30 minutes: the J-CTO (Multicenter CTO Registry in Japan) score as a difficulty grading and time assessment tool〔J〕. JACC Cardiovasc Interv, 2011, 4: 213-221.

［62］KARACSONYI J, KARATASAKIS A, KARMPALIOTIS D, et al. Effect of previous failure on subsequent procedural outcomes of chronic total occluSion percutaneous coronary intervention (from a contemporary multicenter registry)〔J〕. Am J Cardiol, 2016, 117: 1267-1271.

第四节　BASE/Scratch-and-go/Knuckle 浅谈

一、BASE/Scratch-and-go

在谈到 BASE 和 Scratch-and-go 这"两种"技术的时候,其实我们应该明确一点,这"两种"技术实际上是一回事,它们的本质都是通过近端斑块的修饰而完成导丝在内膜下通过的目的(图 7-4-1)。

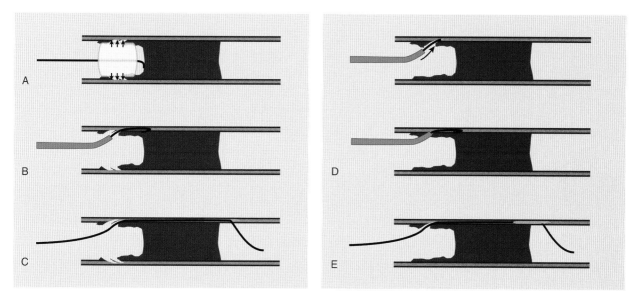

图 7-4-1　BASE/Scratch-and-go 技术示意

A~C. BASE 技术示意:CTO 近端球囊扩张进行斑块修饰(A);导丝通过扩张造成的夹层进入内膜下(B);导丝进入 CTO 体部(C)。D、E. Scratch-and-go 技术示意:导丝在 CTO 近端 Scratch 造成夹层(D);通过导丝造成的夹层进入血管内膜下并到达 CTO 体部(E)。

明确了这一点以后,就是 BASE/Scratch-and-go 技术的适应证问题了,在什么情况下适合使用 BASE/Scratch-and-go 技术。笔者简单总结了以下适应证:

(1)导丝通过困难(多因严重钙化)。

(2)正向穿刺困难(多因钙化)。

(3)CTO 闭塞段过长或迂曲难以确定血管结构。

(4)无残端 CTO。

关于无残端 CTO 的适应证问题,这一适应证与 IVUS 指导下无残端 CTO 并不矛盾,IVUS 是一种指向和指导,而 BASE/Scratch-and-go 则是具体实施办法,两者相辅相成、互相补充。

在进行 BASE/Scratch-and-go 时,应该注意以下情况。首先,当成功完成了导丝进入内膜下这一步骤时,使用硬导丝穿刺后不能深入过多,此时应及时跟进 Corsair 并交换降级导丝操作,一般提倡降级导丝后直接进行 Knuckle 操作,当然即使进行 Knuckle 操作,也应注意多体位确认导丝走行(有意思的是,在进行 Scratch-and-go 技术时,有时使用 Pilot 或 XT 系列导丝有可能导丝可以直接进入 CTO 节段,从而减少更换导丝这一操作);其次,启用 BASE/Scratch-and-go 技术后是为逆向或 ADR 技术作准备,因为一旦进行 BASE/Scratch-and-go 操作,后续行逆向或 ADR 的可能性很大;另外,虽然通常认为进行 BASE/Scratch-and-go 操作后进入内膜下的可能性很大,但是根据笔者的经验,BASE/Scratch-and-go 操作后破坏了近端纤维帽,有将近1/2 的病例导丝是能够直接进入到 CTO 体部血管斑块内的,所以有时候我们也戏称其为 BAPE 技术(balloon-assisted plaque entry);再次,在拟行 ADR 操作的情况下,应在导丝穿刺进入 CTO 节段后,尽早进行 Corsair 跟进并进行导丝的 Knuckle 操作,这样有利于减少血肿,更有益于接下来的 ADR 操作;最后,再强调一点,拟进行 BASE/Scratch-and-go 操作时,应选择管腔足够大的被动支撑型指引导管,首先是因为进行此类操作时指引导管内需要容纳的器械较多,再者也方便如锚定技术、IVUS 实时指导穿刺等协同技术的进行。

二、Knuckle

Knuckle 操作其实是 BASE/Scratch-and-go 操作的必要补充,其适应证也基本相同。有所不同的是,BASE/Scratch-and-go 操作常常选择头端比较坚硬的导丝,而 Knuckle 操作的常用导丝为 XT 系列、Pilot 200 以及 Fighter 导丝。一般情况下,XT 系列和 Fighter 导丝产生的 Knuckle 环较小,而 Pilot 200 产生的 Knuckle 环较大。

在进行 Knuckle 操作时,也有一些方面需要术者特别注意:

在 Knuckle 导丝进行困难的时候,这种情况一般是 Knuckle 导丝在斑块内并没有进入内膜下,斑块内的钙化斑块困难对其前进造成影响,此时可以尝试进行 Power Knuckle 操作,Power Knuckle 可以是更换更强有力的导丝(如 Pilot 200),而这一操作也将导致更大的血肿,因而并不提倡这一操作;同时还可以尝试如 UB 3 或 miracle 系列的钝头导丝前进,但是应注意,此时要反复多体位确认导丝走行于血管结构内。一般一旦通过了这一前进困难部分,后续再进行 Knuckle 操作或 Pilot 200 的导丝操作就会比较容易。

还有一点是笔者在手术中留意到的,在进行 Knuckle 操作时,导丝是不能旋转只能推送的,往往一开始并不是成标准的 Knuckle 环形状,而是类似团块的形状,而出现这种情况也无须过多担心,反而可以进行反复多次的钝性分离,最后变成标准的 Knuckle 环形状而到达登陆区血管附近。

Knuckle 操作过程中一定要反复垂直多体位确认 Knuckle 导丝是否进入分支血管,尤其当 Knuckle 环特别大时,要特别小心损伤小血管;当 Knuckle 导丝仅进入小血管极少部分且未跟进 Corsair 时是相对安全的。一旦未确认 Knuckle 导丝走行,盲目跟进 Corsair 就有可能引起灾难性的后果。进行 Knuckle 操作时,出现类似团块的形状或者 Knuckle 环过大时,须进行预判,个人的经验是 Knuckle 环可以是血管直径的 2 倍。

在 Knuckle 操作导丝接近登陆区血管相对正常段时,即应停止,最好不要超过登陆区的正常段(如果登陆区血管本身即存在中、重度狭窄,继续 Knuckle 反而有助于增强支撑力)。

总结:CTO 导丝的通过技术是斑块内、内膜下、正向、逆向的结合,合理的导丝更替以及技术的结合应用是高效开通的有力保障。

三、病例

1. BASE　患者男性,59 岁,因"发作性胸闷 5 个月余,加重 1 个月"入院。既往有高血压、脑梗死病史;心脏超声提示左室大(图 7-4-2~ 图 7-4-6)。

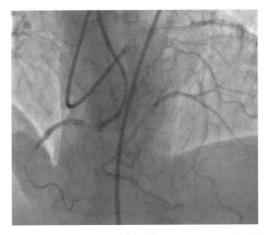
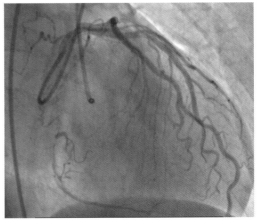

图 7-4-2　双侧造影提示 RCA 开口重度狭窄,自中段闭塞,闭塞段一直延续至后三叉,
可见有一良好的穿隔支通道

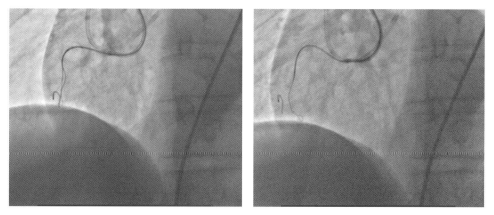

图 7-4-3 正向导丝进入闭塞段后进行 BASE，尝试平行导丝通过困难，遂直接进行正向导丝 Knuckle

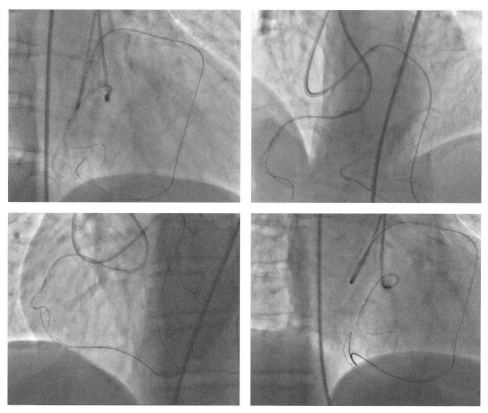

图 7-4-4 逆向导丝顺利进入 RCA 远段，微导管造影再次确认闭塞段出口在后三叉处，穿刺导丝刺入后直接逆向 Knuckle 导丝与正向导丝会合，多角度明确双向导丝走行在血管结构内且相对位置接近

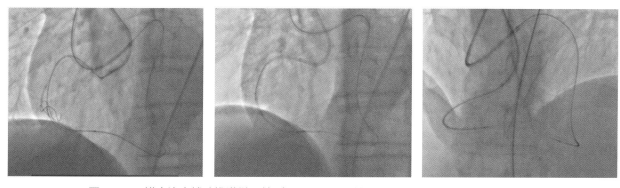

图 7-4-5 锚定边支辅助推进微导管，在 Guidezilla 辅助下反向 CART 完成导丝体外化，
扩张后在微导管辅助下送工作导丝进入 PL 远端

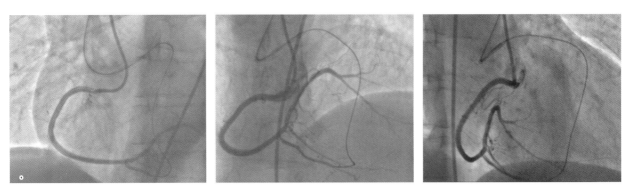

图 7-4-6　植入支架后多角度造影显示血流通畅，RCA 血管远端分支保留完好

2. Scratch-and-go　患者男性，75 岁，因"发作性胸痛 3 个月余"入院。既往高血压、糖尿病病史；心脏超声示 EF 54%（图 7-4-7~ 图 7-4-13）。

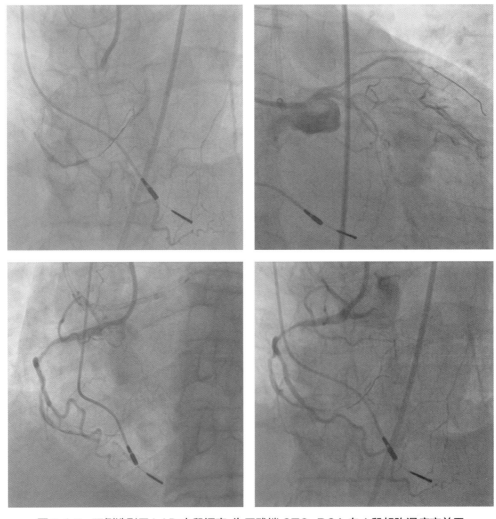

图 7-4-7　双侧造影示 LAD 中段闭塞，为无残端 CTO，RCA 自 1 段起弥漫病变并于
后三叉前闭塞，RCA 锐缘支通过侧支血管向 LAD 提供逆灌

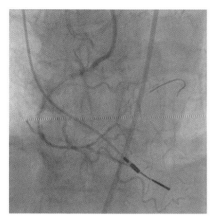
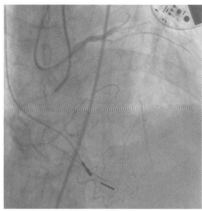
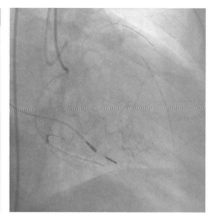

图 7-4-8　首先分别开通 RCA-PL 和 PD，之后再次行双侧造影，发现 LAD 闭塞段较长

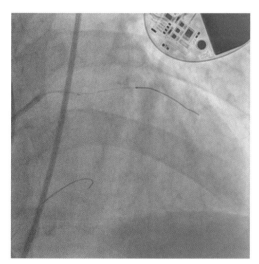
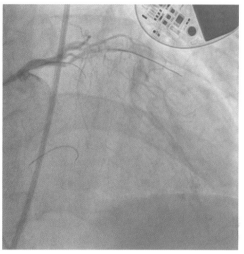

图 7-4-9　左冠状动脉行 IVUS 检查明确 LAD 闭塞段开口位置，
行 Scratch-and-go 技术进入 LAD 闭塞段

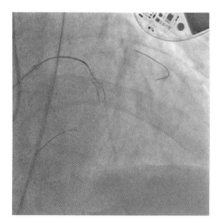
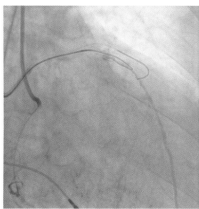
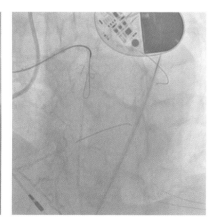

图 7-4-10　IVUS 确认后跟进微导管，导丝直接行 Knuckle 技术，多体位反复确认导丝走行于主支血管结构内

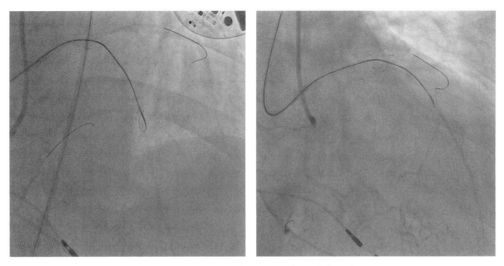

图 7-4-11　跟进微导管并再次多体位确认走行

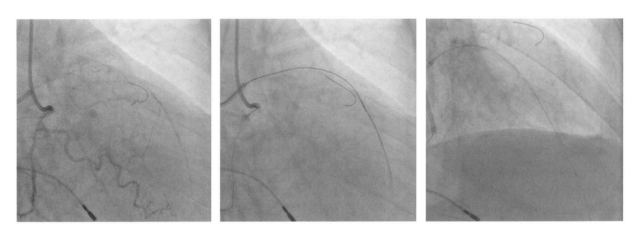

图 7-4-12　交换 Stingray 球囊后行 Stingray 球囊辅助下 ADR 技术,导丝成功穿刺进入
远端血管真腔,多体位确认后交换工作导丝并行 IVUS 检查

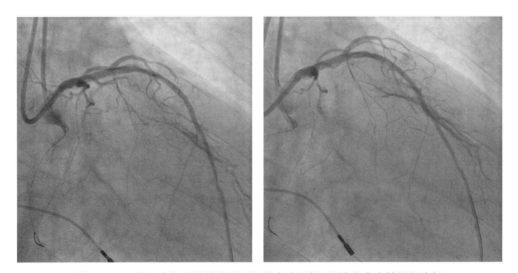

图 7-4-13　植入支架后最终造影示远端血流通畅,远端分支血管保留完好

（李成祥　王　欢）

第五节　建立轨道问题

在逆向导丝通过闭塞病变后,需要导丝体外化,建立一个正向通过慢性闭塞病变的轨道,完成随后的球囊扩张和支架植入的手术过程。常规采用逆向导丝进入正向指引导管,正向进入球囊在指引导管内锚定逆向导丝,推送逆向微导管进入正向指引导管内,将逆向导丝交换为 330mm 长度的 RG 3 导丝(ASAHI INTECC CO., LTD.),经过微导管逆行进入正向指引导管,并继续前送穿过指引导管末端的 Y 阀送至体外,建立轨道。逆向微导管进入正向指引导管后,也可以采用正向导丝在指引导管内进入逆向微导管,经逆向微导管到达闭塞病变远段血管的 Rendezvous 技术的方法建立轨道(没有 RG 3 专用导丝可采用该方法,需要注意的是,旋磨导丝不能代替 RG 3 导丝,也不能使用延长导丝替代)。以上技术的先决前提是逆向导丝和逆向微导管进入正向指引导管。逆向导丝进入正向指引导管操作较为简单,"主动迎客技术"(经正向指引导管送入 Guidezilla 或 Guideliner 等延伸导管)有助于完成该操作。

以上建立轨道方法并非总能取得成功,可能会遇到以下困难:①逆向导丝不能进入正向指引导管:在冠状动脉开口近段完成反向 CART 技术;主动脉 - 冠状动脉开口 CTO 病变;冠状动脉开口直径大或指引导管不同轴且没有延伸导管。②逆向微导管不能进入正向指引导管:逆向路径过长,逆向微导管送入正向指引导管的长度不够;CTO 病变严重迂曲、钙化或逆向通道过于迂曲,逆向微导管无法通过 CTO 病变;逆向微导管头端毁损或变形,微导管逆向通过困难。③逆向微导管在前向指引导管,但不能体外化:CTO 病变严重迂曲、钙化或逆向通道过于迂曲,RG 3 导丝操控困难;逆向微导管头端毁损或变形,RG 3 导丝在逆向微导管内操控困难。④同侧逆向建立轨道的特殊性。

一、逆向导丝不能进入正向指引导管

在冠状动脉开口近段完成反向 CART 技术、主动脉 - 冠状动脉开口 CTO 病变或冠状动脉开口直径大或指引导管不同轴且导管室没有延伸导管等情况下,逆向导丝有时很难进入正向指引导管而是直接进入主动脉窦内。此时可以使用各种抓捕导丝技术抓捕导丝进入正向指引导管。抓捕导丝的器械中,En snare 具有 3 个环,利于逆向导丝抓捕成功,优于单环抓捕器(如 Microvena Amplatz Goose Neck、microsnares 和 Micro Elite)。RCA 闭塞病变行逆向导丝抓捕时推荐采用 JR4.0 指引导管而不是 Amplatz 指引导管,因为 JR4.0 指引导管引起 RCA 开口夹层风险较低。

抓捕步骤:

1. 将抓捕器自正向指引导管内推出并打开。

2. 推送逆向导丝穿过抓捕器,抓捕导丝前端不透光部分,然后小心将导丝送入正向指引导管内,如逆向微导管已成功穿过闭塞段至主动脉内,推荐经微导管交换长导丝(RG 3),并正向抓捕该导丝,如逆向微导管无法通过 CTO 病变至主动脉内,只能抓捕标准长度的 CTO 病变逆向通过导丝,抓捕此类导丝应格外小心,避免导丝头端断裂或松散,理想的导丝抓捕位置是紧邻导丝不透光部分(图 7-5-1)。

3. 回拉已经捕获逆向导丝的抓捕器。

4. 沿逆向微导管推送逆向导丝(同时轻柔牵拉抓捕器)直至其从正向指引导管 Y 阀内穿出,剪掉变形的导丝头端,以利于沿导丝送入器械。

此外,也可以自制抓捕器,将逆向导丝抓捕进入正向指引导管,然后用球囊锚定进入指引导管的逆向导丝,完成建立轨道的过程(图 7-5-2,图 7-5-3)。

通过抓捕逆向导丝进入正向指引导管后,若不能排除逆向导丝是否通过内膜下进入冠状动脉开口,应做 IVUS 检查。如果 IVUS 发现轨道导丝是通过内膜下进入冠状动脉开口,随后的操作可能导致冠状窦损伤和主动脉夹层。应在 IVUS 指导下重新建立轨道。

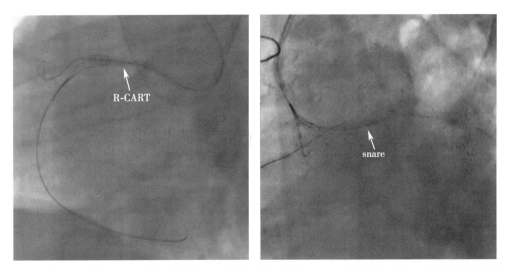

图 7-5-1　在冠状动脉开口近段完成反向 CART 技术后,通过 snare 抓捕逆向 Pilot 150 导丝的显影段

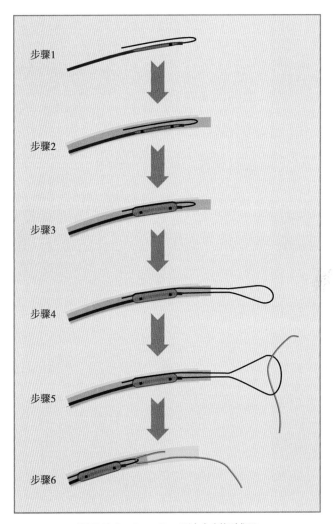

图 7-5-2　Sumitsuji 法自制抓捕器

步骤 1:联合使用 2.0~2.5mm 球囊和头端较软的工作导丝,在导丝头端 3~5cm 处反折;步骤 2~3:将反折后的导丝和球囊一起送入子母导管或延长导管头端(如 Guidezilla 导管),充盈球囊(8~10atm)压住反折的导丝,将整个系统送至指引导管内(也可先将整个系统送入指引导管内,然后充盈球囊);步骤 4:保持球囊充盈的同时,推送导丝,根据需要调整环的直径;步骤 5:抓住目标导丝的头端;步骤 6:保持球囊充盈的同时,回撤导丝,导丝头端环将变小,保持适度牵拉力,将整个系统连同目标导丝牵拉至指引导管内。

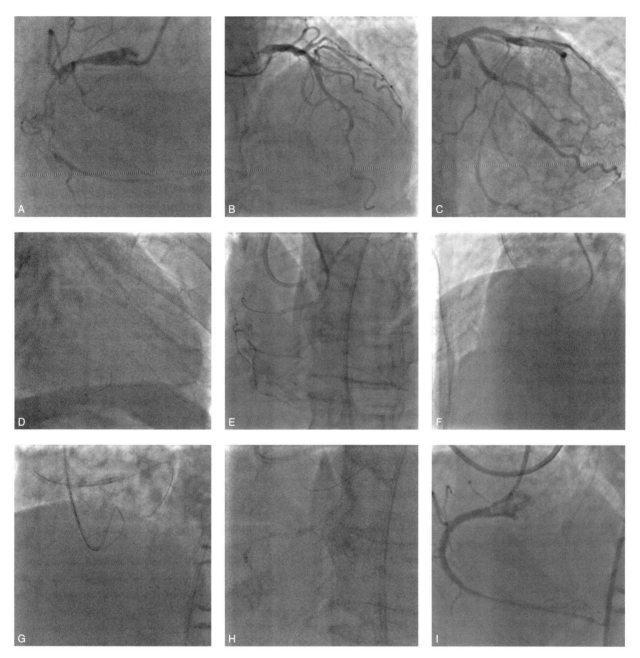

图 7-5-3 使用自制抓捕器完成 RCA-CTO 逆向介入

RCA 中段 CTO, CTO 残端钝头, 体部迂曲、钙化, LCX 中段严重狭窄 (A~C); Sion 导丝和 Finecross 150 逆向经间隔支至 RCA 远端, Tip injection 显示远段血管 (D、E); 正向 Pilot 150 进入 CTO 假腔, 另一根 Pilot 150 逆向通过 CTO 病变直接进入主动脉窦 (F); RCA 由 AL1.0 交换 JR4.0, 自制抓捕器将主动脉窦逆向导丝抓捕进入 JR4.0 后 (G), 推逆向微导管进入 JR4.0, 交换 RG 3 导丝, RCA 植入支架完成 CTO 介入治疗 (H、I)。

二、逆向微导管不能进入正向指引导管

1. 逆向路径过长, 逆向微导管送入正向指引导管的长度不够。

应对措施:

(1) 术前评估 CTO 病变选择逆向通道时, 若估计选择的逆向路径过长, 可选择短指引导管 (国内 APT 公司另外生产一种 90cm 短指引导管, 最短可到 85cm) 或自制短指引导管 (图 7-5-4)。

(2) 采用延伸导管技术 (主动迎客技术), 将延伸导管送至逆向微导管能到达的血管处, 使逆向微导管能进入延伸导管内, 完成轨道建立。

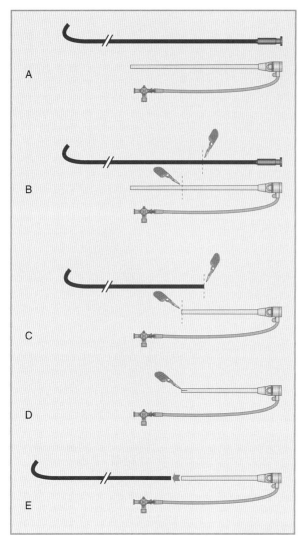

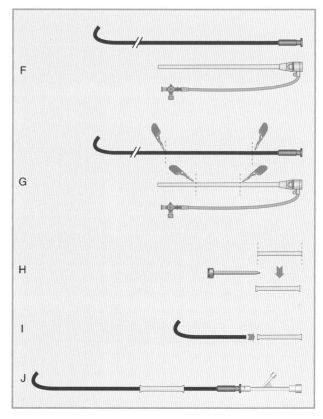

图 7-5-4　自制短指引导管

A. 需要一个指引导管和小一号的鞘管。B. 把指引导管切成需要的长度。鞘管也需要切开。C. 使剪刀将鞘管剪出两个缺口，或者使用血管扩张器的头端逆向扩张鞘管残端。D. 将鞘管插入指引导管的尾端。E. 过程总结。F. 使用比指引导管小一号的鞘管（例如，6F 的指引导管用 5F 的鞘管，7F 的指引导管用 6F 的鞘管）。G. 切断指引导管和鞘管。为了确定需要切除的长度，前送指引导管至冠状动脉开口并确定鞘管外指引导管多出的长度。指引导管尾端的长度应当 <2cm，切断的鞘管远端呈锥形不再使用。H. 使用比鞘管大一号血管扩张器扩张截取下来的 2cm 长备用鞘管，使其两端均呈喇叭口状。I. 轻轻地、缓慢地连接指引导管和鞘管残端，否则连接管易于损坏。J. 新的短指引导管制备就绪并与 Y 阀连接（Courtesy of Dr Satoru Sumitsuji）。

（3）如果没有短指引导管或延伸导管无法进一步送入，导致逆向微导管送入正向指引导管的长度不够，可以通过延长导丝将原逆向微导管交换为 APT 公司生产的 1.7F 微导管（170cm）。在交换 1.7F 微导管时，应防止延长导丝与逆向导丝的衔接处脱节（APT 公司生产的延长导丝一端为波浪状，可衔接直形尾端导丝。另一端为直形尾端，可衔接波浪状导丝尾端。若无 APT 公司的延长导丝，可在直形逆向导丝尾端 5mm 处塑一个 30° 的弯与直形延长导丝衔接，这样可以防止延长导丝与逆向导丝脱节）。

（4）采用改良 Rendezvous 技术或 Tip-in 技术，正向导丝在 CTO 开口或体部穿入逆向微导管，或逆向导丝穿入指引导管内的正向微导管，然后正向微导管依靠逆向导丝支撑通过闭塞病变到远段血管（图 7-5-5）。需要注意的是，在指引导管内，无论是正向导丝穿入逆向微导管，还是逆向导丝穿入正向微导管，微导管头端应位于指引导管的最弯曲处。

（5）使用导丝对吻技术，正向 CTO 导丝通过闭塞病变或在逆向导丝指引下的易化 ADR 技术。

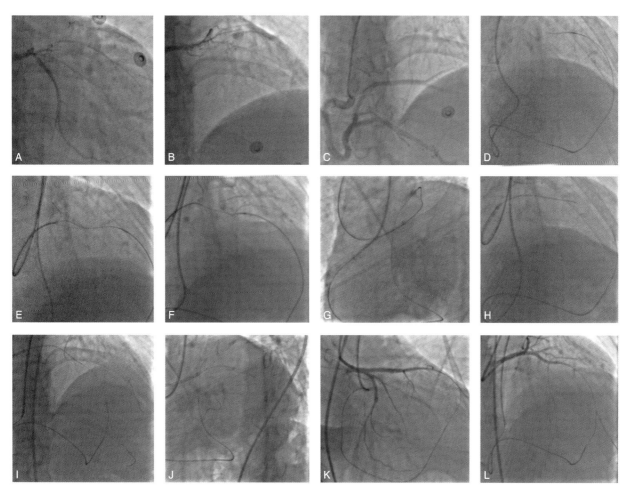

图 7-5-5 使用改良 Rendezvous 技术完成 LADpCTO 逆向介入治疗

LAD 近端 CTO，CTO 残端钝头，长度 >20mm。LM 远端及 LCX 近端严重狭窄（A~C）；Sion 在 Corsair 150 支撑下经间隔支逆向到达 CTO 远端纤维帽，微导管随逆向导丝推进，长度不够（D）；正向 Gaia 2 进入假腔（E）；逆向 Gaia 2 穿过 CTO 近端纤维帽进入正向指引导管，使用改良 Rendezvous 技术进入正向 Corsair 135 微导管（F、G）；正向 Corsair 135 微导管沿逆向导丝通过 CTO 到 LAD 远段血管（H）；IVUS 检测 LCX、LAD、LM 后球囊扩张植入支架（I~L）。

2. CTO 病变严重迂曲、钙化或逆向通道过于迂曲，逆向微导管无法通过 CTO 病变。

如果正向指引导管内球囊锚定了逆向导丝，逆向微导管仍无法通过闭塞病变，可采用以下应对措施：

（1）供血血管内锚定技术或延伸导管技术。

（2）在延长导丝帮助下退逆向微导管，1.25mm 小球囊低压扩张重度迂曲的间隔支侧支或逆向扩张微导管受阻的部位或换一个新的微导管逆向通过闭塞病变。

（3）正向进入球囊，在逆向微导管不能通过的严重钙化处内膜下扩张，进行斑块修饰（图 7-5-6）。

（4）采用改良 Rendezvous 技术或 Tip-in 技术。

（5）采用主动拖拽逆向微导管通过技术：常用于 RCA-CTO。若用于 LAD-CTO，应避免主动拖拽时导丝对 LM 的损伤（如使用延伸导管或逆向导丝进入正向微导管）。将逆向导丝送至正向指引导管内尽量远，球囊锚定指引导管内的逆向导丝，退供血冠脉（逆向）的指引导管至主动脉窦内。然后主动拖拽正向指引导管（可以让助手固定逆向的指引导管，防止其对供血冠脉开口的损伤），可使受阻的逆向微导管拖拽至主动脉窦内或通过 CTO 受阻的钙化病变段。松开锚定的球囊，正向指引导管沿逆向导丝至冠状动脉开口，完成主动拖拽逆向微导管的过程（图 7-5-7）。

（6）使用导丝对吻技术，正向 CTO 导丝通过闭塞病变或在逆向导丝指引下的易化 ADR 技术。

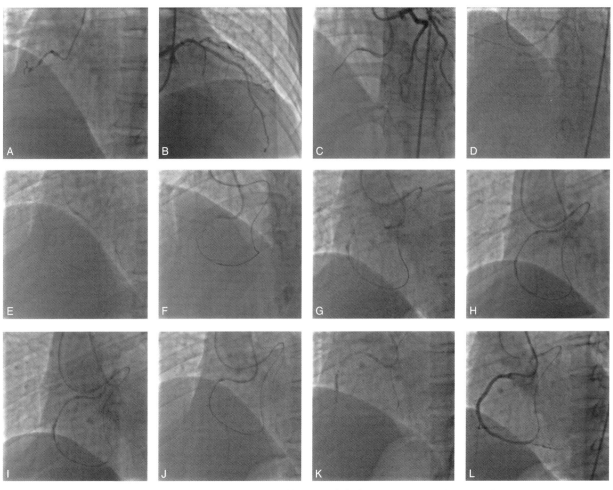

图 7-5-6 斑块修饰处理逆向微导管受阻病变完成 RCA-CTO 逆向介入治疗

RCA 中段 CTO，钝形残端、钙化、长度 >20mm，LAD 近中段及 LCX 中段既往植入支架（A、B）；正向 Pilot 150 在 Corsair 135 微导管支撑下进入假腔（C）；Sion Black 在 Fioncross 150 支撑下经间隔支到达 CTO 远段血管，微导管在间隔支通过困难，退微导管，1.25mm 球囊 6atm 扩张间隔支受阻处，交换 Corsair 150 微导管到达 CTO 远段血管（D、E）；逆向交换 Gaia 2，AGT-反向 CART 后逆向导丝进入正向指引导管（F、G）；正向指引导管内 2.5mm 球囊锚定后逆向微导管始终不能进入延伸导管。正向进入 2.5mm，3.0mm 高压球囊扩张逆向微导管通过受阻处病变血管，正向修饰钙化斑块（H、I）；逆向微导管通过受阻钙化病变，进入延伸导管（J）；交换 RG 3 导丝体外化，球囊扩张后植入支架（K、L）。

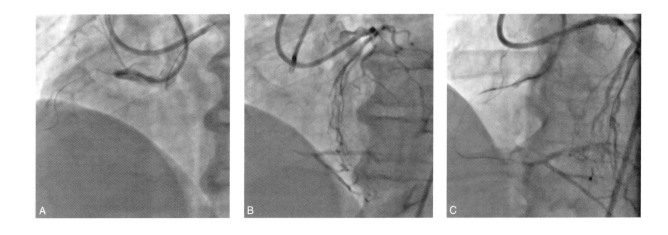

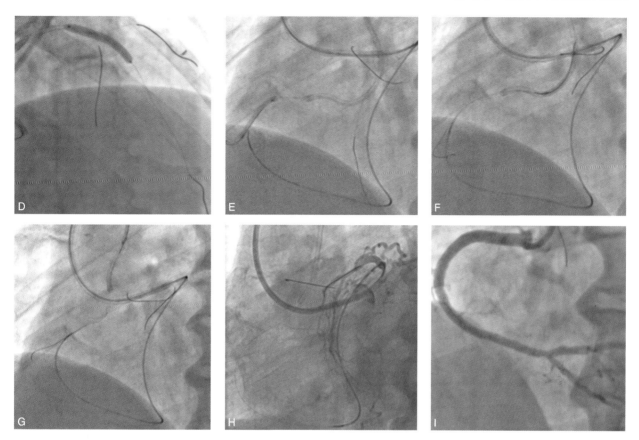

图 7-5-7　主动拖拽逆向微导管技术完成 RCA-CTO 逆向介入治疗

RCA 中段 CTO，CTO 残端钝头、长度 >20mm、钙化，LAD 近端严重狭窄（A、B）；正向 Gaia 2/ Pilot 150 进入假腔（C）；LAD 近中段植入支架（D）；Sion Black 在 Corsair 150 支撑下逆向进入 CTO 远段血管，交换 Pilot 150 导丝反向 CART 后进入正向指引导管，指引导管内锚定逆向导丝，逆向微导管不能前进。退逆向指引导管到主动脉窦，并进入工作导丝经逆向指引导管旷置在主动脉窦，主动拖拽锚定了逆向导丝的正向指引导管，逆向微导管通过了受阻的 CTO 病变到 RCA 开口处，推逆向微导管进入正向指引导管内（E~G）；交换 RG 3 导丝完成体外化，RCA 病变处球囊扩张后植入支架（H、I）。

三、逆向微导管进入正向指引导管，但不能体外化

应对措施：

1. 采用 Tip-in 技术。

2. 撤出逆向微导管，球囊扩张逆向通道，减少相应部位摩擦力。再换一个新的微导管进行导丝体外化。

3. R530 和 RG 3 之间转换，R530 推送力好，但相对粗一些。RG 3 细一些，摩擦力低，但推送力差一些（国内似乎没有 R530 导丝）。

4. 微导管内注射润滑剂，如波科公司的 RotoGlide，再尝试体外化。

5. 撤出微导管，换球囊行 CART 或转为易化 ADR。

四、同侧逆向建立轨道的特殊性

对于同侧侧支，挑战之处在于逆向导丝不得不经过相当大的转角再返回到近端血管内，可能会导致逆向导丝扭结和微导管推送困难，甚至侧支血管破裂（相比对侧侧支，同侧侧支更容易发生）。

如果逆向导丝成功通过 CTO 病变送至近端血管真腔，推荐送入第二根指引导管用于体外化逆向导丝，因为如果逆向导丝和逆向微导管被送入同一指引导管，再送入正向微导管会比较困难，除非使用 8F 指引导管，或逆向微导管能送入同一个 7F 指引导管内（图 7-5-8）。采用"乒乓"指引导管技术即两根指引导管轮流到位靶血管开口便于器械输送（图 7-5-9）。

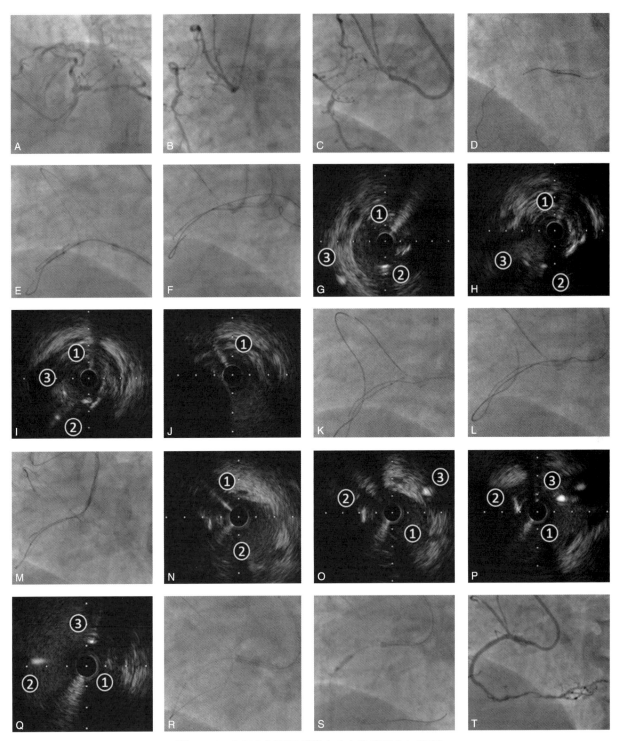

图 7-5-8　IVUS 指导同侧逆向介入治疗 RCA-CTO

左主干末段 50%～70% 狭窄病变；前降支近段迂曲、钙化病变 50% 狭窄,中段迂曲成角钙化病变弥漫性 80%～90% 狭窄；回旋支近段重度迂曲成角钙化病变 90% 狭窄,近中段钙化病变 90% 狭窄；右冠状动脉近段 100% 闭塞病变,近段纤维帽模糊伴小分支,闭塞段 >20mm 伴钙化(A、B);7F AL0.75 指引导管,Finecross 150 支撑,XT-A / Pilot 150 正向介入进入假腔(C);经圆锥支逆向,Suoh 03 在 Finecross 150 支撑下通过侧支,至闭塞段远端,微导管跟进(D);逆向交换 UB 3 导丝穿刺进入CTO 段。送入 6F JR4 "乒乓" 指引导管至右冠状动脉开口,经 JR 导管送入 6F Guidezilla 延长导管,正向 Pilot 150 与逆向导丝完成 "反向 CART" 技术,逆向导丝未能进入延长导管,沿延长导管外面出右冠状动脉开口至主动脉窦。经 JR4 做 IVUS检查(E、F)发现逆向导丝全程在血管内膜下,且经内膜下出右冠状动脉开口。正向导丝在血管内膜内(G～J,图中 1 为正向导丝,2 为逆向导丝,3 为圆锥支导丝);退逆向 UB 3 导丝至右冠状动脉近段,IVUS 指导下 "反向 CART",逆向导丝进入 AL指引导管,经 JR4.0 行 IVUS 检查(K～M),证实正向与逆向导丝在血管内膜内(N～Q,IVUS 图中 1 为正向导丝,2 为逆向导丝,3 为圆锥支导丝);退 JR 导管,送逆向微导管进入 AL 导管。交换 RG 3 导丝体外化,球囊扩张后植入支架(R～T)。

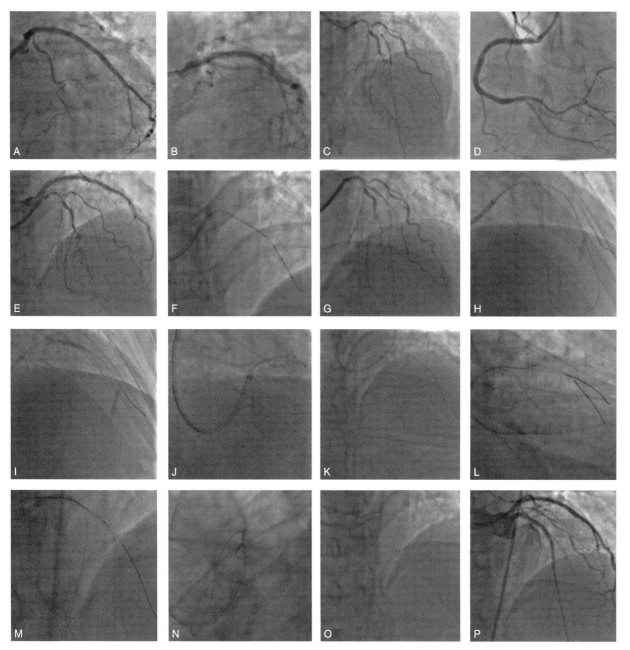

图 7-5-9 "乒乓"指引导管技术、主动拖拽逆向微导管技术逆向介入治疗 LAD-CTO

1 周前 LCX、RCA 植入支架，LAD 近端 CTO，CTO 残端模糊，钙化，长度 <20mm（A~D）；EBU 3.75，Pilot 150 正向介入，导丝远段进入对角支，IVUS 检查导丝在 CTO 中远段位于假腔，平行导丝技术失败（E~G）；Sion 导丝在 Finecross 150 支撑下经同侧间隔支逆向到 CTO 远端，XT-A 导丝逆向通过 CTO 进入 EBU 3.75 指引导管，指引导管内锚定逆向导丝，逆向微导管推进受阻于 CTO 中段（H）；采用斑块修饰技术经进入对角支导丝分别送入 2.5mm 球囊正向扩张微导管受阻处，再次推送逆向微导管受阻（I）；采用改良 Rendezvous 技术，正向送入 Finecross 130 微导管，逆向导丝进入该微导管，正向推送该微导管仍不能通过受阻处病变（J、K）；采用导丝对吻技术，Gaia 2 正向穿刺逆向微导管失败（L）；采用"乒乓"指引导管技术，穿刺股动脉进入 JL 4.0 指引导管至左冠状动脉开口，经 JL 4.0 送入延伸导管至 LAD，逆向导丝进入延伸导丝内，球囊锚定延伸导管内的逆向导丝，主动拖拽逆向微导管通过受阻处，推送逆向微导管进入延伸导管内（M、N）；交换 RG 3 导丝，经 JL 4.0 完成球囊扩张和植入支架过程（O、P）。

（黄　河　范永臻　欧阳繁）

参 考 文 献

［1］ HARDING S A, WU E B, LO S, et al. A new algorithm for crossing chronic total occluSions from the Asia Pacific chronic total occlusion club［J］. JACC Cardiovasc Interv, 2017, 10（21）: 2135-2143.

［2］ DANEK B A, KARATASAKIS A, KARMPALIOTIS D, et al. Development and validation of a scoring system for predicting periprocedural complications during percutaneous coronary interventions of chronic total occlusions: The prospective global registry for the study of chronic total occlusion intervention（PROGRESS CTO）complications score［J］. J Am Heart Assoc, 2016, 5（10）: 4265-4272.

［3］ FAN Y, HUANG H, MAEHARA A, et al. Outcomes of retrograde approach for chronic total occlusions by guidewire location［J］. EuroIntervention, 2021, 2（10）: 1154-1169.

［4］ RILEY R F, WALSH S J, KIRTANE A J, et al. Algorithmic solutions to common problems encountered during chronic total occlusion angioplasty: The algorithms within the algorithm［J］. Catheter Cardiovasc Interv, 2019, 93（2）: 286-297.

［5］ BRILAKIS E S, GRANTHAM J A, BANERJEE S. "Ping-pong" guide catheter technique for retrograde intervention of a chronic total occlusion through an ipsilateral collateral［J］. Catheter Cardiovasc Interv, 2011, 78（3）: 395-399.

［6］ MAEREMANS J, WALSH S, KNAAPEN P, et al. The hybrid algorithm for treating chronic total occlusions in Europe: The RECHARGE registry［J］. J Am Coll Cardiol, 2016, 68（18）: 1958-1970.

［7］ CARLINO M, RUPARELIA N, THOMAS G, et al. Modified contrast microinjection technique to facilitate chronic total occlusion recanalization［J］. Catheter Cardiovasc Interv, 2016, 87（6）: 1036-1041.

［8］ JOSHI N V, SPRATT J C, WILSON S, et al. A novel utility of facilitated antegrade dissection re-entry technique to recanalize chronic total occlusions［J］. JACC Cardiovasc Interv, 2017, 10（5）: 51-54.

第八章 个人经验

第一节 CTO PCI 的 ESC 理念

CTO PCI 是 PCI 的难点,逆向 PCI 已成为 CTO-PCI 的主要方法之一,以往认为,逆向 PCI 费力、耗时、放射线量过大、造影剂量大,使用大量耗材,成功率低,并发症高,对术者体力和精力要求高。在我国,每年 PCI 量已经超过 100 万例,导管室工作非常紧凑,有些医疗中心每间导管室每天要做 20 多台手术,对医院的运作和医生的体力都是巨大考验。现行医疗体制没有体现不同手术难度上差异。如果一位医生像国外医生一样,每天每间导管室只做两台 CTO PCI,心内科是无法运行下去的。

因此,CTO PCI 技术亟须发展与提高。10 余年来,经过许多 CTO 术者的努力探索和创新,逆向 PCI 技术在我国有很大的提高,也只有提高效率,增加手术安全性,减少费用,才能普及逆向 PCI 技术。我们提倡逆向 PCI 的 ESC 理念,简称 ESC。①Efficient(效率):提高逆向介入治疗效率;②Safe(安全):提高手术安全性;③Cheap(Cost-effectiveness):提高逆向介入治疗经济效益。

如何高效完成逆向 PCI,需要在有些理念和技术细节上加以改进。

一、理念上的改变

CTO 病变是 PCI 中最困难的病变,往往伴有迂曲和钙化,工作导丝大多数无法通过 CTO 病变。既往传统的观点是导丝通过 CTO 斑块,然后植入支架。既往在导丝通过 CTO 斑块技术上,多采用导丝升级技术,从软导丝开始,寻找斑块内微通道,逐步升级。然而在实践中,花费大量时间在寻找微通道上是非常低效的。从纵切面来看,微通道绝对不是直线型的,也并非总是连续的,常被钙化和坚硬斑块阻断。超滑软导丝也不能保证导丝不会进入内膜下,对于 J-CTO 评分 3 分以上的 CTO 是很难奏效的。软导丝一旦通过 3 分以上 CTO 的纤维帽,再继续前进,阻力就很难克服。

其实通过 CTO 病变的方式可以是 4 种:正向斑块内通过、正向内膜下通过、逆向斑块内通过、逆向内膜下通过。多数是混合方法通过,导丝经微通道通过 CTO 病变不是 CTO PCI 的唯一途径。笔者认为,高质量的 PCI 应该是恢复 TIMI 3 级血流,避免重要分支丢失,尽量避免 CTO 近端或远端登陆区损伤。

树立 CTO 是高阻力病变的理念有利于提高效率,既然 CTO 是 PCI 最后的堡垒,术者就应该作好充足的准备和计划,使用最有效的工具,每个步骤都应不浪费,这样才能提高效率,而不是浅尝辄止。

二、作好术前评估和术前准备

CTO PCI 手术时间较一般 PCI 时间长,需要评估患者的一般情况,包括心功能、肾功能、电解质等。临床评估高危 CTO 患者通常为:①高风险的急性冠脉综合征患者;②年龄 >65 岁或体质差者;③低 EF 或发生过心力衰竭的患者;④拒绝外科手术者;⑤反复住院患者;⑥钙化病变或只剩最后一只血管,或退化的静脉桥血管者。

临床合并有:①合并糖尿病;②肾功能不全晚期;③结缔组织病;④肿瘤疾病;⑤血小板疾病或贫血;⑥主动脉疾病,包括梅毒;⑦外周血管闭塞;⑧脑血管畸形;⑨消化道出血。增加手术风险。

CTO 患者有些年龄大,其智力和忍耐力都下降,手术中配合性很差,往往关键时候不配合,导致导丝或指引导管脱出,手术失败。根据评估结果,可以使用全身麻醉或基础麻醉下行 PCI 治疗。

对 CTO 病变应有合理的评估,可以使用 J-CTO 评分,估计其难易程度。PROGRESS-CTO 评分考虑到了侧支循环及逆向 PCI 的评估,可以参考中国 CTO 俱乐部 CTO PCI 流程、亚太 CTO 俱乐部及欧洲 CTO 俱乐部 CTO PCI 流程等进行(其他章节专门叙述)。

手术前应作好充足的准备,各种辅助器械,ACT 测定机,冠脉旋磨装置,床边心脏 B 超,包括 IABP,呼吸机,ECMO 是否可以到位。

三、合理选择手术入路

不同的入路对逆向 PCI 效率有一定的影响。逆向 PCI 技术通常需要采取双侧通道入路,一般包括以下 4 种途径:单侧桡动脉及股动脉、双侧股动脉、同时穿刺一侧股动脉、双侧桡动脉。采用不同手术入径取决于术者的经验和熟悉程度、拟采用的介入技术和患者的血管条件等多方面因素。单侧桡动脉及股动脉途径可以减少相关出血风险。大多数中国医生通常选择桡动脉(正向)+ 股动脉(逆向)途径,可获得足够的支撑力。大多数国外医生通常采用双侧股动脉途径。

四、指引导管的选择和使用

由于 CTO 病变通常为高阻力病变,导丝、球囊等一般不容易通过;而逆向导丝和微导管通过侧支循环,通常阻力比较大,因此需要两侧均能够提供强支撑力的指引导管,甚至要加上延长导管或锚定技术加强支撑力。指引导管直径选择越大、被动支撑力也越大。如果大直径的指引导管堵塞冠脉开口,可以选择带侧孔的指引导管,也可以自制侧孔,但其缺点是造影时质量差,需要大力注射,使用造影剂多,自制的侧孔指引导管支撑力减弱。经验丰富的术者可以不用侧孔指引导管,可以指引导管进入冠脉后送入工作导丝,然后指引导管离开冠脉,或稍微旋转强支撑导管,使其与冠脉不同轴,可改善嵌顿。需要送入球囊或微导管时,再深插指引导管。优点是可以获得真实的压力监测数据,避免指引导管真嵌顿,假压力正常,另外可以获得更强劲的支撑力。

经股动脉途径送入 8F 的抗折长鞘,既可以减少指引导管的支撑力损耗,也可以减少穿刺口的出血,另外可以在手术过程中随时抽血行 ACT 检查。

五、做好冠脉造影

CTO PCI 冠脉造影要求有所不同。第一,造影过程中不要移动床位(panning),移动床位是冠脉造影的基本功,但是移动床位过程中容易造成细小的侧支循环的图像采集质量不高,不利于冠脉造影进一步详细分析。第二,充分暴露侧支循环血管和 CTO 远端的情况。第三,右冠状动脉造影一定要做右前斜造影,特别是前降支是 CTO。通过右前斜的造影可以评估前降支 CTO 远端和侧支循环情况。

除经典冠脉造影之外,笔者根据实践经验,制定了特殊的造影方案——标准化造影。就是每个不同的患者行冠脉造影时行同样体位造影,这样分析冠脉造影时可以不致漏做体位,可以比较不同时期的历史造影,也可以在术者思维中进行整个冠脉重构。以下体位可供参考。

左冠状动脉造影:①蜘蛛位:左前斜位 45° + 足位 25°;②左肩位:左前斜位 20° + 头位 20°;③头位:头位 40° + 右前斜位 14°;④右肩位:右前斜位 30° + 头位 30°;⑤肝位:右前斜位 20° + 足位 20°;⑥足位 30°。如果是右冠状动脉 CTO,则加做左前斜位 35° 造影。做右冠状动脉造影时不移动床位,同样位置做右冠状动脉造影。

右冠状动脉造影:①左前斜位 35°;②右前斜位 30°;③左肩位:左前斜位 20° + 头位 20°。如果是左前降支 CTO,加做头位 40° + 右前斜位 14° 观察前降支 CTO 远端情况以及右前斜位 20° + 足位 20° 以观察室间隔侧支情况。

除标准化冠脉造影以外,CTO PCI 的开始器械也标准化,有利于快速开展工作。比如正向 PCI 标配:①工作导丝;②Corsair 135 微导管;③Pilot 200;④2.0 球囊。逆向 PCI 标配:①工作导丝;②Corsair 150 微导管;③Sion 或 Sion Black;④通过侧支循环后:Pilot 200、Gaia 3 或 UB 3。

六、高效完成 CTO 血管重建

医师应熟悉中国 CTO 俱乐部 CTO PCI 流程、亚太 CTO 俱乐部及欧洲 CTO 俱乐部 CTO PCI 流程,可以提高效率。

1. 合理选择和通过侧支循环血管　无法通过侧支循环是逆向 PCI 失败的主要原因。在笔者失败的病例中,约 78.1% 的病例是由于无法通过侧支循环通道(collateral channel,CC)而失败。提高逆向导丝通过侧支循环血管的效率,需要经验的积累。

首先必须有高质量的冠状动脉造影,合理选择侧支循环。选择侧支循环时,优先选择室间隔支。室间隔支一般比较直,路径比较短,安全性高,导丝通过快。心外膜支走行于心肌外侧,一旦破裂,容易发生心脏压塞并发症,但是心外膜侧支符合一定条件下可以逆向 PCI 首选。心外膜侧支循环直径大,CC 1 级以上,分支少,有利于逆向导丝通过。

导丝通过侧支循环时,应优先选用头端较软、触觉反馈较好和扭矩传递较好的超滑亲水涂层导丝,目前大多数侧支循环可以使用 Sion 导丝通过,有时需要 Sion Black、Suoh 03、Fielder XT-R 等导丝。心外膜侧支循环优先选用 Suoh 03。导丝塑形也非常重要,导丝头端通常于 1mm 处弯成 30°~45°。第 2 弯曲距离从第 1 弯曲延伸至 3.0~5.0mm 处。通常前降支经室间隔支到右冠状动脉 PDA 的导丝弯度可以做小一些,类似于进攻 CTO 导丝形状。而右冠状动脉 PDA 到前降支方向,导丝弯度做大一些,有利于进入室间隔支。通过心外膜侧支循环的弯度就极大。

逆向导丝通过侧支循环时 CC 需要微导管的支持配合和及时跟进。

通过室间隔支的操作方法和通过心外膜支有很大不同。通过室间隔支侧支循环时,通常先做微导管超选择造影,根据造影情况,一步一步通过导丝。部分医生常采用导丝"冲浪"技术(surfing technique),即根据对冠状动脉造影图像特点,在微导管的支持下,不断试错,导丝遇到阻力出现弯曲变形时再回撤并改变角度后继续前进直到通过。以上做法各有优、缺点。笔者通常省去微导管超选择性造影,直接逆向导丝通过,提高效率。在实践中,普通冠脉造影可见 CC 2 侧支循环,但是 CC 2 通道往往弯曲度大。CC 0/1 级侧支循环普通冠脉造影难以评估,微导管超选择性造影可显示得更清楚。超选择造影,可以指导逆向导丝通过,但是有些情况下也难以评估能否逆向导丝通过,更重要的是,超选择造影无法评估 CC 0 级侧支循环,误导室间隔支的通过性,影响效率。

逆向导丝通过室间隔侧支循环,以推送为主,结合旋转导丝,微导管不需要给予非常大的支持,在非常迂曲段或室间隔支连接部,使用 Sion Black 有时需要快速旋转。而通过心外膜侧支循环时,要结合微导管,经过非常迂曲部时以旋转为主,如果使用 Sion Black 应快速旋转,不宜以推送为主,应与微导管联动,阻力较大时,后撤导丝和微导管,有时会达到意想不到的效果。如果使用 Suoh 03 导丝,应轻柔推进,缓慢旋转,结合微导管推进。如果对心外膜侧支循环路径记忆不明确,可以前进一段,做一次微导管造影,明确路径。Suoh 03 导丝头端较软,容易损伤,应及时更换。

导丝通过侧支循环后,尽可能推送至 CTO 病变远端,然后缓慢顺旋转微导管使之送至病变远端。心外膜支侧支循环通常比较迂曲,一旦破裂,容易出现心脏压塞,尤其是右冠状动脉的右室支远端缺乏弹性,切忌暴力通过导丝,切忌用球囊扩张,一旦出现侧支血管破裂,应使用弹簧圈等进行破裂处两端封堵。

高效通过侧支循环在逆向 PCI 技术中非常重要,往往也是手术最耗费时间的阶段。有经验的术者,经常可以比较准确地选择侧支循环,节省了大量的手术时间。如何掌握导丝通过侧支循环技术,需要不断实践、积累和交流经验。

2. 高效逆向通过 CTO 病变　当逆向导丝和微导管到达 CTO 病变远端后,如何选择逆向介入技术通过 CTO 病变也是逆向 PCI 成败的关键一步。初始阶段多应用对吻导丝技术:逆向导丝进入 CTO 远端,前向导丝可以以此为标记,通过 CTO 病变。但是效率低,反向 CART 技术是通过 CTO 病变的基本方法之一。在近几年的逆向 PCI 病例中,80% 以上是应用反向 CART 技术。逆向导丝一般使用超滑导丝 Pilot 200 及 Ultimate Bros 3、Gaia 3。对于 CTO 短而直,可以应用 Conquest Pro。

如何高效进行反向 CART 技术,应注意以下几点:①尽早启动反向 CART 技术,而不是等到出现大血肿。②尽量使正、逆向导丝靠近交汇,手术中不单只是操纵逆向导丝,在困难的情况下,可以以逆向导丝为指引,再次送入正向导丝,可以起到很好的效果。③正向球囊扩张的位置应尽量靠近血管的近端,尽量减少在内膜下扩张的范围。以逆向球囊为标记,使用操控性好的导丝,向球囊方向穿刺。多数情况下,直径为 2.0mm 的球囊可以成功。④为了避免扩张后产生的夹层向远端延伸,球囊扩张后支架植入前应禁止经正向造影。⑤使用延长导管的迎接技术可以大大提高效率。⑥病变严重钙化、迂曲或 CTO 路径不明确时,可应用 Knuckle 技术。

Knuckle 技术的具体操作:当导丝进入血管内膜下后,推送该导丝,使其头端折弯形成环形,向 CTO 病变方向推送,然后操控对侧的导丝进入该假腔,通过 CTO 病变。正向使用 Knuckle 技术还可以结合反向 CART 技术,有利于逆向导丝通过闭塞段。如果是 CTO 段钙化严重伴迂曲,可以使用正向加强 Knuckle 技术,即利用球囊在近端扩张加强支撑力,也可以配合使用延长导管,例如 Guidezilla 或 Guideliner 等,大力推送导丝,有意进入闭塞段内膜下,于闭塞段内膜下建立轨道。

应用 Knuckle 导丝技术应注意:①避免过度旋转钢丝,以免造成撕裂过大,导丝断裂;②使用超滑亲水涂层的软导丝,比如 Fielder XT 系列,Pilot 系列也可以使用,不用缠绕型导丝;③可正向和逆向同时使用该技术。

如果正向球囊扩张后,逆向导丝难以进入近端血管真腔,可借助 IVUS 指导。IVUS 的作用一方面在于决定球囊的大小,另一方面在于估计逆向导丝的位置。对于 LAD 开口的 CTO 病变,IVUS 指导的逆向 PCI 是非常好的方法。

3. 高效导丝建立轨道技术　逆向导丝通过 CTO 病变到达近端血管真腔后,继续进入正向指引导管,然后在正向指引导管内使用球囊锚定逆向导丝头端,使微导管也通过 CTO 病变进入正向指引导管内。目前市面上可以常规应用长 300~330cm 的专用导丝,完成逆向导丝体外化。如果逆向长导丝无法进入前向指引导管,可利用捕获器完成体外化。

完成体外化后,面临的常见问题是微导管无法通过 CTO 病变。特别是钙化迂曲 CTO 病变,阻力往往非常大。我们发明了一种非常实用的有效技术——正向牵拉技术。该技术可以应用于正常逆向 PCI 中,可以大大地增加逆向微导管通过 CTO 和进入正向指引导管的效率。

其步骤是:①逆向导丝通过侧支循环及闭塞段后,进入正向指引导管中,此时逆行微导管通过闭塞段时存在较大阻力;②沿正向导丝送入球囊导管(2.0~2.5mm,取决于指引导管大小),扩张球囊,锚定逆向导丝于正向指引中;③向外牵拉正向指引导管,带动逆向微导管通过闭塞病变(图 8-1-1);④向外拉回逆向导丝,带动正向指引导管重新进入冠状动脉开口;⑤继续推送微导管,直至进入正向指引导管,随后释放锚定球囊并完成常规 PCI;⑥如果逆向微导管距离正向指引导管较远,可以重复上述步骤③和④。

该技术注意事项:①开始时尽可能推送微导管前进,以减少拖曳正向指引导管的距离;②牵拉前将逆向指引导管退出冠状动脉口,以降低牵拉过程中由于指引导管深插入冠状动脉损伤供体动脉的风险;③牵拉时应给予一定的张力,配合心搏,缓慢拉正向指引导管;④关键步骤是送入正向指引导管时,一边回拉逆向导丝,让正向指引导管沿逆向轨道平滑地进入冠状动脉口。

穿微导管术(改良 Rendezvous 技术),是笔者常用的技术。操作正向导丝穿入在正向指引导管内的逆向微导管,并通过 CTO 病变,完成 PCI 轨道的建立。该技术成熟、省时、省力,可以尽快解除逆向导丝和微

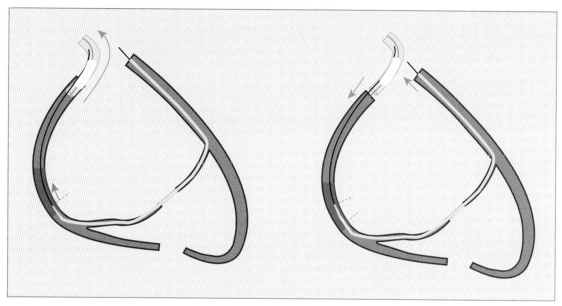

图 8-1-1　控制性正向导引技术关键步骤示意

导管在侧支循环造成的张力,解除患者的不适。当逆向微导管到达正向指引导管时,最好送至正向指引导管转弯部位,有助于前向导丝穿入逆向微导管。而正向导丝前端塑形的弯度不宜做得过小(应塑形为半圆形)。正向导丝进入微导管后,尽量送远导丝,甚至到达对侧的指引导管,以增加支撑力。沿正向导丝常规完成 PCI。有些情况下,例如当逆向微导管无法到达正向指引导管时,也可采用反穿微导管技术,即在正向指引导管内送入正向微导管,并在正向指引导管转弯部位操作逆向导丝穿入正向微导管,提高逆向 PCI 的效率。

七、提高手术的安全性

逆向 PCI 手术相对复杂,是战胜 CTO 的可靠方法,但是其并发症发生率要高于正向 PCI。据欧洲 CTO 俱乐部统计,逆向 PCI 所有的手术并发症发生率高于正向 PCI(6.8% *vs.*3.9%),穿孔发生率是正向 PCI 的 1 倍(3.6% *vs.*1.8%)。OPEN 研究等提示 CTO 逆向 PCI 并发症的发生率高于正向 CTO PCI。

因此,必须努力提高手术安全性,尽量避免并发症发生。

血管穿孔在逆向 PCI 中较为常见,导丝和微导管造成侧支循环破裂占破裂并发症的 45%,球囊和支架导致穿孔占 31%。在避免穿孔并发症上,尽量避免心外膜侧支循环破裂。第一,优先室间隔支;第二,尽量选择心外膜直径较大的侧支;第三,通过心外膜侧支循环时,尽量使用 Suoh 03 软导丝,配合微导管,轻柔推进,经验丰富者可选 Sion Black 超滑软导丝,通过严重迂曲时,配合微导管以旋转为主。室间隔支破裂通常破入心室,很少引起临床并发症。

在避免球囊和支架引起穿孔并发症方面,血管内超声可能有帮助。

出血并发症也很常见。由于中国医生非常熟悉桡动脉穿刺,股动脉穿刺的训练相对较少,所以尽量使用桡动脉途径,可以减少出血并发症。绝大多数桡动脉可以使用 7F 的动脉鞘,诀窍在于尽量多注射局部麻醉药,用刀切开穿刺口,可以减少桡动脉痉挛。穿刺股动脉时,8F 抗折鞘可以减少股动脉出血并发症。

除了出血并发症外,血栓的并发症也要高度重视,供体血管和指引导管血栓往往是致命的。因此,启动逆向 PCI 后,一定要做好肝素化,起始剂量 150U/kg;每 30 分钟检查 ACT,保持 300 秒以上。长时间没有冲洗的指引导管,特别是正向指引导管,注射造影剂之前,一定要回抽,肯定没有血栓后再注射造影剂。手术过程中压力下降时,首先是调整指引导管的同轴性,回抽指引导管的液体,确定没有血栓,而不是核对零位,浪费宝贵的时间。

X线曝光的电生理模式可以大幅度减少放射量,而且不影响PCI的质量,值得广泛开展。笔者也是冠脉造影介绍后,PCI一开始就将X线曝光模式改为电生理模式。2020年平均每台逆向PCI的射线量是1430mGy(含冠脉造影)。

八、注重经济效益

中国是一个发展中国家,中国人有节约的传统,尽量节约费用有利于逆向PCI的发展。

逆向PCI是近10年开展的技术,需要不断地经验积累,追求高效,克服逆向PCI的种种缺点。只有提高效率,增加成功率,降低并发症发生率,节约费用,才有利于逆向PCI的发展。

(张 斌)

参 考 文 献

[1] 张斌,廖洪涛,靳立军,等. 经心外膜下侧支循环逆向介入治疗冠状动脉慢性完全闭塞病变[J]. 中华心血管病杂志,2010,38(9):794-797.

[2] GE J B, GE L, ZHANG B, et al. on behalf of chronic total occlusion club China: Active greeting technique: a mother-and-child catheter based technique to facilitate retrograde wire externalization in recanalization of coronary chronic total occlusion[J]. Science Bulletin, 2018, 63(23): 1565-1569.

[3] 黄泽涵,张斌,廖洪涛,等. Guidezilla™延长导管在冠状动脉慢性完全闭塞病变反向控制性前向与逆向内膜下寻径技术中的应用[J]. 中国介入心脏病学杂志,2018,26(4):219-224.

[4] 黄泽涵,马墩亮,骆炳政,等. 冠状动脉慢性完全闭塞病变行逆向经皮冠状动脉介入治疗中微导管通过闭塞段新技术:控制性正向导引技术[J]. 中国介入心脏病学杂志,2020,28(11):610-613.

[5] 柴玮璐,廖洪涛,张斌,等. 穿微导管技术在逆向经皮冠状动脉介入治疗中的应用[J]. 中国介入心脏病学杂志,2015,23(9):500-503.

[6] AZZALINI L, POLETTI E, AYOUB M, et al. Coronary artery perforation during chronic total occlusion percutaneous coronary intervention: epidemiology, mechanisms, management, and outcomes[J]. EuroIntervention, 2019, 15(9): e804-e811.

[7] WERNER G S, GLASER P, COENEN A, et al. Reduction of radiation exposure during complex interventions for chronic total coronary occlusions: Implementing low dose radiation protocols without affecting procedural success rates[J]. Catheter Cardiovasc Interv, 2017, 89(6): 1005-1012.

第二节　遵循CTOCC路径的意义和
CTO PCI规范化操作

2018年,葛均波院士根据我国CTO PCI临床实践特点及国内术者的操作习惯,撰写了中国冠状动脉慢性闭塞病变介入治疗俱乐部(CTOCC)CTO PCI路径图(图8-2-1)。与其他流程图一样,CTOCC CTO PCI流程图高度重视对侧冠脉造影及术前认真分析冠脉造影的重要性,强调及时转换治疗策略。但与美国联合治疗流程图及欧洲CTO俱乐部流程图不同,CTOCC CTO PCI流程图强调冠脉CT在特定患者中的重要作用,尤其是二次尝试开通的患者,如有可能,建议术前进行冠脉CT检查。与美国联合治疗流程图不同,CTOCC CTO PCI流程图中正向介入治疗策略除正向夹层再入(ADR)技术外,尚包括平行导丝技术、IVS指引下介入治疗;对近段纤维帽不清的病变,除逆向介入治疗外,CTOCC建议部分病变也可尝试IVUS指引;与亚太CTO俱乐部流程图不同,CTOCC推荐当传统正向技术成功率不高,且①既往正、逆向尝试失败,预计再次逆向成功率不高者;②逆向导丝技术执行困难者(如严重迂曲侧支血管)或高风险者(进行逆向介入治疗时可能导致血流动力学不稳定);③无逆向技术条件者,这类患者如果着陆区条件许可,可直接进行 ADR 技术,尤其是器械基础 ADR 技术。

CTOCC CTO PCI 流程图在继续普及我国 CTO PCI 治疗的同时,大力提倡规范化治疗,在一定程度上既提高了我国 CTO PCI 的手术成功率和手术效率,又降低了并发症发生率。

一、重视 CTO PCI 适应证的选择

CTOCC CTO PCI 流程图非常重视 CTO PCI 适应证的选择。与既往专家共识类似,CTOCC CTO PCI 流程图指出,当 CTO 病变患者出现下列情况时,术者应考虑血运重建治疗:①患者出现与闭塞血管相关的心肌缺血、心功能不全等症状;②患者虽无上述症状,但无创伤性检查(如心电图运动试验、静息/负荷超声心动图、静息/负荷心脏核素检查等)发现存活心肌或较大心肌缺血负荷时。当 CTO 病变患者无存活心肌证据、心肌缺血负荷较小或闭塞血管支配较小范围心肌时,应当进行药物治疗(图 8-2-1)。对于具有血运重建指征的患者,术者应根据患者临床特征和病变解剖特点,仔细分析患者的获益和风险,同时需征求患者及其家属的意见,并根据导管室器械配备、术者技术水平和心外科技术水平做出综合评估,最终决定是进行介入治疗、冠状动脉旁路移植术(CABG)还是杂交手术。

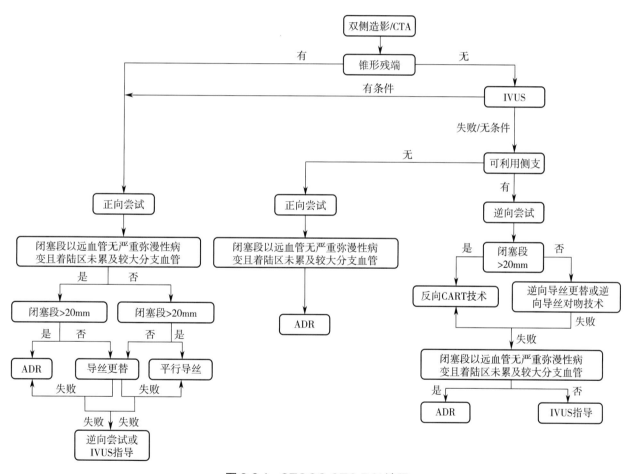

图 8-2-1 CTOCC CTO PCI 流程

二、规范 CTO PCI 器械选择和技术操作

与其他 CTO PCI 流程图一样,CTOCC CTO PCI 流程图强调对侧冠脉造影在 CTO PCI 中的重要性。对于绝大多数 CTO 病变,为了降低并发症发生率和提高手术成功率,均需进行对侧冠脉造影,对于仅有同侧侧支循环供应的 CTO 病变,为减少血肿、夹层向远端弥散的可能,建议必要时使用微导管进行高选择性造影。

根据对侧冠脉造影提供的信息,术者应认真评估 CTO 病变的近段(端)、远段(端)、体部解剖结构特征以及有无可以利用的侧支血管,从而制定相应的策略。术者既要根据病变的解剖特征,也要结合自身的手术习惯选择合适的指引导管、导丝等器械,力避千篇一律、僵化不变(表 8-2-1,表 8-2-2)。在导丝操作上,力争导丝从真腔至真腔,但对于闭塞近端解剖结构不清及/或闭塞段走行路径不明的病变、伴有严重迂曲及/或钙化的闭塞病变,有经验的术者也可以尝试血管结构相关技术。

表 8-2-1　CTO PCI 导丝分类

类别	名称	多聚物涂层	锥形头端直径 /in	头端硬度 /g
低穿透力	Fielder XT	是	0.009	0.8
	Fielder XT-R	是	0.010	0.6
	Fielder XT-A	是	0.010	1.0
	Pilot 50	是	否	1.5
	Fighter	是	0.009	1.5
	Gaia 1	否	0.010	1.7
	Gaia next 1	否	0.011	2.0
	Cross-it 100 XT	否	0.010	2.0
中等程度穿透力	Pilot 150	是	否	2.7
	Pilot 200	是	否	4.1
	Miracle 3	否	否	3.0
	Ultimate 3	否	否	3.0
	Mongo	是	否	3.0
	Gaia 2	否	0.010	3.5
	Gaia next 2	否	0.012	4.0
	Cross-it 200	否	0.011	3.0
高穿透力	Conquest Pro	否	0.009	9.0
	Conquest Pro 12	否	0.009	12.0
	Gaia 3	否	0.012	4.5
	Gaia next 3	否	0.012	6
	Hornet 10-14	否	0.008	10~14
	Progress 200T	否	0.009	13.0
	Miracle 12	否	否	12.0

表 8-2-2　CTO PCI 正向导丝选择建议

	锥形残端	钝头闭塞
CTO 近端纤维帽	低 - 中等穿透力、亲水多聚物涂层导丝 ↓ 中等程度穿透力导丝	中 - 高穿透力导丝 ↓ 高穿透力导丝
CTO 体部	闭塞段 <20mm	继续使用初始导丝或者降级为低 - 中等程度穿透力导丝
	闭塞段 >20mm	继续使用初始导丝或者转换为 Miracle 3/Ultimate Bros 3/Pilot 200 或 Miracle neo3/Mongo
CTO 远端纤维帽	必要时需升级为高穿透力导丝	

三、强调策略及时转换

术者应根据下列信息制定切实可行的治疗策略及备选治疗策略：①CTO 病变近端形态（残端形态、闭塞端是否存在较大分支血管）；②CTO 病变体部特征（钙化、迂曲、闭塞段长度）；③CTO 病变远端形态（远端纤维帽形态、闭塞远端是否存在较大分支血管或闭塞远端是否终止于分叉病变处、闭塞段以远血管是否存在弥漫性病变）；④是否存在可利用的侧支血管（需重点关注侧支血管的来源、管腔直径、迂曲程度、侧支血管与供/受体血管角度、侧支血管汇入受体血管后与闭塞远端的距离）。

为提高手术成功率及手术效率，术者应首选成功率最高的治疗策略，一旦该治疗策略无法开通血管，术者应及时转换备选治疗策略，CTOCC CTO PCI 流程图建议：对于有锥形残端的 CTO 病变，初始策略推荐正向介入治疗；无锥形残端或闭塞近端解剖结构不明者，如果有条件，术者可进行 IVUS 指引下介入治疗；当无法进行 IVUS 检查或 IVUS 指导下的 CTO 介入治疗失败后，术者可以尝试血管结构相关理念相关技术，而后尝试 ADR 或逆向夹层再入技术（RDR）：如闭塞段以远血管（着陆区）无严重弥漫性病变及/或未累及较大分支血管时，术者可以尝试 ADR；如果存在可利用的侧支血管，术者既可在上述正向介入治疗尝试失败后（包括 ADR 技术）转为逆向介入治疗，也可直接进行逆向介入治疗。对于那些既可以进行逆向介入治疗，也可以进行 ADR 的患者，术前应评估两类技术的风险、术者的技术水平和技术特色、导管室的器械配备等因素，优选风险较小、效率高的技术。

尝试器械基础 ADR 技术时，不必一味机械模仿初期 ADR 技术操作流程：Knuckle-Crossboss-Stingray，经验丰富的术者如果确认导丝位于血管结构内，很多病例既不需要 Knuckle 导丝技术，也不需要 Crossboss 导管，前送 Corsair 导管，而后送入 Stingray（LP）即可。进行穿刺时，也不仅仅局限于 Stingray 专用导丝，根据血肿大小、有无钙化，术者既可以选择 Gaia 3，也可以选择 Conquest Pro 12、Hornet 14、Conquest 8-20 等导丝作为穿刺导丝。当着陆区为弥漫性病变、严重迂曲病变，完成穿刺后可以将该穿刺导丝更换为亲水多聚物涂层导丝，但不仅局限于 Pilot 200。根据国内术者的操作习惯，部分病例在进行 ADR 技术前，可以尝试平行导丝技术，但是在操作过程中应力避血肿向远端弥散，一旦发现平行导丝技术导致远段着陆区受累，术者应考虑更换治疗策略。

逆向介入治疗中术者也应根据不同的解剖结构选择不同的逆向介入治疗技术：当闭塞病变较短、无严重迂曲、钙化时，术者可以尝试逆向导丝通过技术、导丝对吻技术，当上述技术失败或者闭塞病变较长、严重迂曲、钙化或行走路径不明时，术者应首先考虑 RDR（反向 CART）技术。部分逆向介入治疗病例可联合使用 Stingray-ADR 技术，尤其是当微导管无法通过侧支血管，无法进行逆向介入治疗技术或逆向介入治疗技术失败的患者，术者可以在逆向导丝的指引下尝试 ADR 技术。

为提高手术成功率、降低并发症发生率及提高手术效率，应提倡及时转化手术策略。一般而言，终止正向 CTO PCI 尝试的决定因素通常包括：①不利于正向介入治疗成功的闭塞病变解剖结构；②闭塞段以远血管有无受累，是否出现较大夹层及血肿；③存在可利用的侧支血管；④手术时间；⑤已经尝试的正向技术种类；⑥患者的临床情况及有无并发症等，其中以闭塞病变的解剖结构、有无可以利用的侧支血管及闭塞段以远血管有无受累较为重要。笔者认为在 CTO PCI 过程中，应高度重视闭塞段以远血管的保护，并以该项作为策略转换的重要标准：正向介入时，一旦发现闭塞段以远血管有受累倾向，为避免夹层或者血肿向更远段弥散，术者应考虑终止正向尝试，及时换用其他治疗策略。手术时间仅作为终止正向介入治疗尝试的一个参考因素，一般以 20~30 分钟为宜，如果仍无进展，术者应考虑更换治疗策略。正向介入治疗技术手段有多种，不提倡术者在所有的正向介入治疗技术尝试失败后才考虑更换其他治疗策略，更不提倡因患者无法耐受手术或出现并发症后才考虑终止正向介入治疗尝试。

四、规范 CTO PCI 教学

CTOCC CTO PCI 流程图除了对成熟术者有一定的借鉴作用之外，对初学者的教育意义可能更大。既往 CTO PCI 的教学往往采用师傅带徒弟的模式，不同术者之间适应证掌握、器械选择、技术规范和策略转换等差别很大,让初学者无所适从,常发出 CTO PCI "只可意会,无法言传" 之感。而 CTOCC CTO PCI 流程图对缩短初学者的学习曲线则起到非常重要的作用。第一,该流程图明确了 CTO PCI 的适应证。第二,强调了对侧冠脉造影的重要性。第三,明确了不同技术的使用条件。第四,概括了不同策略之间转换时机。在具体教学实施过程中,CTOCC CTO PCI 流程图推荐教练式教学,建议根据不同学员的特点,选择不同难度的闭塞病变进行教学。鼓励线上和线下学习相结合,采用多种形式培训学员。对于绝大部分闭塞病变,正向介入治疗是首选策略,因此 CTO PCI 教学中应非常重视正向介入治疗的各项技术培训,当学员能熟练掌握正向 CTO PCI 的常用技术后(如平行导丝技术、IVUS 指引下介入治疗等),可以在带教老师的指导下进行比较简单的逆向介入治疗和 ADR 治疗。至于 ADR 教学和逆向介入治疗教学的先后次序,应因人而异。根据我国术者的技术特点,掌握一定逆向介入治疗基础后,开始学习 ADR 技术可能会更合适。逆向介入治疗学习过程中,建议首先尝试经间隔支侧支循环、桥血管进行逆向介入治疗,当积累一定的经验后,可以尝试经心外膜侧支循环逆向介入治疗。不管是正向介入治疗学习初期阶段,还是逆向介入治疗学习的初期阶段,都要培养学员导丝由真腔至真腔的理念,当真正掌握了导丝传统技术后,可以逐渐学习血管结构相关技术及 ADR 技术。

五、重视手术细节

CTO PCI 介入治疗是对术者整体技术极其苛刻的考验,因此要求术者在术前应认真收集、分析影像学资料,评价患者基础疾病和伴随疾病、心肺功能状态,在术中规范、小心谨慎地应用各项技术和策略,重视手术细节。初学者除常常忽视对侧冠脉造影外,也常常不重视 ACT 检测、指引导管内压力变化、忽视对比剂剂量和射线量等,缺乏对并发症的早期识别意识和处理能力,部分术者甚至带有 "赌徒思维",以致给患者带来严重不良事件。CTOCC CTO PCI 流程图非常重视上述手术细节,建议每隔 30 分钟进行 ACT 检测,并建议借鉴亚太 CTO 俱乐部流程图推荐意见,当 CTO PCI 手术时间超过 3 小时,对比剂剂量超过 4 倍 eGFR,射线量超过 5Gy,手术仍毫无进展时,术者应考虑终止手术(见表 8-2-2)。

（葛　雷）

参 考 文 献

［1］葛均波 . 中国冠状动脉慢性完全闭塞病变介入治疗推荐路径［J］. 中国介入心脏病学杂志,2018,26:121-124.

［2］BRILAKIS E S, GRANTHAM J A, RINFRET S, et al. A percutaneous treatment algorithm for crossing coronary chronic total occlusions［J］. JACC Cardiovasc Interv, 2012, 5: 367-379.

［3］HARDING S A, WU E B, LO S, et al. A new algorithm for crossing chronic total occlusions from the Asia Pacific Chronic Total Occlusion Club［J］. JACC Cardiovasc Interv, 2017, 10: 2135-2143.

［4］GALASSI A R, WERNER G S, BOUKHRIS M, et al. Percutaneous recanalization of chronic total occlusions: 2019 Consensus Document from the EuroCTO Club［J］. EuroIntervention, 2019, 15（2）: 198-208.

［5］GALASSI A R, BRILAKIS E S, BOUKHRIS M, et al. Appropriateness of percutaneous revascularization of coronary chronic total occlusions: an overview［J］. Eur Heart J, 2016, 37: 2692-2700.

［6］AZZALINI L, TORREGROSSA G, PUSKAS J D, et al. Percutaneous revascularization of chronic total occluSions: Rationale, indications, techniques, and the cardiac surgeon's point of view［J］. Int J Cardiol, 2017, 231: 90-96.

［7］AZZALINI L, CARLINO M, BRILAKIS E S, et al. Subadventitial techniques for chronic total occluSion percutaneous coronary intervention: The concept of "vessel architecture"［J］. Catheter Cardiovasc Interv, 2018, 91: 725-734.

［8］WERNER G S, FERRARI M, HEINKE S, et al. Angiographic assessment of collateral connections in comparison with invasively determined collateral function in chronic coronary occlusions［J］. Circulation, 2003, 107: 1972-1977.

［9］MCENTEGART M B, BADAR A A, AHMAD F A, et al. The collateral circulation of coronary chronic total occlusions［J］. EuroIntervention, 2016, 11: e1596-1603.

［10］HUANG C C, LEE C K, MENG S W, et al. Collateral channel size and tortuosity predict retrograde percutaneous coronary intervention success for chronic total occlusion［J］. Circ Cardiovasc Interv, 2018, 11：e005124.

［11］WU E B, BRILAKIS E S, LO S, et al. Advances in CrossBoss/Stingray use in antegrade dissection reentry from the Asia Pacific Chronic Total OccluSion Club［J］. Catheter Cardiovasc Interv, 2020, 96：1423-1433.

［12］AZZALINI L, BRILAKIS E S. Ipsilateral vs. contralateral vs. no collateral（antegrade only）chronic total occluSion percutaneous coronary interventions：What is the right choice for your practice?［J］. Catheter Cardiovasc Interv, 2017, 89：656-657.

第三节　CTO-PCI 混合技术及其在 CHIP 中的价值

CHIP（complex high-risk indicated patients）是近几年来心血管领域热度越来越高的焦点话题。但是就 CHIP 的概念而言，可能会有部分不同的观点，就笔者的理解，CHIP 这一概念涉及三重意义。首先，病变复杂，手术困难，如 CHIP 患者常常为三支病变，多支 CTO，孤支血管伴有严重狭窄的复杂病变，RCA-CTO 合并左主干复杂病变，供血血管存在复杂的严重狭窄或 CTO，同时还可能存在血管的钙化、扭曲等情况；其次，复杂病变的基础上患者同时还是高危患者，如大多患者除了目标病变复杂之外，还存在心功能差的情况，且手术过程中预期血管可能会长时间缺血，同时这类患者往往合并有 CTO 病变；最后，PCI 过程中往往需要有血流动力学的支持。

目前关于 CHIP 的讨论和争议有很多，如患者合并 CTO 时，应首先处理狭窄病变或者首先处理 CTO 病变，是进行部分血运重建或者完全血运重建，这些目前都尚无定论。笔者的经验是根据病情是否稳定，决定一次性完全血运重建还是分步进行血运重建，对于多支 CTO，应遵循先易后难的策略，首选正向策略，如需逆向介入，务必充分保障供血血管的血流，对孤支血管严重病变的处理更宜简单、迅速。

还有关于此类患者的评估问题，因为此类患者往往还合并有其他脏器功能障碍，术前评估也应将其考虑在内；同时应进行缺血和存活心肌评估的问题，这牵涉患者的手术最终获益的关键，因此要评估患者是否有进行 PCI 的必要性，以及是否需要进行完全血运重建；还有就是拟行 PCI 的患者，务必评估血流动力学支持的必要性。

目前国内常用的血流动力学支持手段是 IABP、ECMO 以及 IABP+ECMO 联合应用。此外还有 Impella 装置，它可以直接将血液从左室泵到主动脉，提供血流动力学支持，是国外比较推崇的手段，但鉴于其价格昂贵，目前在我国的使用较为受限。IABP 能够减轻心脏后负荷，同时增加心脏冠脉灌注，但是辅助效率有限；ECMO 可以有效维持外周灌流，但是有增加心脏后负荷的不良反应；而 IABP+ECMO 联合应用则能够达到 1+1>2 的效果，一方面辅助的效率更高，另一方面 ECMO 的不良反应可以被 IABP 抵消，因此从笔者的经验来看 IABP+ECMO 联合应用效果较好，一般在心脏功能更差和缺血范围更大的时候使用，能够提供足够的血流动力学支持，就我国国情而言也更为实用。

CHIP 患者单纯正向开通的可能较小，往往需要进行 hybrid 策略，即逆向或 ADR 技术。因此对于手术本身有一定的要求：在 hybrid 策略使用过程中，在 CTO PCI 过程中高成功率和高效是第一要务，同时要兼顾平衡射线计量的问题（并不能单纯追求少射线计量），此时策略的转换尤为重要，一旦正向行进困难，要及时更换逆向或者 ADR 技术；此时即可进行 BASE 或者 Knuckle 技术，同时此类患者在进行这些策略间的转换时一定要注意分支血管的保护，因为此类患者往往心功能较差，大的分支丢失即意味着手术效果不佳，对于恢复患者心脏功能的最终目的造成影响；还有就是要注意手术过程中血肿过大、过长造成的血流障碍的影响。

此外，非常重要的一点，一名合格的 CHIP-CTO 术者一定要有充分的技术储备，应该是在充分掌握 CTO-PCI 和 LMT-PCI 技术以及旋磨、分叉病变等各种病变介入技术都很熟练以后，同时对于循环支持有一定的心得才能尝试的，然后才会在进行 CHIP-CTO 时相得益彰，更进一步。

总结：对于 CHIP 患者，需要综合的围手术期管理、合理的策略、精湛的介入技术以及多学科合作。为提高 CHIP-CTO 的成功率，术前需充分评估患者病情，提早辅助循环支持，采取高效的开通手段，正向、逆向、ADR 及时转换,保障供血血管血流,可明显减少并发症的发生。同时手术策略首选正向开通,一次性完全血运重建可能优于部分血运重建。

典型病例:患者女性,49 岁,因"发作性胸闷、气短 6 年,加重 5 天"入院。既往高血压病史;心脏超声示 EF 24%,左心室大。

外院造影示:LMT 80% 狭窄,LAD 开口闭塞,LCX 闭塞,RCA 全程弥漫病变,远端 90% 狭窄。

择期在 IABP+ECMO 支持下行 PCI(图 8-3-1~图 8-3-6)。

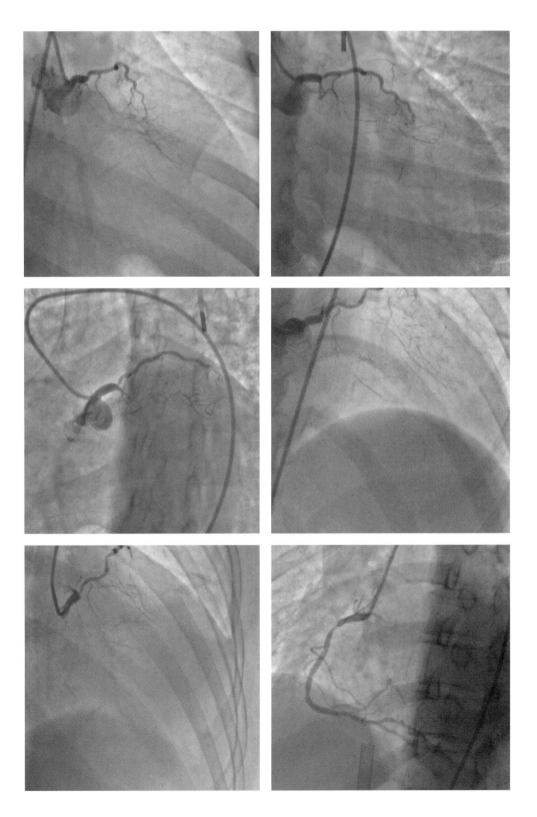

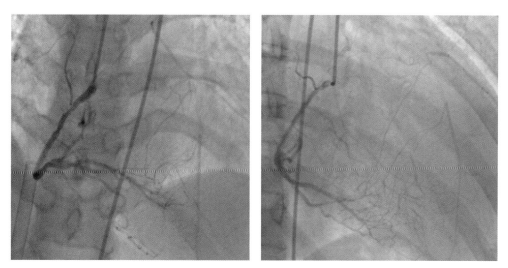

图 8-3-1　本次造影可以明确患者系严重三支病变，LAD、LCX 均为 CTO，其中 LAD 自开口闭塞，左冠状动脉尚有一较大的中间支，但中间支开口存在 80%~90% 的狭窄，RCA 自 1 段起弥漫病变一直延续至接近后三叉，RCA 到 LAD 的穿隔支侧支非常丰富，同时可以看到 LAD 存在一较大的对角支，而 LCX 发育亦较大，供血心肌范围较广，同 LAD 均有开通必要

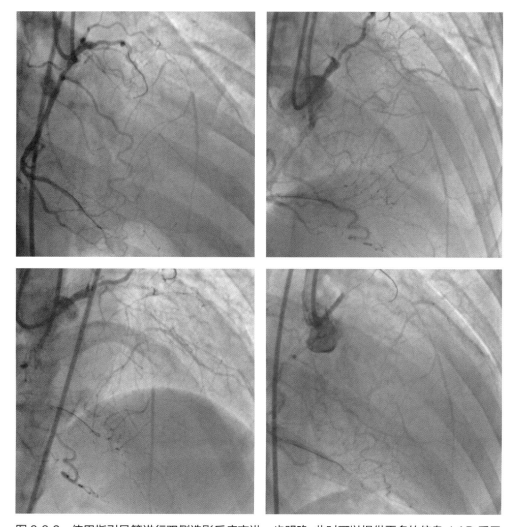

图 8-3-2　使用指引导管进行双侧造影后病变进一步明确，此时可以提供更多的信息：LAD 系无残端 CTO；同时闭塞段较长，超过 20mm；LAD-CTO 远端登陆区血管存在较长节段的病变，同时在 CTO 远端存在较大对角支，手术过程中应注意保护；LCX 似乎存在锥形残端，可首先尝试开通，而 CTO 远端亦存在一较大 OM，亦应保证开通

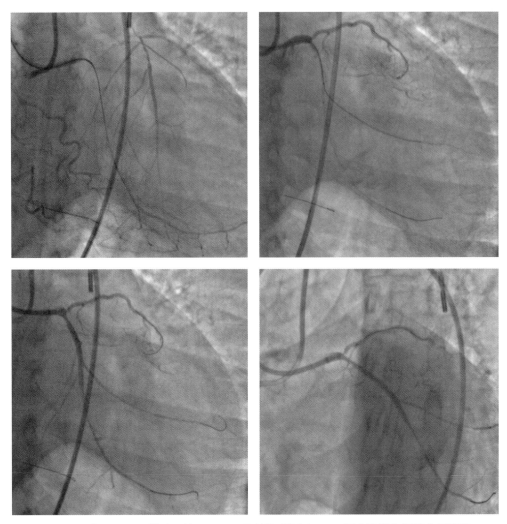

图 8-3-3　在 Corsair 辅助下使用 XT-A 导丝顺利通过 LCX 闭塞段进入远端血管真腔，
使用双腔微导管成功找回 OM，球囊扩张后植入支架，LCX-CTO 顺利开通

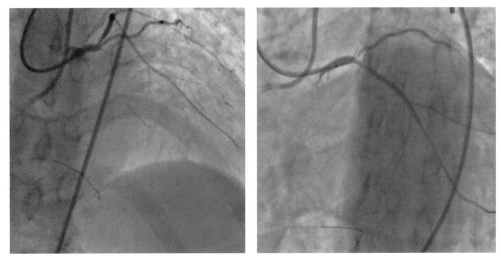

图 8-3-4　在 Corsair 辅助下使用 XT-A 导丝行 Scratch-and-go
技术顺利穿刺进入 LAD，多角度确认导丝走行方向

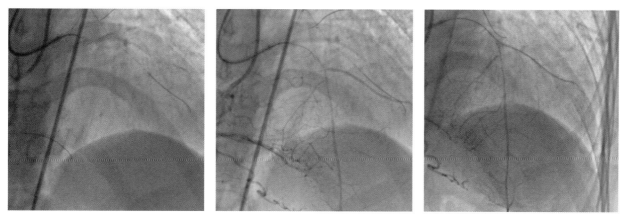

图 8-3-5　跟进 Corsair 后调整导丝方向,顺利进入 LAD 远端血管真腔,同样使用双腔微导管辅助找回对角支

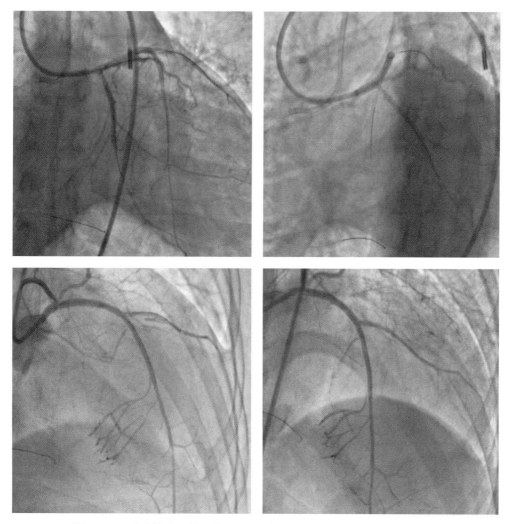

图 8-3-6　球囊扩张后植入支架,最终多角度造影显示血管分支保留完好

小结:患者心功能较差,在循环支持下一次性完全血运重建对其心功能的恢复可能是有益的;同时对于多支 CTO,首先考虑可能较易开通的 LCX,有助于手术安全性的提高;虽然 RCA 逆向侧支看起来非常"诱人",但对于这种孤支血管,使用侧支应当取慎重态度;同时手术过程中 OM、对角支和中间支保留完好,对于患者心脏功能的恢复是有益的。

(李成祥　王　欢)

第四节　CTO PCI 技术创新

随着介入器械的进步、手术经验的积累及对病理病变理论的新认识,CTO 开通的成功率取得了较大的提升,尤其 Hybird 策略的出现,多种技术的融合,部分心脏中心成功率能达到 90% 以上。但是对于一些解剖结构复杂、侧支循环不理想、搭桥术后的 CTO 病变,仍然具有较高的失败率,成为目前 CTO 病变最后的挑战。尽管夹层重回真腔技术(antegrade dissection reentry, ADR),利用了特殊的手术器械,标准化的手术流程,在一定程度上降低了学习曲线,缩短了手术时间,提高了手术效率,但是在临床实践中,往往伴随着长段的内膜下空间和壁内血肿形成,虽然目前随机对照研究已经证实了内膜下支架术相比斑块内支架术,两者具有相似的临床结局,但是长段的内膜下空间,势必会导致主要分支血管的丢失和远期不良的血管修复。因此,如何高质量地开通 CTO 病变,使患者获得最佳的临床预后,是大家一直关注和探讨的问题。

随着对于 CTO 病理组织学的深刻认识,CTO 介入治疗发展至今已经有了成熟的治疗策略,对 CTO 的理解也从之前的单一根据影像学转变为根据 CTO 病理组织结构选择合适的治疗策略。在 CTO 血栓形成过程中,内皮细胞侵入纤维网中形成管形结构,从而构成了血栓内微血管通道。因此,微通道 - 斑块内裂隙的形成是 CTO 的一个标志性特征,就笔者多年来对于正向导丝技术的体会,就是依据这一特征来选择导丝和制定次序化导丝升级策略,充分利用软导丝寻找微通道或疏松组织,提高导丝于闭塞入口进入真腔概率,多平面确认导丝位于血管结构内,缓慢导丝升级以及平行导丝技术。同时这一理念也逐渐在逆向技术和 ADR 技术中得到了应用,并在此基础上形成了自己的独特风格。在笔者看来,任何 CTO 病变的开通,无论是正向、逆向还是 ADR 技术,充分利用软导丝特性,寻找或者探查闭塞结构内疏松组织或者微通道,采用次序化导丝升级策略,往往复杂的情况可以简单化,且可起到事半功倍的效果。下面笔者就多年来对于 CTO 病变介入治疗的经验和体会,以及实战中一些创新做法进行总结,希望可以启迪大家的思维,提高 CTO 介入治疗的成功率。

一、"近段同腔,远段平行"的概念

早期,这个概念主要应用于正向的平行导丝技术中。当第一根导丝进入假腔后,保留该导丝于假腔中做路标,然后插入第二根导丝,以假腔中的导丝为标志,不断调整两根导丝走行,直至通过闭塞病变到达血管远端真腔。如果第一根导丝在闭塞病变开口就进入假腔,再实施平行导丝技术的难度将非常高,反复尝试导丝操作,势必增加局部血肿的形成,假腔的扩大,则成功率明显降低。然而导丝在闭塞入口进入真腔,在闭塞病变体部或远端出口进入假腔,第二根导丝进入第一根导丝近段的同一个腔隙中,即近段同腔,然后再预判第一根导丝进入假腔的位置,然后调整第二根导丝进行平行操作,重新找回真腔,这就是远段平行。

这个概念运用的前提是闭塞入口的正确进入、血管结构内的概念以及次序化导丝升级。首先导丝入口的正确进入,除了需要 IVUS 指导确认外,首选第一根导丝尤为关键,软导丝(Fielder XT-R/Fielder XT-A/Gaia 1)能够进入病变,真腔可信度高于硬导丝进入,而不是过分追求导丝越强越好,而是需要充分利用软导丝特性寻找缝隙。其次,导丝位于血管结构内,由于 CTO 病变闭塞段影像缺如,且多存在坚硬的纤维帽和岛状的纤维钙化灶,因此,即使是很小心地操作,导丝仍不免进入血管内膜下(即假腔)或血管结构外,一旦导丝进入血管内膜下,试图期盼再回到远端血管真腔几乎是不可能的,严重者还可能造成血管穿孔,因此,导丝需要完全走行在闭塞血管结构内,尽管 Crossboss 系统在一定程度上能够走行在血管结构内,但仍需要多角度投照,正交体位反复验证导丝与血管位置关系,及时调整导丝方向,避免进入血管分支或血管结构外。最后,次序化导丝升级和平行导丝技术,当第一根导丝于远端进入假腔,保留该导丝,跟进微导管(建议使用 Corsair 微导管)至预判导丝进入假腔的位置,轻微扩张近段闭塞病变后退出微导管,保留导丝近段遗留的腔隙,便于第二根导丝沿着微导管扩张的腔隙进入闭塞远端,从而实现近段同腔操作。对于合并严重钙化的闭塞病变,微导管跟进困难,可以采用小球囊(1.0/1.5mm)低压力扩张近段闭塞病变后再操作第二根导丝,目的是保证第二根导丝和第一根导丝在CTO闭塞近段位于同一个孔道内。第二根导丝进入闭塞病变后,需要判断导丝进入假腔的位置,以便有目的地进行穿刺操作,有意识地操作导丝以较大的角度跨越第一根导丝并穿过病变,以达到提高成功率、缩短手术时间的目的。

二、正向导丝失败后的 Knuckle 技术应用

CTO病变的介入治疗策略主要分三种:正向介入策略、逆向策略和Hybird综合策略。其中,正向技术是CTO-PCI操作的基础和前提;正、逆结合时,正向介入更是逆向介入的完善和补充。目前CTO病变正向策略主要有单导丝通过和升级技术、多导丝平行导丝技术、IVUS指导的正向导丝技术、逆向导丝指引的正向导丝穿刺技术,以及在西方国家较为常用的正向ADR技术。正向ADR技术的要点在于导丝需在闭塞开口进入,导丝需走行在血管结构内(内膜下或斑块内),其中关键操作就是导丝Knuckle技术,以及Stingray球囊的跟进和定向穿刺。既往认为导丝Knuckle一般走行血管结构内,类似Crossboss原理,但是在实际操作中,Knuckle导丝往往走行在血管结构内的假腔(内膜下空间)中,血肿的发生率也明显增加,这势必会增加后续穿刺的难度。因此,我们提出新的想法,Knuckle导丝能否尽可能直接走行在血管结构内真腔?通过改变首选软导丝进入闭塞,改变Knuckle启动点,如果从血管结构斑块内启动,会寻找到远段血管真腔吗?为了验证这一想法,实践中尝试了一些既往多次正逆向失败的病例并获得了成功,因此不断总结技术细节,逐渐形成了Knuckle技术新的理念和方法。

首先,Knuckle导丝需从闭塞入口1~2mm斑块内启动,这依赖于闭塞近段软导丝进入,而非硬导丝首选进入,微导管支持和调控非常重要,软导丝进入闭塞开口,跟进微导管,然后在这个基础上启动Knuckle,这样才能保证Knuckle导丝靠近血管真腔。向前推进的过程中,也需要多体位造影确认在血管结构内以及Knuckle环的方向。一方面可以通过反复折叠Knuckle导丝,改变原来前向导丝的假腔走行,重新寻找到血管结构;另一方面,在向前推进导丝的过程中,应缓慢逐渐加力,寻找正确的Knuckle环突破方向,在推进的过程中,多个体位透视确认Knuckle环的方向,当Knuckle导丝环过大时,应该跟进微导管,退回导丝重新采用折叠Knuckle。

其次,在选择Knuckle导丝时,与美国医生相同,但与欧洲医生不同,建议首选Fielder XT系列的软导丝,而不是首选Pilot 200坚硬的导丝,保证Knuckle环柔软撕开寻找;Knuckle导丝的尖端小弯塑形,缓慢、小心地推送导丝,可边推送导丝边旋转,使Knuckle导丝成环状或袢状,避免导丝形成大的反折弯或大的loop,利用Knuckle导丝柔软的尖端来寻找闭塞段内血管结构和斑块内腔隙。

最后,Knuckle导丝应该终止于闭塞末端前5mm,然后跟进微导管,升级穿透力更强的导丝,最好建议为Conquest8-20,进行真腔寻找穿刺,必要时需要Stingray球囊的辅助完成。可见,在进行Knuckle导丝操作时,一定要明确这个技术的局限性,这只是一种正向导丝的辅助手段,需要正向ADR技术为基础,也就是说,在操作Knuckle导丝时,要有ADR器械的准备。因此,正向导丝失败后的Knuckle技术,需要在实践中进行技术融合,形成一种可重复的新技术,从而提高术者对CTO病变的重新认识。

三、Knuckle 基础上的 ADR 技术

ADR技术近年来在欧美CTO流程图以及亚太CTO俱乐部流程图中的地位越来越高。对于长段闭塞,病变钙化扭曲但远端Landing zone健康且没有大的分支时,预判前向成功率不高时,可选择ADR作为治疗策略。正向导丝进入内膜下,远端Landing zone适宜ADR时,采用Primary-ADR策略;正向使用了平行导丝为代表的各种技术不能进入远端真腔,或者逆向尝试失败时,采用Bailout ADR策略。而在国内Crossboss应用较少,大部分都采用Knuckle技术,这与其他国家差别较大。在Knuckle基础上的ADR技术,需要控制血肿和Knuckle导丝的方向以及穿刺技巧。在笔者的经验中,有部分病例通过精细的

Knuckle 导丝操作后,在微导管的支撑下升级穿刺型导丝成功进入血管真腔,而不需要 Stingray 球囊的辅助。笔者认为无论是正向技术还是 ADR 技术,都是基于平行导丝技术的理念,尽可能精心选择软导丝,将导丝靠近或者走行在斑块内,最终穿刺进入远段真腔的概率将会明显增加。所以,Knuckle 的启动位置将显得尤为重要,一般从闭塞入口的 1~2mm 处启动,选择软导丝进行 Knuckle,在推进的过程中,多体位透视确认导丝的位置和方向,一方面确保导丝走行在血管结构内,避免进入分支血管,同时需要观察 Knuckle 环的形态,出现较大的环或者长段的反折时,需要退回 Knuckle 导丝,重新折叠导丝,理想 Knuckle 形态是导丝尖端塑形段,沿着血管长轴形成较小的袢 7 或者环状。另一方面,通过对侧造影确定 Knuckle 环的方向,在推进的过程中,发现 Knuckle 方向偏离血管真腔,需要重新退出导丝或者用穿刺型导丝重新调整方向后再次进行 Knuckle。当 Knuckle 导丝到达 CTO 闭塞远段血管 5mm 左右,应该停止继续推送,跟进微导管,进行穿刺操作或者准备 Stingray 球囊进行操作。

因此,在现代 CTO-PCI 流程中,无论国内外,ADR 技术都是必不可少的一部分,目前 ADR 最高应用比例为 20%~30%,但是在我国,Crossboss 系统运用相对较少,主要采用 Knuckle 基础上的 ADR 技术,国内部分学者称其为改良的 ADR 技术,成功率在经验纯熟的术者手中可达 80% 以上,这一项技术,对那些正向失败、逆向特别困难、危险或几乎不可能的患者,ADR 无疑为 CTO-PCI 提供了最后的解决之道。目前医师对 ADR 的认可度逐步提升,广大年轻心血管介入医师应积极学习掌握 ADR 技术,同时解放思想、勇于探索,使 CTO-PCI 的手段更丰富、更完整,以促进 CTO-PCI 成功率进一步提高,造福更多患者。

Knuckle 技术应用典型病例(图 8-4-1):患者 54 岁,男性,主诉"间断胸痛 2 年,加重 3 个月"。既往高血压、糖尿病和吸烟史。2019 年门诊行冠脉 CTA 显示 LAD 中度狭窄伴严重钙化,RCA 重度狭窄。2020 年再次因反复心绞痛入院。

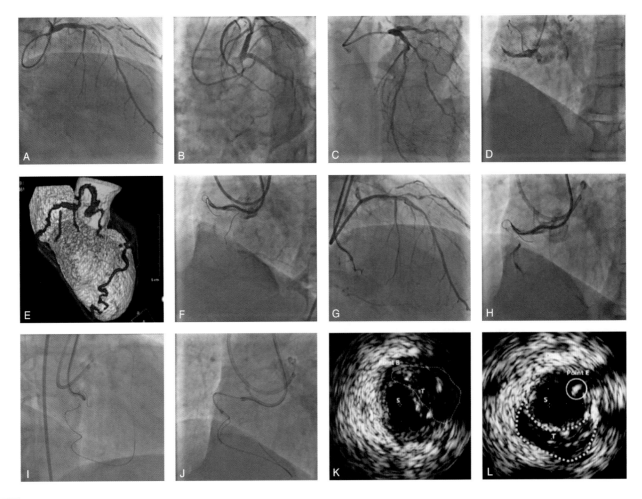

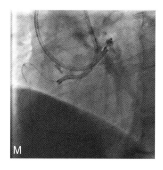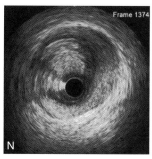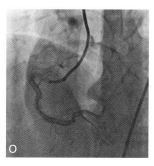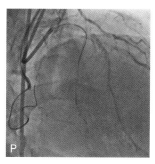

图 8-4-1 Knuckle 技术应用典型病例

A~D. 住院期间行冠脉造影检查结果：LAD 中段弥漫病变伴钙化，RCA 近端完全闭塞。E. 2019 年冠脉 CTA 三维重建图像。F. 双侧冠脉造影图像，首先尝试正向导丝无法明确前进方向。G. 选择间隔支侧支行逆向介入治疗。H. Finecross 微导管和 Sion Black 导丝顺利至 RCA 闭塞远段，微导管造影可见闭塞段严重扭曲。I. 逆向分别采用了 Gaia 1、Pilot 200 导丝进入远段纤维帽，继续前进困难，更换 Fielder XT 导丝行 Knuckle 技术，同时正向采用 Knuckle 技术，在闭塞中段实现两个导丝环抱。J. 在 RCA 闭塞中段行 AGT 技术，反复尝试无法实现导丝贯通。K、L. 决定行血管内超声检查，提示逆向导丝位于斑块内，而前向导丝位于血管内膜下。M. 重新退回逆向导丝，主动进入内膜下，更换反向 CART 部位，选择了 3.0/15cm 球囊扩张，逆向采用 Conquest Pro 8-20 导丝顺利至正向指引导管内。N. 正向轨道建立后行血管内超声检查可见壁内血肿和钙化。O. 顺序植入 2 枚支架和后扩张。P. 检测逆向侧支循环无损伤。

四、CTO 导丝投照体位的强调

在 CTO 导丝操作中，需要大体位的投照角度来区分和判断导丝走行在血管结构内，尤其在正向导丝和逆向导丝精准穿刺操作中，当然正向 Knuckle 技术中也是必需的。根据个人经验，强调了左冠状动脉，包括前降支和回旋支，蜘蛛位投照角度是必需的选项，能最大限度与常规角度形成正确、完整的比照。在右冠状动脉近端和中段强调了左、右前斜位，在后三叉前血管，则强化了左前斜位和正头位双体位的有效比对。

（荆全民　王前程　韩　渊）

第五节　如何尽快缩短 CTO PCI 的学习曲线

毫无疑问，冠状动脉慢性完全闭塞（CTO）是冠心病介入治疗中难度最大、变数最大、最具挑战性的。迄今为止，即使在水平最高的中心，CTO 的成功率也很难超过 95%。在冠脉介入治疗过程中，完全性血运重建是要遵循的最重要原则之一，而在接受冠状动脉造影的患者中，CTO 的检出率为 15%~20%，因此 CTO 能否合理、有效开通是每一个术者无法回避的问题，同时也是反映冠心病血运重建治疗水平的重要标准。随着相关器械研发的进步以及术者经验的提升，CTO 介入治疗已经从拼毅力、体力、手感的时代，跨入到标准化套路化可推广的时代。结合个人学习过程，成为 CTO 术者并无捷径可言。但是，如果能在学习过程脚踏实地地掌握需要的知识和技巧，尽快缩短 CTO PCI 学习曲线并非难事。现将相关经验分享如下。

一、临床和冠脉介入基本功是 CTO PCI 的基础

毋庸置疑，CTO PCI 的治疗归根到底也是冠心病患者整体治疗的一部分。扎实的临床基本功是一切冠脉介入治疗的基石。充分合理的术前评估（存活心肌状态、心功能、肾功能、凝血状态、感染状态等）以及术中评估（如血压、心率、心电监测变化、症状变化等）使 CTO PCI 的过程更为安全。此外，CTO PCI 的基本操作经验主要还是来自于常规 PCI 的实践，如入路的准备、强指引导管的选择与控制、导丝操控技术、

微导管的应用等。随着对常规病变处理经验的增加,术者对冠脉解剖及冠心病病理生理的认知也自然而然地更为深入。CTO PCI 的学习曲线起始段应该始于前期所拥有的大量处理复杂病变的经验。很多闭塞血管开通后面对的是一个复杂的冠脉病变,如真分叉病变、左主干病变、钙化扭曲病变等,能够合理处理上述复杂病变是成为一名 CTO 术者的前提。

二、加强系统性理论学习

在开始尝试 CTO PCI 之前,系统性的理论学习非常重要。理论知识的积累主要包括 CTO 病变病理生理、CTO 专用器械与技术的合理应用以及并发症防治三大方面。

与常规病变不同,CTO 病变有着特有的病理生理特点,随着闭塞时间的延长及供血方向的变化,闭塞段范围扩展,近、远端的位置最终会终结于某个较大分支发出的部位。面对较大血流冲击力的部位会逐渐形成平滑而坚硬的纤维帽。不同 CTO 患者的个体由于病变部位非常随机,会表现出不同形式的对侧侧支循环或自身桥状侧支循环。没有两个 CTO 病例是完全一样的,面对每一个 CTO 病例,术者都需要根据临床病史和基础影像进行个体化分析,参考各种主流俱乐部的流程图,制定完整的介入治疗策略。

相对于普通病变,CTO 病变的介入治疗具有很强的特殊性,因此不断问世了很多专用介入器械。CTO 专用导丝品类繁多,特点各异。术者应基于产品特点以及对病变的认知合理选择并以合理手法进行操控。充分发挥导丝的特性需要很好的系统支撑,强支撑的指引导管、指引导管延长管以及合理选择的微导管是构成系统支撑的基础,个别情况还需借助边支血管或在近端血管进行球囊锚定以进一步加强系统支撑。将上述器械或技术灵活合理地加以运用是正确操控 CTO 导丝并充分施展导丝特性的前提。尽管正向 CTO 介入治疗仍是目前的主流,但逆向及 ADR 技术仍是提高 CTO PCI 成功率的主要策略。相应的器械及技术都需要一定的学习曲线,对血管结构概念及内膜下技术的认知也需要同步进行提高。只有综合掌握了正向、逆向、ADR 等各种策略以及深刻理解不同的 CTO 介入治疗流程,并逐步摸索出适合自己的工作方式,这样才能在 CTO 的介入治疗中得心应手,成为一名优秀的 CTO 高阶术者。

此外,CTO 介入治疗并发症相对较多,有时甚至是致命的。在开始独立进行 CTO PCI 前,应该熟知 CTO 介入过程中的各种可能并发症及其预防与急救措施。特别是对于供血侧血管的并发症(血栓、夹层)以及引起心脏压塞的血管与侧支破裂,应该有充分的防范意识。对于可能出现的致命并发症,应该提前进行反复推演,形成快速有效的流程,同时准备必需的器材(如弹簧圈、缝线、穿刺引流管等),一旦发生致命并发症时才能及时救治。虽然并发症的处理水平不能直接提高 CTO 的成功率,但是也是 CTO PCI 过程中的必备技能,良好的安全性将提升术者的信心,帮助术者更快地缩短 CTO PCI 的学习曲线。

三、循序渐进,在有经验术者的帮助下逐渐摸索适合自己的操作方式

开始尝试 CTO PCI 时,建议在充分作好手术准备的情况下,选择相对简单的病例开始入手。一般而言,应该先从正向有明确入口、较直、较短的 CTO 患者做起。随着对 CTO 技术与策略的理解加深,可逐渐开始尝试较为容易的逆向介入治疗。待技术完全成熟,再挑战解剖复杂且临床高危(如低心排血量、肾功能不全等)的患者。

如果有条件,最好在有经验术者的帮助下进行。初期可由有经验的术者进行造影分析,然后进行策略规划与器械选择,初学者按照指示进行尝试。待积累一定的经验后,可自行决定策略与器械选择,操作过程中由有经验的术者进行矫正。在没有导师的情况下,建议多观摩线上及线下会议的手术转播,结合理论积累形成相对稳定成熟的套路后再开始进行手术操作。值得注意的是,由于不同术者的感觉和偏好不同,不能完全模仿他人的操作习惯和策略,在学习过程中务必要结合个人感受进行调整,以安全、高效为目的,最终找到适合自己的操作方式。

四、不断提高各种影像学检查的判读能力

各种影像判读能力的积累对 CTO PCI 也有着非常重要的意义。基础的双向造影可以给闭塞病变的

判读提供丰富的解剖信息,如近远端纤维帽的形态、闭塞段的长度甚至走行、侧支循环的分布及形态特点。每一次 CTO 手术都需要术者在术前仔细判读双向造影,必要时需逐帧精细分析,做到心中有数。初阶术者切记不可因怀有"怕麻烦"的心理忽视基础双向造影仓促开始 CTO PCI。腔内影像学手段尤其是 IVUS 在了解近端纤维帽的位置、判断正逆向导丝走行于管腔或内膜下(斑块内或中膜外)、了解闭塞段以及相邻血管的病变特点情况都有着造影所无法替代的意义。此外,在 CTO 开通后,IVUS 检查可以帮助了解血管的大小、重构情况及夹层血肿的范围,帮助选择治疗策略。对于初学者,特别建议导丝通过闭塞段之后进行 IVUS 检查,了解之前受阻部位的病理解剖特点,尤其是钙化或纤维斑块分布的位置,回顾之前导丝在相应部位受阻的触觉与视觉反馈,及时探讨导丝选择与操控的得失,加强对 CTO 病例解剖的认知,有助于快速调高 CTO 导丝的选择与操控能力。

五、提前对 CTO 介入治疗中可能出现的困难作好技术与策略储备

每一位 CTO 术者在初学时由于病例选择相对简单,经历了短暂的高成功率后会信心大增,但随着难度的增加,也迎来了失败与并发症的高峰期。克服这个阶段最重要的是提前对 CTO 介入治疗中可能出现的困难做好技术与策略储备。一般而言,CTO 介入过程中常出现的困难包括入口不清晰或坚硬、闭塞段长且扭曲钙化、逆向侧支器械通过困难等。术前认真读片,制定策略的同时,应该尽可能地预判可能出现的困难,同时在心中预演各种解决手段及策略切换,可以大大缩短术中的思考过程,提高效率。经过反复进行类似的训练,会使术者形成全面系统的解决问题能力,帮助缩短 CTO PCI 的学习曲线。例如:对 CTO 入口不清的病例,要马上想到能否用血管内超声引导寻找入口,如果失败,应该马上考虑有无合适的逆向条件,如无确切逆向条件,要考虑 BASE+Knuckle+Stingray 的组合技术以提高效率。再如:对前向导丝通过但球囊不能通过的病例,应该预先知晓各种增强支撑的方法(如子母导管、各种方式的锚定技术、旋磨、激光等)和绕行坚硬段的方法(BASE、逆向等)。

六、强化团队的合作

CTO PCI 是一项系统工程,操作步骤复杂,手术时间长,对术者体力与精力都有很高的要求。复杂的手术操作也会经常出现以下计划外的情况,初阶术者在经验还有所欠缺的阶段有时难以避免顾此失彼。有条件的中心应考虑建立手术团队共同完成 CTO PCI 以弥补上述不足,同时也能在术中的交流中获得进一步的提高。手术过程中,需要护理团队配合,密切监测患者的循环与精神状态,技术人员对 IVUS 的操作也是术中不可缺少的一环。由于 CTO PCI 的成功完成需要耗费较长的时间与很大的精力,应通过团队内协调,尽量保证充足、固定的手术时间,避免仓促上阵。成功的 CTO PCI 手术离不开团队中每个人的合作。不断的成功处理病变和并发症也会促进整个团队快速提升水平。

七、复盘、交流与思考

术后复盘是提高 CTO PCI 技术的重要环节。由于术中专注于操作,整体策略或者具体技术上不免会有令人遗憾之处。下手术台之后,以不同心态进行及时的复盘往往会立即发现许多可以进一步改进之处。

定期将一个阶段内的 CTO 手术进行复盘,从成功的手术中可以看到自身的成长,有助于提高自信,激发进取的热情。更应重视的是那些失败的病例,总结出来的经验与教训才是未来成功率提高的基石。在复盘过程中,应重视与团队成员、上级医生之间的交流,有机会的时候更应珍惜与国内外其他中心同行之间的交流机会。不同思想的碰撞,不仅能汲取他人的经验,同时也经常能萌发出非常有价值的想法。

八、尽快缩短 CTO PCI 学习曲线的若干技术与策略细节

1. 7F 强支撑引导导管并进行双侧造影是成功的基石。

2. 正向导丝技术是基础,切不可忽视,应从不断尝试中体会不同病变中视觉、触觉反馈的变化,若能结合导丝通过后血管内超声的影像效果更好。出众的正向技术对于逆向导丝通过 CTO 与 Stingray 辅助下

的重回真腔均有巨大帮助。

3. 丰富的导丝经验可以帮助快速进行导丝升降级。但是对于入口不清、走行不明的 CTO，切忌使用强硬的穿刺导丝长距离行进并跟进微导管或扩张，以免导致穿孔。此时导丝降级，Knuckle 导丝技术及转为逆向技术可避免类似的并发症。

4. 在现代 CTO PCI 技术中，正向、逆向、Stingray 辅助下重回真腔技术三者缺一不可，均应熟练掌握、应用。三种技术选择的大原则是优先使用安全且成功率高的方式。如果综合评价三种方式相当，可选择最熟悉的方法（常是先进行前向尝试）。值得注意的是，手术过程中要动态评价不同方法的风险获益比，不断调整手术的策略。

5. 细分 CTO PCI 的每一个细节，预估可能出现的困难风险，提前形成合理的预防及处理措施将使术者胸有成竹地进行手术，提高成功率，降低并发症率，并快速缩短 CTO PCI 学习曲线。

CTO 的介入治疗属于高难度、高风险的介入手术，不但费时、费力，而且常面临风险和失败。对于初期涉及 CTO 的术者，在遇到已知比较复杂的 CTO 病例，推荐在上级医师指导下以团队的形式进行手术，这样不仅可增加成功的概率，也是非常好的学习机会。CTO PCI 的过程中客观上难以完全避免并发症的出现。初阶术者应客观、冷静地对待并发症的发生，虚心吸取教训的同时，树立坚定的信念，不要因为并发症的出现萎靡不振，甚至失去对 CTO 的热情。遇到手术失败或并发症的出现，团队成员之间的密切合作与相互鼓励在此时显得弥足珍贵。归根到底，具有对 CTO PCI 具有强烈的兴趣与热情是前提条件，同时具备扎实的基本功、良好的学习能力、举一反三的精神以及强大的心理承受能力方可快速缩短学习曲线，做好、做精。

（窦克非　丰　雷）

第九章　有教育意义病例介绍

第一节　前降支开口闭塞治疗

一、病史及临床资料

患者男性，69岁，因"间断胸憋2年余，加重半个月"入院。发现血糖升高3个月，空腹血糖波动于6.0~6.7mmol/L。辅助检查：实验室检查示肝、肾功能正常。心脏彩超示前降支室间隔、心尖段运动减弱，EF 61%。入院诊断为冠心病、不稳定型心绞痛。

二、冠状动脉造影（图9-1-1）

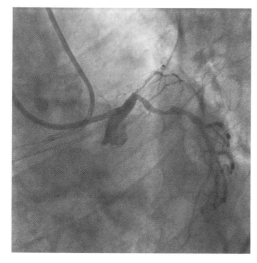 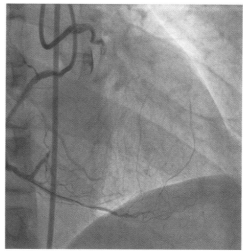

图9-1-1　前降支开口闭塞，右冠状动脉至前降支可见CC 1级侧支循环

三、治疗策略

1. J-CTO评分3分（钝头闭塞/闭塞段>20mm/院外尝试未成功）。

2. 冠状动脉造影可见前降支开口齐头闭塞，有右冠状动脉向前降支侧支循环，手术策略先行IVUS指导下正向介入治疗，考虑前降支为钝头、齐头闭塞，闭塞段长，鉴于其侧支循环良好，适时转为逆向介入治疗。

四、器械准备

穿刺路径:左、右桡动脉。

指引导管:6F SAL 0.75(更换 6F MAC 3.0)、7F EBU 3.5。

五、手术过程

1. 正向介入治疗　选择 Fielder XT-A 导丝于微导管 130cm Finecross 辅助下尝试通过闭塞段未成功(图 9-1-2),回旋支 IVUS 未见明显前降支开口,遂启动逆向介入治疗。

2. 启动逆向介入治疗(Sion Blue 导丝、150cm Finecross 微导管)

(1)选择 Sion Blue 导丝于 150cm Finecross 辅助下反复尝试后通过间隔支侧支循环至前降支近段(图 9-1-3)。

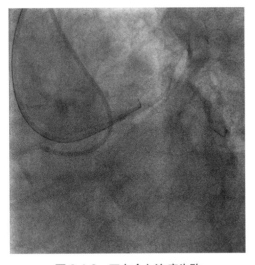

图 9-1-2　正向介入治疗失败

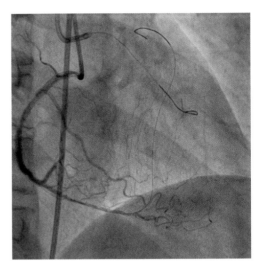

图 9-1-3　导丝通过间隔支侧支循环至前降支近段

(2)更换选择 Gaia 2 导丝,反复尝试后进入正向指引导管内,使用 Rendezvous 技术 VersaTurn T 导丝送入逆向微导管至间隔支(图 9-1-4)。

(3)更换双腔微导管,选择 Fielder XT 导丝反复尝试未至前降支真腔内,更换 Gaia 2 导丝,反复尝试送至前降支远端,对侧造影提示前降支位于真腔内,更换 VersaTurn T 至前降支真腔内(图 9-1-5)。

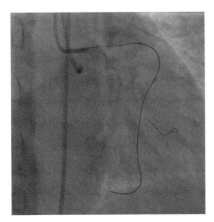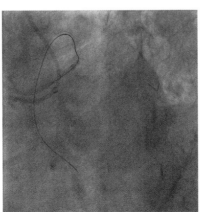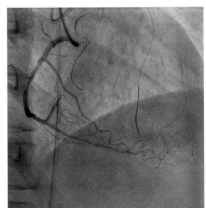

图 9-1-4　Rendevous 技术 VersaTurn 导丝送入逆向微导管至间隔支

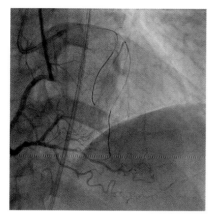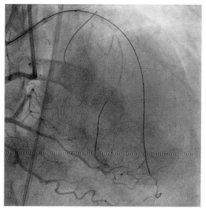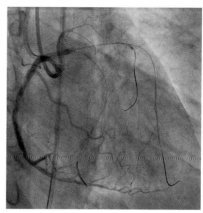

图 9-1-5　双腔微导管辅助下将工作导丝送至前降支远端真腔

（4）尝试送入 IVUS 未成功，选择球囊扩张前降支后，送入 IVUS，提示导丝在前降支接近开口处导丝位于内膜下，其余节段均位于血管真腔内，于前降支中段至开口植入支架（图 9-1-6~ 图 9-1-8）。

3. 前降支开口植入支架后患者出现明显胸痛症状，造影提示回旋支血流差，球囊反复扩张后血流有所恢复，于回旋支近段至左主干开口植入支架，回旋支血流恢复，再次复查造影前降支血流减慢，前降支重置导丝后尝试将 IVUS 送入未成功，分别对回旋支及前降支行球囊扩张，并于分叉处行球囊对吻（图 9-1-9~ 图 9-1-16）。

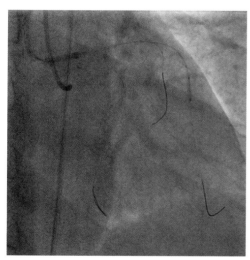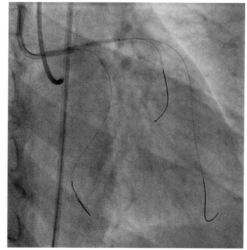

图 9-1-6　扩张前降支

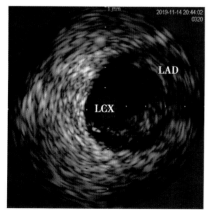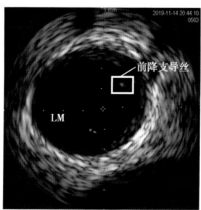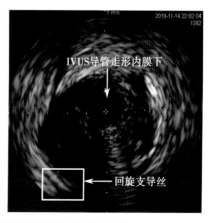

图 9-1-7　IVUS 提示前向导丝于前降支近段有部分位于内膜下，内膜下部分无大的分支血管

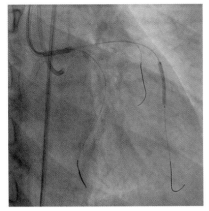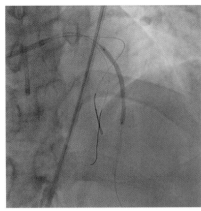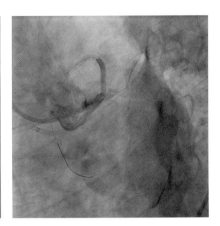

图 9-1-8　前降支植入支架

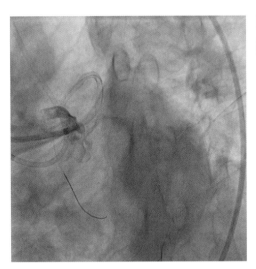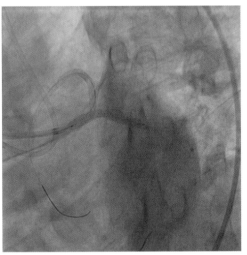

图 9-1-9　回旋支植入支架

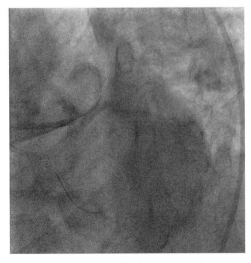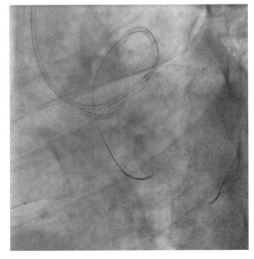

图 9-1-10　回旋支植入支架后
前降支未见前向血流

图 9-1-11　前降支重新进入另一导丝

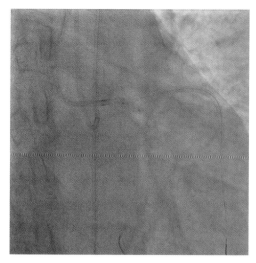
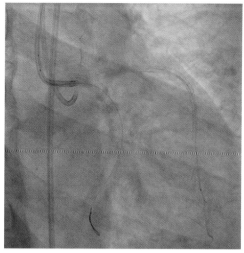

图 9-1-12　扩张回旋支

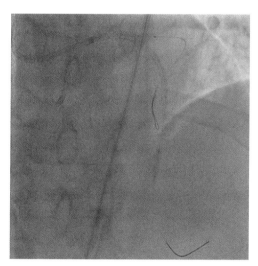
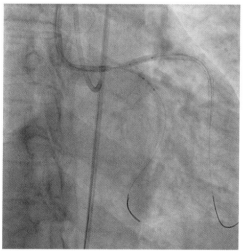

图 9-1-13　分别对回旋支及前降支行球囊扩张

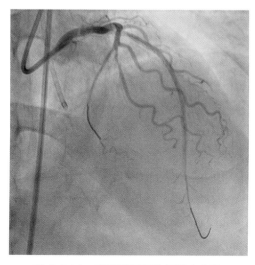
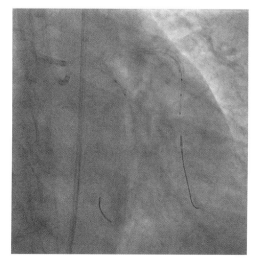

图 9-1-14　球囊扩张后恢复前向血流

图 9-1-15　IVUS 提示前降支
支架存在贴壁不良

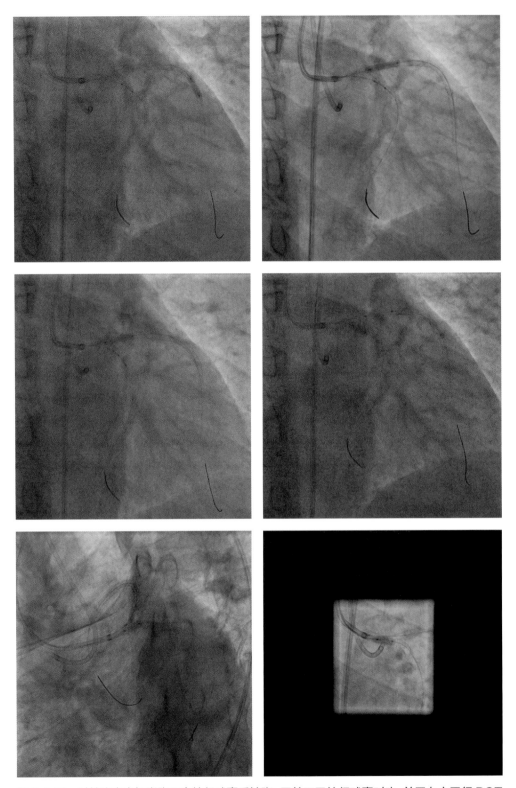

图 9-1-16 对前降支支架膨胀不良处行球囊后扩张;于前三叉处行球囊对吻,并于左主干行 POT

4. 术后造影前降支及回旋支血流 TIMI 3 级,症状逐渐消失。术后强化双抗治疗,门诊随访患者无不适(图 9-1-17,图 9-1-18)。

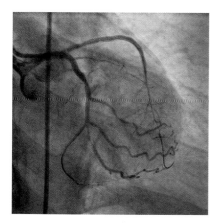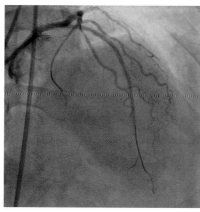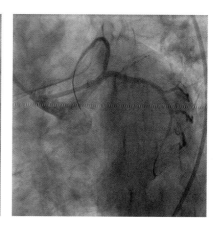

图 9-1-17　最终结果

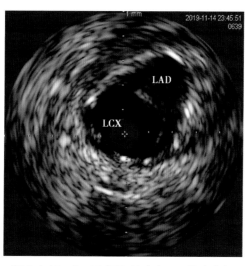

图 9-1-18　IVUS 提示前降支及回旋支支架
贴壁良好,前降支开口未见明显夹层及撕裂

六、小结

1. 对于 LAD 开口病变不明确的齐头闭塞,首先选择前向导丝技术,还是逆向导丝技术,结合 IVUS 的结果很重要。该患者有较好的侧支循环,正向尝试未成功,IVUS 指导下及时转换逆向介入治疗策略。IVUS 指导结合对侧造影寻找 CTO 开口部位,需要指引导管同时能容纳微导管和超声导管,所以需要 7F 以上的指引导管。

2. 本例患者侧支循环较好,使用逆向导丝技术,顺利完成逆向导丝进入指引导管内。建议导丝进入指引导管前确保导丝进入左主干时位于左主干真腔内,不然贸然植入支架,损伤回旋支风险很高,可以选择 IVUS 指导或者 AGT 等技术保证导丝走行位于左主干真腔。

3. 本例患者在植入前降支开口支架后,回旋支血流减慢,球囊扩张后症状仍明显,未行 IVUS 检查紧急行回旋支至左主干支架,建议在血流动力学稳定的情况下,行 IVUS 检查后决定进一步治疗策略。

4. IVUS 对 CTO 的介入治疗具有重要作用,术前、术中、术后都有重要信息提供,如本例的寻找开口发出部位。在有条件的患者,应用前向导丝技术时,可在导丝轨道建立后行 IVUS 检查,这对指导策略选择、球囊扩张、支架选择有重要的参考作用。

(安　健　暴清波)

第二节 连续逆向治疗

一、病史及临床资料

患者男性,65岁,因"胸闷、乏力1个月余"入院。患者既往高血压20余年,糖尿病18年余,糖尿病肾病3年。1个月前笔者科冠脉造影示LAD中段弥漫性病变、最重处狭窄约90%,LCX近段斑块浸润伴管腔狭窄约50%,都有侧支逆行供右冠状动脉。右冠状动脉近段钙化伴次全闭塞,中段开始完全闭塞;锐缘支开口次全闭塞,可见自身侧支供血(图9-2-1)。前降支近中段行支架植入术(PE Plus 2.5mm×38mm支架)(图9-2-2)。

患者再次入院处理右冠状动脉CTO病变,入院检查慢性肾功能不全Cr 365μmol/L,proBNP 4244pg/ml,TNI/CK-MB(-),心电图提示窦性心律,完全性右束支传导阻滞,广泛前壁T波改变,心脏B超提示左心增大,左室壁节段性运动异常,EF 36%。入院诊断:冠状动脉粥样硬化性心脏病,PCI术后,心功能3级(NYHA);频发室性期前收缩,完全性右束支传导阻滞;2型糖尿病;高血压病3级,很高危组;高脂血症;睡眠呼吸暂停综合征伴低氧血症,重度;颈动脉粥样硬化。

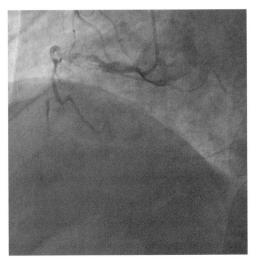

图9-2-1 右冠状动脉近中段闭塞

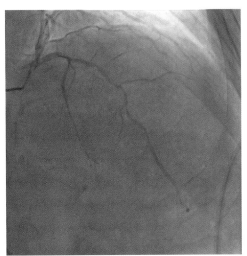 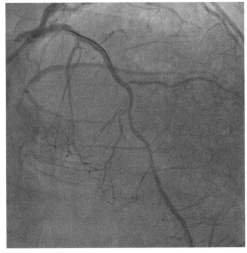

图9-2-2 前降支近中段行支架植入前后

二、造影

由于右侧桡动脉闭塞,选择穿刺左侧桡动脉和右股动脉,选择6F AL 0.75和6F EBU 3.5指引导管分别至右冠状动脉和左冠状动脉开口。造影显示:①正向残端显示欠清,双侧造影显示闭塞段>20mm(图9-2-3);②左向右侧支werner CC2级(图9-2-4)。

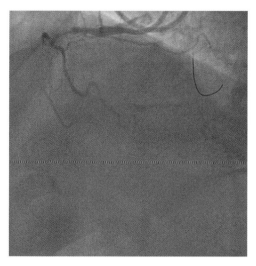
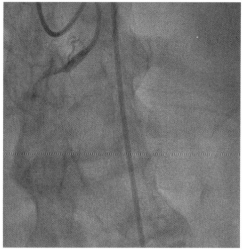

图 9-2-3　通过双侧造影显示闭塞段 >20mm

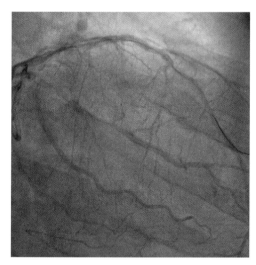
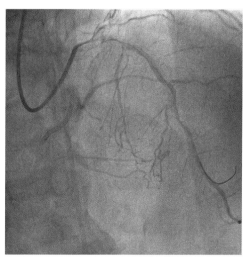

图 9-2-4　前降支 - 间隔支 - 后降支侧支 CC 2 级

三、治疗策略

该患者冠心病病史不长,SYNTAX 评分低于 22 分,EUROSCORE Ⅱ 提示围手术期中、低风险,患者较为年轻,患者和家属都拒绝搭桥,这也是前次先处理前降支、支架植入的前提。闭塞段较长,首先拟正向尝试,采用导丝升级技术及平行导丝技术。如正向导丝难以顺利通过闭塞段,可考虑经间隔支逆向开通。

四、器械准备

选择 TR 6F AL 0.75、AL 1.0 和 6F EBU 3.5 GC,正向 Finecross 130cm 微导管,工作导丝 SION 系列,CTO 导丝升级(备有常规 CTO 导丝,如 Fielder XT 系列、Gaia 系列、Pilot 系列、Conquest 系列、UB3 导丝),逆向 Corsair 150cm 微导管,RG3 体外化导丝。

五、手术过程

1. 前向闭塞端鼠尾状,先尝试正向途径,选 Finecross 130cm 辅助下,先后尝试 Fielder XT-A、Gaia 3、UB 3、Pilot 150 导丝均不能到达远端真腔(图 9-2-5)。

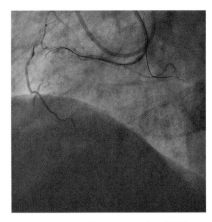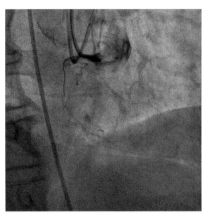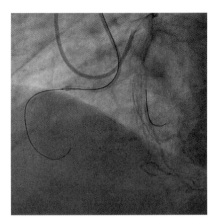

图9-2-5 先后尝试 Fielder XT-A、Gaia 3、UB 3、Pilot 150 导丝最终未能到达远段真腔

2. 尝试逆向途径,选 Corsair 150cm 辅助下,Sion 导丝通过侧支(图 9-2-6A),UB 3/Pilot 150 未能到达 RCA 近端真腔(图 9-2-6B),正向更换为6F AL 1.0 导管加强支撑,多次尝试后正向 UB3 导丝,逆向 Gaia 3 导丝,在右冠状动脉中远段行反向 CART,逆向 Fielder XT-R KWT 进入 RCA GC,RG3 体外化成功(图 9-2-7)。

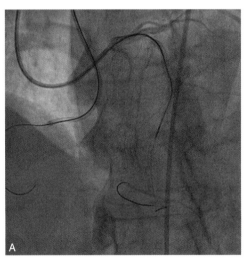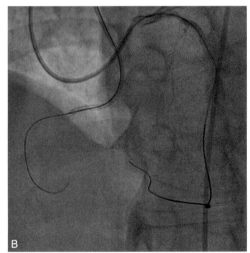

图9-2-6 侧支循环通过及逆向导丝攻击闭塞段的尝试

A. Sion 导丝通过侧支;B. UB 3/Pilot 150 未能到达 RCA 近端真腔。

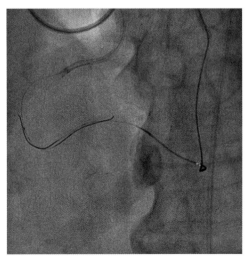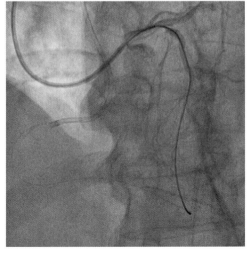

图9-2-7 右冠状动脉中远段行反向 CART,RG3 体外化成功

3. 再次逆向开通仍闭塞的 PLA。尝试开通 PLA，Finecross 130cm 循 RG3 至 RCA 远端，换 SION 导丝至右冠状动脉远端。Corsair 150cm 辅助下，通过 LCX 侧支，UB 3、Pilot 150 反复操作无法进入 PLA 近端真腔（图 9-2-8）。

4. 先选择右冠状动脉正向支架植入，PE Plus 2.5mm×38mm 支架、PE Plus 2.75mm×38mm 支架、PE Plus 3.0mm×38mm 由远至近植入（图 9-2-9）。

5. Finecross 130cm 辅助下，Pilot 150 穿过支架网眼，顺利进入 PLA 远端真腔（图 9-2-10A），Tazuna 1.25mm×15mm 10~15atm、Sprinter Legend 2.0mm×20mm 20atm、PE Plus 2.75mm×38mm（图 9-2-10B），Sprinter Legend 2.0mm×20mm，Quantum Maverick 3.0mm×15mm 对吻（图 9-2-10C）。

6. 充分后扩张后复查造影（图 9-2-11）

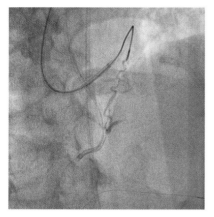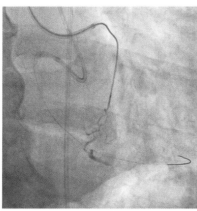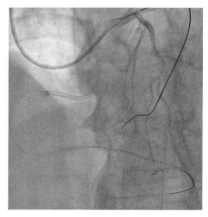

图 9-2-8　再次逆向开通仍闭塞的 PLA，SION 通过 LCX 心外膜侧支，UB 3、Pilot 150 无法逆向通过闭塞端

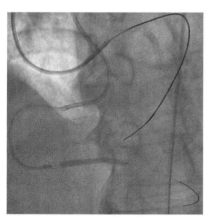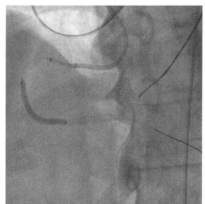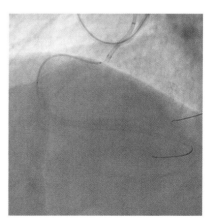

图 9-2-9　右冠状动脉正向序贯植入支架 3 枚

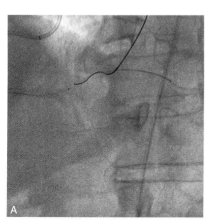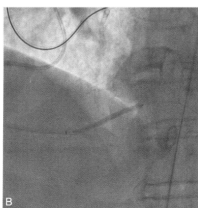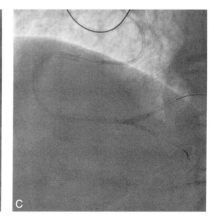

图 9-2-10　正向尝试开通 PLA 成功，植入支架后对吻

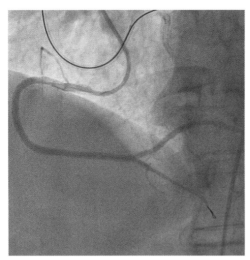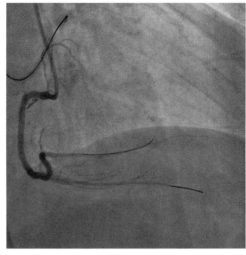

图 9-2-11 右冠状动脉 CTO 开通后最后影像

六、小结

我国 CTOCC CTO PCI 流程图凝结了我国众多 CTO 专家的心血,CTO 虽然被誉为冠脉介入最后的壁垒,但规范运用逆向技术,大大提高了 CTO 的开通成功率。

在本病例中,正向尝试导丝更替及平行导丝皆失败的情况下,及时进行逆向尝试是本例最终成功的关键关节。由于逆向导丝无法进入右冠状动脉近端,术者在右冠状动脉中远端行反向 CART,AGT 技术实现 PDA 的开通,但是本例 PLA 较大,正向导丝始终无法进入 PLA,选择心外膜侧支再次逆向介入对术者的身心都是极大的挑战,尤其是逆向导丝无法通过闭塞段,始终误入桥侧支或内膜下。

当再次逆向试行困难的情况下,术者选择从 PDA 至右冠状动脉近端植入支架,改善血流情况,同时由于支架植入进行了斑块修饰,最终正向导丝成功实现和逆向导丝对吻进入远端真腔。

从本例的实践过程看,逆向技术的应用需根据个体血管病变情况及时修正介入策略,必要时在 IVUS 指导下进一步调整、评估。

(傅国胜　徐晟杰)

第三节　回旋支 CTO 逆向导丝指引下正向开通成功

一、病史及临床资料

患者男性,61 岁,因"活动后胸闷、气喘 2 年,加重 1 个月余"于 2019 年 8 月 20 日入院。患者既往有高血压病史,脑梗死 14 年。心电图:窦性心律。心脏彩超:LA 4.87cm,LVD 5.0cm,IVSD 1.34cm,EF 0.57;室间隔增厚,主动脉瓣及二尖瓣后瓣环钙化,左室顺应性下降。实验室检查:三大常规、肝功能、肾功能、电解质、肌钙蛋白、止凝血、甲状腺功能及 BNP 均未见明显异常。

二、冠状动脉造影结果

左冠状动脉优势型,LM 支架内血流通畅,LAD 近段狭窄约 30%,中远段未见明显狭窄,经间隔支发出对 LCX 的侧支供应,TIMI 3 级,LCX 近段完全闭塞,远端血流 TIMI 0 级,RCA 相对细小、未见明显狭窄,远段可见对 LCX 的侧支供应,TIMI 3 级(图 9-3-1～图 9-3-4)。

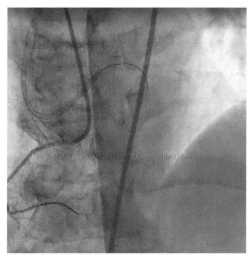

图 9-3-1　右冠状动脉头位造影
可见侧支循环至回旋支

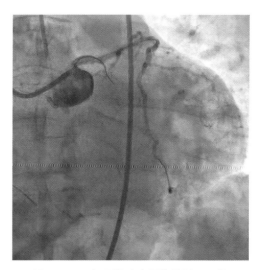

图 9-3-2　左冠状动脉足位造影示回旋
支闭塞且侧支循环条件欠佳

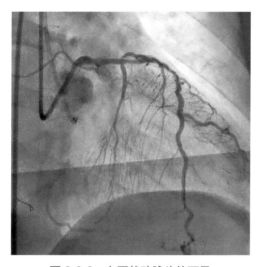

图 9-3-3　左冠状动脉头位可见
良好的侧支循环至回旋支

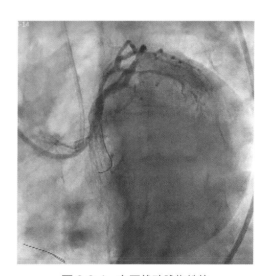

图 9-3-4　左冠状动脉蜘蛛位
可见回旋支闭塞开口

三、治疗策略

本次造影示：LM 支架内无再狭窄，LAD 近段狭窄约 30%，中远段未见明显狭窄，经间隔支发出对 LCX 的侧支供应，LCX 近段完全闭塞，RCA 远段可见对 LCX 的侧支供应，但侧支循环条件相对较差，外院尝试开通回旋支 CTO 一次失败。回旋支 CTOJ-CTO 评分为 3 分（开口不清为 1 分；闭塞长度 >20mm 为 1 分；外院失败为 1 分）。故首先尝试正向开通回旋支，如果正向失败，选择同侧侧支逆向策略。

四、器械准备

选择 7F EBU 3.75、6F JR 4.0 指引导管，选用软导丝：Runthrough, Sion, Sion Black；硬导丝选择 Fielder XT-A 导丝、Gaia 系列、Pilot 200 穿刺导丝备用，选择 1.25mm × 15mm、1.5mm × 15mm、2.0mm × 20mm 球囊。选用双腔微导管、Corsair 135、Corsair 150 微导管。

五、PCI 过程

正向策略：在 7F EBU 3.75 内，Runthrough 导丝至前降支远段锚定，沿指引导管进 Corsair 135 微导管至左冠状动脉开口,送 Sion 导丝至回旋支开口处,反复多次微导管均不能通过左主干支架网眼,撤出微导管并沿前降支导丝送 NC-Sprinter 3.5mm×12mm 后扩球囊后扩左主干支架,再次送 Corsair 135 微导管至左冠状动脉开口并沿微导管送 Sion 导丝仍很难通过支架网眼,沿前降支导丝换双腔微导管再送 Sion 导丝至回旋支闭塞处,撤出双腔微导管沿 Sion 导丝送 Corsair 135 微导管至回旋支开口,并先后交换 Fielder XT-A、Gaia 1、Gaia 2、Gaia 3、Pilot 200 导丝,反复多次尝试均无法通过闭塞段并造影示在血管假腔(图 9-3-5~ 图 9-3-8)。

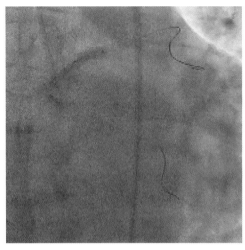

图 9-3-5　3.5mm×12mm 后扩球囊后扩左主干支架

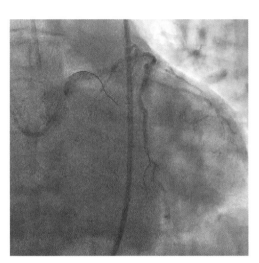

图 9-3-6　双腔微导管支撑下 Sion 导丝送至回旋支,Sion 导丝前行困难

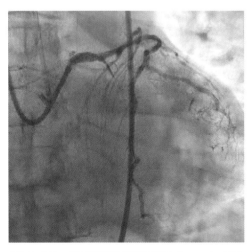

图 9-3-7　撤出双腔微导管并送 Corsair 135 微导管至回旋支近段

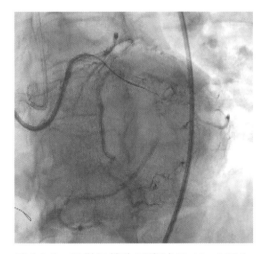

图 9-3-8　沿微导管先后尝试 Fielder XT-A、Gaia 1、Gaia 2、Gaia 3、Pilot 200 导丝造影示均在血管假腔

改用逆向策略:沿 7F EBU3.75 指引导管送 Sion Black 导丝至前降支 - 室间隔支,并沿导丝送 Corsair 150 微导管至室间隔支,沿微导管继续送 Sion Black 导丝至回旋支远段,送 Corsair 150 微导管至回旋支远段,Sion Black 导丝前行困难,更换 Fielder XT-A 导丝逆向穿刺无法通过闭塞处,换 Gaia 3 导丝通过闭塞段至左主干真腔,将 Gaia 3 至 EBU 3.75 内,但微导管无法逆向通过闭塞段(图 9-3-9~ 图 9-3-13)。

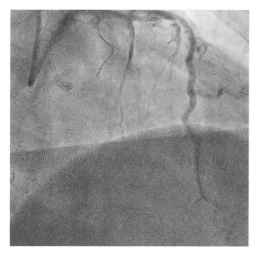

图 9-3-9　造影示微导管在室间隔支

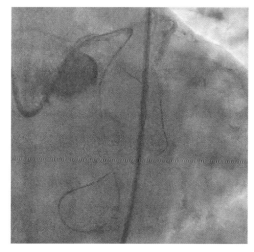

图 9-3-10　送 Sion Black 导丝至回旋支远段，沿导丝送微导管至回旋支远段

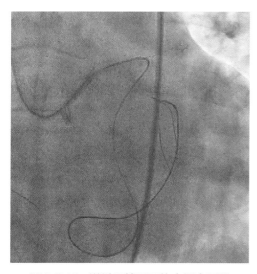

图 9-3-11　送微导管至回旋支闭塞远段

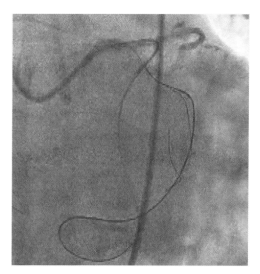

图 9-3-12　沿微导管交换 Fielder XT-A 导丝无法通过闭塞段

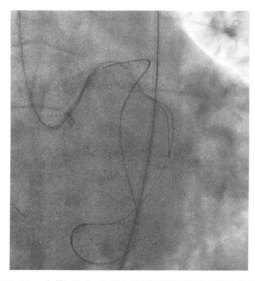

图 9-3-13　交换 Gaia 3 通过闭塞段并送至 EBU 3.75 内

改为正向,正向沿 Corsair 135 微导管送 Pilot 200 导丝穿刺闭塞段至回旋支远段,导丝进逆向导丝血管远段真腔内,交换 Sion 工作导丝,沿 Sion 导丝送 Sprinter 2.0 远段,导丝球囊 10atm 预扩,造影示狭窄减轻并在病变处植入 DES 支架,造影支架贴壁良好,血流 TIMI 3 级(图 9-3-14~ 图 9-3-18)。

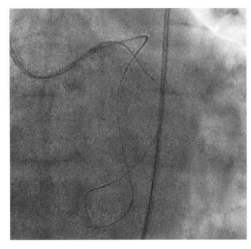

图 9-3-14　远段多体位可见正向导丝与逆向导丝对吻:证实正向导丝在回旋支闭塞段血管真腔

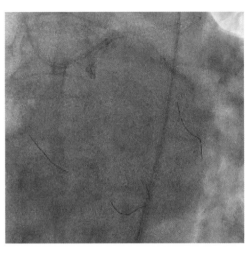

图 9-3-15　沿微导管交换 Sion 工作导丝撤出微导管沿导丝送 2.0mm×20mm 球囊预扩

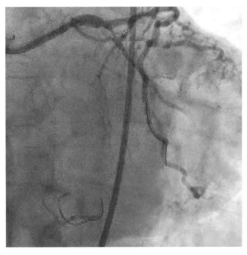

图 9-3-16　正向缓慢造影示导丝在回旋支分支血管

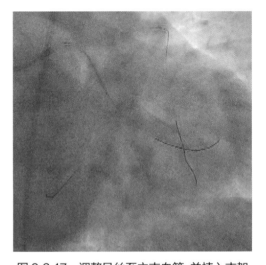

图 9-3-17　调整导丝至主支血管,并植入支架

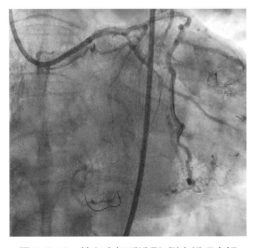

图 9-3-18　植入支架后造影,侧支循环完好

六、小结

1. 该病例为回旋支开口闭塞,虽然 J-CTO 评分为 3 分,较其他部位的 CTO 难度更大。

2. 养成良好的读片习惯　术前必须反复仔细读片,本例右冠状动脉侧支循环条件差,同侧室间隔侧支循环相对较好,手术不顺利时,更应仔细反复读片,及时改变手术策略。

3. 本例逆向 PCI 选择同侧侧支循环,反复注射造影剂可能会给回旋支造成假腔扩大更大,因此尽量避免大力注射造影剂,必要时使用微导管造影。

4. CTO PCI 完成后一定要复查冠脉造影,检查有无分支及侧支血管受损。

（林先和　董　侠）

第四节　右冠状动脉累及后三叉 CTO 病变手术失败案例

一、病史及临床资料

患者男性,49 岁,因"反复胸闷、气促 1 年,加重 2 个月"入院。患者既往有"高血压病""慢性肾功能不全"史。心脏彩超:左房增大;升主动脉增宽;左心室壁增厚;二、三尖瓣口反流(轻度);主、肺动脉瓣口反流(轻度);EF 58%。

二、冠状动脉造影

左主干未见明显狭窄病变;前降支:SEG7 中段狭窄 60%,SEG9 近段狭窄 70%,远端血流 TIMI 3 级;回旋支:未见明显狭窄病变。右冠状动脉:近段呈瘤样扩张病变,SEG2 远段狭窄 85%,SEG3 近段闭塞病变,远端侧支循环建立。

三、治疗策略

病变分析:J-CTO 评分为 3 分。闭塞远端累及后三叉,前降支中段经间隔与后降支形成侧支循环,回旋支进左心房支与左室后支形成侧支循环,但左心房支侧支比较扭曲,故不作为首选。

拟首先尝试正向,若失败,则转为逆向。闭塞段远端位于后三叉处,为避免后三叉分支血管丢失,不考虑使用 ADR 技术。

四、手术过程

入路及导管选择:正向,右桡动脉 6F XB RCA。逆向,右股动脉 7F XB 3.5。

1. **正向策略**（图 9-4-1,图 9-4-2）　在 Guidezilla 延长导管和 130cm Finecross 微导管支撑下,使用 Fielder XT-A 未能通过近端纤维帽,采用导丝升级技术和平行导丝技术,使用 Pilot 150、Pilot 200、Gaia 2、Gaia 3 通过病变后,多角度造影提示导丝均在内膜下,尝试逆向。

2. **逆向策略**（图 9-4-3~ 图 9-4-5）

（1）150cm Finecross 微导管支撑下,使用 Sion 导丝通过间隔支侧支到达后降支,跟进微导管,行高选择性造影发现微导管位于真腔。

（2）先后使用 Fielder XT-A、Pilot 200、Gaia 2、Gaia 3 在微导管的支撑下未能逆向通过 CTO 闭塞段。

（3）采用主动迎接技术（AGT）,在 2.0mm×20mm 球囊的指引下跟进 Guidezilla 至右冠状动脉闭塞段近端,调整正逆向导丝尽量接近,2.0mm×20mm 球囊行反向 CART,Ultimate Bros 3 进入正向 Guidezilla,球囊锚定后,推送逆向 Finecross 进入 Guidezilla,RG 3 导丝体外化。

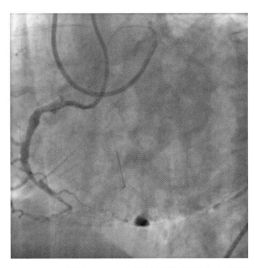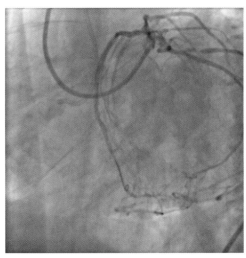

图 9-4-1　右冠状动脉中段完全闭塞，有左冠状动脉至右冠状动脉侧支循环

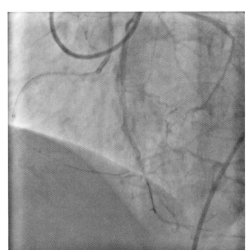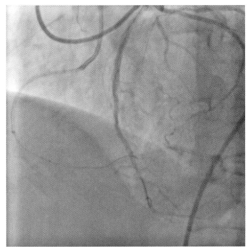

图 9-4-2　对侧造影指导下，正向介入治疗失败

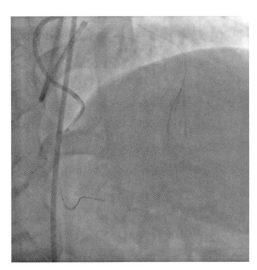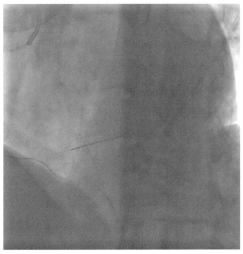

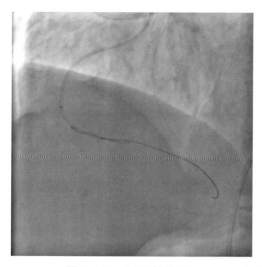
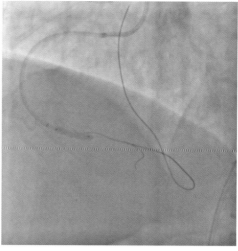

图 9-4-3　AGT 辅助反向 CART，Ultimate Bros 3 正向进入 Guidezilla

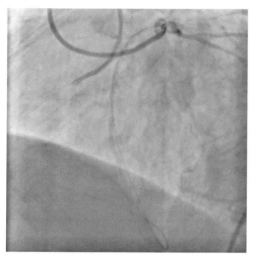
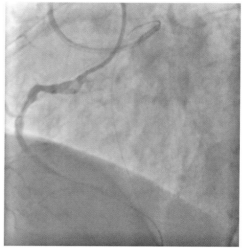

图 9-4-4　RG3 导丝体外化，球囊扩张后造影 PLA 无正向血流

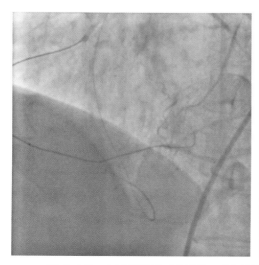
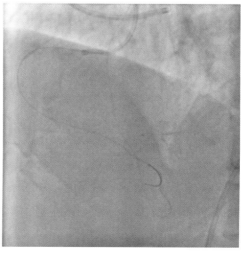

图 9-4-5　交换微导管时不慎将正向导丝带出至 CTO 近端，反复调整 Sion Blue、
XT-A、Pilot 200 均未能至 PDA 或 PLA 真腔，手术失败

（4）体外化后，2.0mm×20mm 球囊扩张，造影 PL 未见血流，沿 RG 3 导丝跟进 130cm Finecross 微导管至 PDA 远端，沿 Finecross 微导管进 Sion Blue 导丝 PDA 远端，退 RG 3 导丝至 PDA 远端，正向更换 KDL 双腔微导管不慎将正向 Sion Blue 导丝带出至 CTO 近端，反复正向调整 Sion Blue、XT-A、Piolt 200 导丝，均未能至 PDA 或 PL 真腔。

（5）拟再次尝试左房支逆向开通 PL，因患者不能耐受，终止手术。

五、经验教训

本病例失败的主要原因有：①正向操作时间过长，导致血肿加重；②侧支循环的选择欠妥；③已建立好的轨道因手术操作失误被破坏。

1. 正向操作时间过长导致血肿加重　正向失败后，启动逆向经前降支→间隔支→后降支建立轨道，但球囊扩张后左心室后侧支未恢复正向血流，考虑因正向操作时间过长造成 PL 与 PDA 接口处夹层血肿所致。因此，如正向失败，应及时转换策略启动逆向，避免血肿加重。

2. 侧支循环选择不适　尽管该病例回旋支→心房支→左心室后室侧支扭曲，但并非逆向策略的禁忌证，且该病例左心室后侧支粗大，可使用高选择性造影，充分了解逆向侧支的走行的情况，小心操作导丝经左心房支逆向开通 CTO 病变。

3. 已建立好的轨道因手术操作失误被破坏　逆向已建立后降支至右冠状动脉轨道，可直接沿 RG 3 导丝进 KDL 双腔微导管后，调整正向导丝或采用导丝反转技术进入左心室后室侧支，避免在交换微导管等手术过程中因操作失误，破坏已建立好的轨道。

（刘厂辉）

第五节　慢性完全闭塞病变合并真性分叉的处理

一、病史及临床资料

患者男性，64 岁，因"发作性胸痛 5 天"入院。患者既往有高血压病史。否认糖尿病及高脂血症病史。有吸烟史 30 余年，每日 10 支。辅助检查：LDL-C 2.71mmol/L，血肌酐 86μmol/L，CK-MB 正常，TNI 阳性。心电图 Ⅱ、Ⅲ、AVF 病理性 Q 波，T 波倒置，V_1~V_3 R 波递增不良。心脏彩超：左室下壁及前壁运动异常，LVEF 48%。

二、冠状动脉造影

LM 正常，LAD 中段完全闭塞，血流 TIMI 0 级，D1 近中段轻度斑块，血流 TIMI 3 级，LCX 远段弥漫性病变，最重处狭窄 90%，血流 TIMI 3 级，RCA 远段支架通畅，血流 TIMI 3 级。本次手术 3 天前 RCA 远段次全闭塞行 PCI，可见 RCA 远端通过间隔支向 LAD 远段提供侧支循环（图 9-5-1）。

三、治疗策略

1. 患者冠脉 3 支病变，因急性下壁心肌梗死急诊处理右冠状动脉，本次处理左冠状动脉。LAD 中段 CTO，D1 血管较粗大，须保证通畅。从 RCA 远端至 LAD 远段侧支可见闭塞段有 D2、D3，其中 D2 血管较粗大，开通 LAD 中段 CTO 后，LAD-D2 为真性分叉病变，可能需要双支架策略。

2. LAD 中段 CTO 病变处可见钙化，钝头样闭塞残端。J-CTO 评分为 2 分。先尝试正向技术，必要时启动逆向技术，RCA 远端通过间隔支向 LAD 远段提供侧支循环。

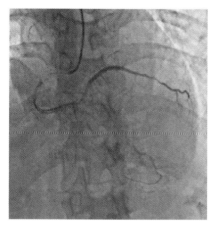
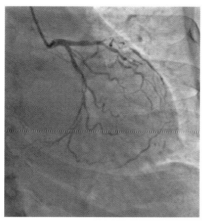
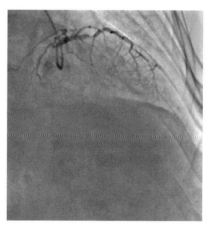

图 9-5-1 LAD 中段完全闭塞，RCA 通过间隔支向 LAD 远端提供侧支循环

四、器械准备

1. 穿刺双侧桡动脉，植入 6F 鞘管。
2. 指引导管 6F EBU 3.5，6F JR 3.5。
3. 微导管 Finecross、Tornus。

五、手术过程

1. 6F EBU 3.5 指引导管到位左冠状动脉，6F JR 3.5 指引导管到位右冠状动脉，BMW 导丝至 D1 远端。

2. 在 Finecross 支撑下，正向尝试 Fielder 导丝通过 LAD 中段闭塞段，导丝进入内膜下（图 9-5-2）。

3. 在 Tornus 支撑下，Runthrough 导丝通过 RCA 远端间隔支侧支，然后通过 LAD 中段闭塞段，至左冠状动脉指引导管，推送逆向微导管进入左冠状动脉指引导管（图 9-5-2）。

4. Sion 导丝正向进入逆向 Tornus 微导管，回撤 Tornus 导管，Sion 导丝至 LAD 远端，BMW 导丝至 D2 远端，予 2.0mm×20mm Apex 球囊预扩张 LAD 闭塞段，可见 LAD-D2 真性分叉病变（图 9-5-3）。

5. 在 IVUS 指导下以 DK-crush 技术处理 LAD-D2 分叉病变，于 D2 植入 2.25mm×28mm XIENCE V 支架，LAD 植入 2.25mm×30mm Resolute 支架，最终对吻后，LAD 近段植入 3.0mm×24mm Resolute 支架，复查造影残余狭窄 <20%，无明显夹层，远端血流 TIMI 3 级（图 9-5-4，图 9-5-5）。最后结果（图 9-5-6）。临床随访，患者无胸闷、胸痛发作，18 个月造影随访结果见图 9-5-7。

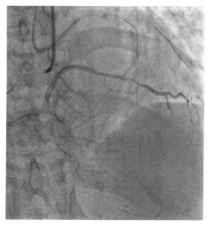
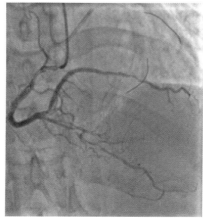
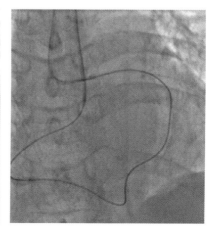

图 9-5-2 正向导丝进入假腔，逆向导丝通过闭塞段进入左冠状动脉指引导管

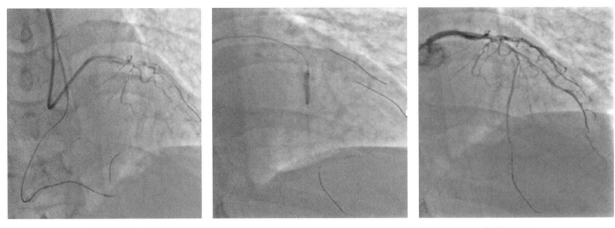

图 9-5-3　回撤逆向微导管，正向导丝至 LAD 远端，预处理闭塞段，LAD-D2 真性分叉

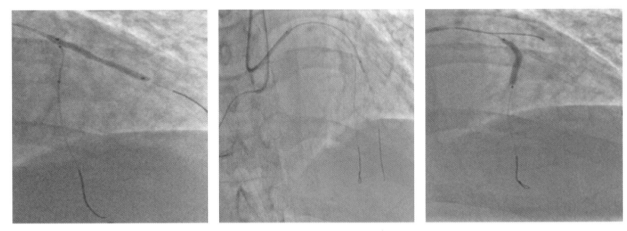

图 9-5-4　IVUS 指导下，以 DK-crush 技术处理 LAD-D2 分叉病变

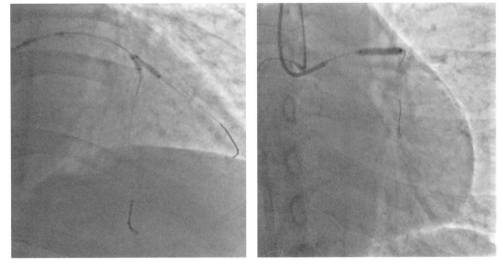

图 9-5-5　最后对吻，LAD 近端植入 3.0mm×24mm 支架

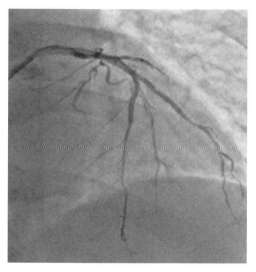
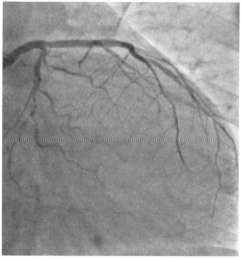

图 9-5-6 最终结果

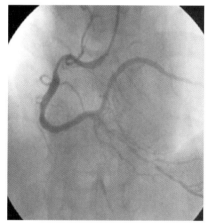
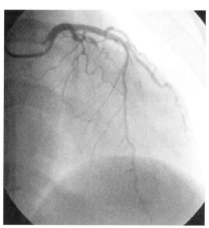
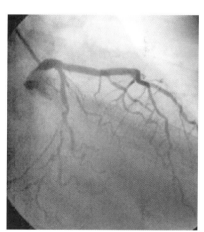

图 9-5-7 术后 18 个月复查结果

六、小结

1. LAD 中段 CTO,闭塞段近段有较大分支,近段入口不明确,导丝进入内膜下。及时启动逆向技术,从而成功完成手术。

2. CTO 病变合并分叉病变比较常见,开通 CTO 后,合并真性分叉的处理,依据目前分叉病变的处理策略。IVUS 指导是优化此类复杂病变较好的手段。

（张俊杰 葛 震）

第六节 逆向 PCI 治疗冠脉穿孔

本院收治 1 例不稳定型心绞痛患者,既往有 PCI 史,5 个月前曾行冠脉造影,提示见右冠状动脉（RCA）中段及左前降支（LAD）中段均为慢性闭塞病变（CTO）。尝试 RCA 前向 PCI 未成功。本次尝试 LAD 前向 PCI,但未成功。再经第一间隔支成功行 RCA 逆向 PCI。术后出现心脏压塞,心包穿刺置管引流后生命体征平稳。复查造影未见明确造影剂外渗,但出血不止,分析考虑与尝试 LAD 前向 PCI 时的操作

有关。为止血,通过后降支行 LAD 逆向 PCI,支架植入后血止。具体如下:

一、病史及临床资料

患者男性,67 岁,因"反复胸闷、胸痛 9 年余,再发 5 个月余,加重 3 天"于 2020 年 8 月 25 日入院。患者于 9 年余前开始反复出现胸闷、胸痛,曾在外院行 PCI,植入支架 1 枚(具体不详),术后规律服用阿司匹林等药物,无再发胸闷、胸痛。5 个月前再发胸闷、胸痛,位于胸骨中下段后,非压榨样,与活动无关,持续不能缓解,入笔者科住院,诊断为"急性非 ST 段抬高心肌梗死",行冠脉造影检查见左主干 + 三支血管病变,且 RCA 及 LAD 均为慢性闭塞病变,尝试 RCA 正向 PCI,但未成功。术后予冠心病二级预防等治疗,仍反复发作胸闷、胸痛,伴心悸,自行舌下含服"硝酸甘油"2~3 分钟后症状可缓解。3 天前上述症状加重,再次入院。

既往有"高血压"病史 4 年,最高收缩压 >180mmHg,规律服药治疗,自测收缩压多在 140~150mmHg。有"痛风"病史 10 年。否认"糖尿病"病史。有饮酒史 30 年,约 250g 白酒 /d。有吸烟史 30 年,约 50 支 /d。

体格检查:血压 156/97mmHg,双肺呼吸音粗,未闻及干、湿啰音。心界无扩大,心率 99 次 /min,心律齐,各瓣膜听诊区未闻及杂音,未闻及心包摩擦音。

辅助检查:活化部分凝血活酶时间 22.9 秒,纤维蛋白原 4.09g/L,D- 二聚体 3.05mg/L。L-γ- 谷氨酰基转移酶 149U/L,甘油三酯 2.15mmol/L,低密度脂蛋白胆固醇 2.07mmol/L,尿素 10.43mmol/L,肌酐 210.9μmol/L,尿酸 545μmol/L。脑利钠肽前体 2546pg/ml。血细胞分析、尿常规、粪便常规、心肌酶、电解质、黄疸常规、C 反应蛋白、蛋白三项、肌钙蛋白 I、糖化血红蛋白均未见明显异常。心电图示 ST-T 改变(图 9-6-1)。心脏彩超示左房直径 37mm,左心室舒张末径 56mm,室间隔最厚约 10mm,左室前壁的中间段、前间壁的中间段及心尖段、下壁的基底段、室间隔的基底段及心尖段均搏动减弱,LVEF 47%(图 9-6-2)。

诊断:不稳定型心绞痛、高血压 3 级(极高危)、慢性肾功能不全、高尿酸血症。

入院后予阿司匹林肠溶片 0.1g 每日 1 次、氯吡格雷 75mg 每日 1 次、美托洛尔缓释片 47.5mg 每日 1 次、阿托伐他汀钙片 20mg 每晚 1 次、单硝酸异山梨酯缓释胶囊 50mg 每日 1 次、曲美他嗪 20mg 每日 3 次、阿利沙坦 240mg 每日 1 次、雷贝拉唑肠溶片 20mg 每日 1 次、尿毒清颗粒 5g 每日 3 次等药物治疗。

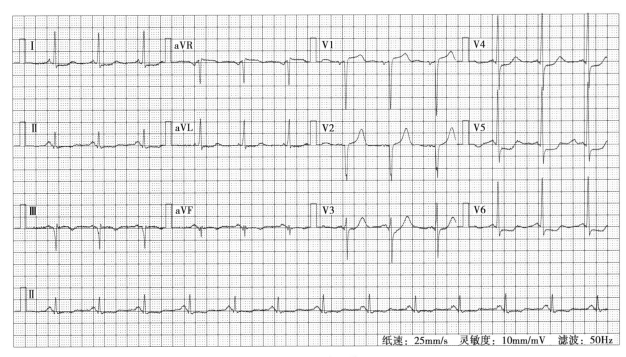

纸速:25mm/s　灵敏度:10mm/mV　滤波:50Hz

图 9-6-1　心电图结果

心脏测量						DOPPLER及TVI检查		心功能检查	
AO	27 mm	IVS	8 mm	AAO	33 mm	MVE	0.85 m/s	LVEF	47 %
LA	37 mm	LVPW	8 mm	AO窦	32 mm	MVA	1.19 m/s	%FS	24 %
LVDd	56 mm	PA	21 mm			S'	0.05 m/s	SV	73 ml
LVDs	43 mm	RA	45×40 mm			E'	0.06 m/s	HR	80 次/min
RV	21 mm					A'	0.12 m/s	CO	5.8 L/min

超声图像：

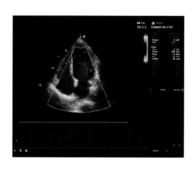

检查所见：

左心房、左心室增大，二尖瓣、三尖瓣反射好，开关尚可，主动脉瓣点状钙化，开放好，关闭尚可，室间隔最厚约10mm，左心室前壁的中间段，前间壁的中间段及心尖段，下壁的基底段，室间隔的基底段及心尖段搏动减弱。部分左心室壁心肌层见丰富冠脉血流信号，以室间隔处明显。

CDFI：二尖瓣反流，面积 1.3cm²；
　　　主动脉瓣反流，轻微；
　　　三尖瓣反流，面积 2.2cm²。

检查提示：

左心增大，左心室壁节段性搏动减弱
主动脉瓣退行性变
左心室收缩功能减低

图 9-6-2　心脏彩超结果

二、造影

冠脉造影示 LM 尾部狭窄约 60%，LAD 中段慢性闭塞并严重钙化，血流 TIMI 0 级。LCX 近中段重度钙化并弥漫性狭窄 50%~90%，血流 TIMI 3 级。可见 LCX 至 LAD 远段、左冠状动脉至 RCA 后三叉水平的侧支循环。RCA 近段狭窄约 60%，中段原支架内闭塞，可见自身桥侧支循环向中远段供血。可见 RCA 至 LAD 的侧支循环（图 9-6-3）。

三、治疗策略

患者 5 个月前 RCA 前向 PCI 失败，再次尝试 RCA 前向 PCI 的成功率低，拟先尝试 LAD 前向 PCI，成功后行 RCA 逆向 PCI。反复尝试 LAD 前向 PCI，但失败。策略调整为：先行 RCA 逆向 PCI，成功后择期行 LAD 逆向 PCI。但患者术后出现心脏压塞，复查冠脉造影左、右冠状动脉均未见造影剂外渗，心包引流管持续有血性液体流出，考虑 LAD 闭塞病变段穿孔可能性大，故拟行 LAD 逆向 PCI，支架扩张病变血管，压闭孔腔以达到止血目的。

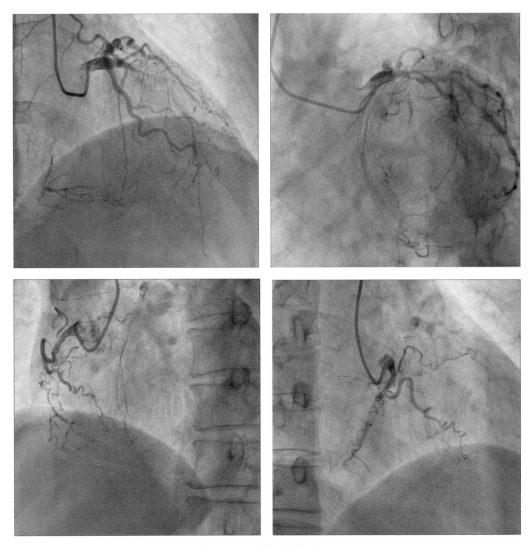

图 9-6-3　冠脉造影结果

四、器械准备

1. LAD 前向 PCI　7F EBU3.5、Finecross、Pilot 150、Pilot 200、Conquest Pro。

2. RCA 逆向 PCI　7F EBU3.5、BMW、Corsair×2、Sion、7F AL.75、Pilot 200×2、2.0mm×15mm MINI TREK、Guidezilla、TurnTrac、HELIOS 2.5mm×38mm、HELIOS 3.0mm×38mm、HELIOS 3.5mm× 38mm。

3. LAD 逆向 PCI　7F AL0.75、VersaTurn、Corsair×2、Sion Black、Gaia 3、7F XB3.5、Sion Blue、Guidezilla、HELIOS 2.5×38、HELIOS 3.0×28、3.5×15 NC TREK、4.5×8 NC TREK。

五、手术过程

1. LAD 前向 PCI　7F EBU3.5 指引导管到达 LM 开口,在 Finecross 微导管加强支撑下,先后使用 Pilot 150 导丝、Pilot 200 导丝及 Conquest Pro 导丝,反复尝试均未能顺利通过 LAD 中段慢性闭塞病变处到达其远段血管真腔,撤回导丝后造影未见造影剂外渗。

2. RCA 逆向 PCI　由于 LAD 前向 PCI 失败,调整策略为:先行 RCA 逆向 PCI,成功后再择期行 LAD 逆向 PCI。在 BMW 导丝引导下,Corsair 进入第一间隔支后,更换为 Sion 导丝,采用"冲浪"技术顺利通过侧支至 RCA 远段。RCA 前向采用 7F AL 0.75 指引导管,在 Corsair 支撑下 Pilot 200 导丝进入 RCA

中段病变处,在 2.0×15 MINI TREK 球囊辅助下将 Guidezilla 送至 RCA 中段,逆向 Pilot 200 导丝顺利由假腔重回真腔顺利进入正向 Guidezilla,逆向 Corsair 跟进至正向指引,从正向指引导管送入 TurnTrac 进入逆向 Corsair 至后降支,轨道建立后顺利于后降支至右冠状动脉开口顺利植入 HELIOS 2.5×38、HELIOS 3.0×38、HELIOS 3.5×38 共三枚支架,最后分别行右冠状动脉及左冠状动脉造影,均未见造影剂外渗(图 9-6-4)。

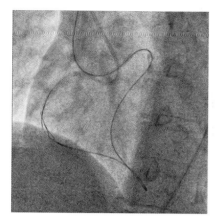 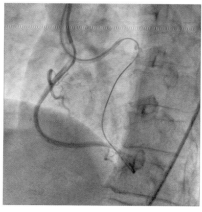 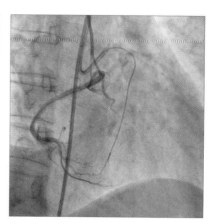

图 9-6-4　RCA 逆向 PCI

3. 心包穿刺及再次左、右冠状动脉造影术　术后 1.5 小时左右出现心脏压塞,急行心脏彩超指导下心包积液穿刺置管引流术,引流出 200ml 血性液体后患者症状改善,生命体征平稳,但持续有液体引流出,约 100ml/h。考虑冠脉穿孔可能性大,为明确病因,经患者同意后予复查冠脉造影。经左股动脉路径分别行右冠状动脉及左冠状动脉造影,多体位投照,均未见造影剂外渗,但患者心包引流管持续有血性液体,流量未减少。结合整个手术过程,考虑 LAD 闭塞段穿孔可能性大。经患者同意后行 LAD 逆向 PCI,利用支架扩张血管壁以压闭孔腔,从而达到止血目的。

4. LAD 逆向 PCI　将 7F AL.75 指引导管送至右冠状动脉开口,在 VersaTurn 导丝引导下 Corsair 进入后降支,更换为 Sion Black 导丝,利用"冲浪"技术通过侧支进入 LAD 中远段,最后以 Gaia 3 突破 LAD 中段闭塞病变进入正向 7F XB3.5 指引导管内的正向 Corsair。正向 Corsair 前送通过 LAD 闭塞段后送入 Sion Blue 至 LAD 远段,球囊预扩张后在 Guidezilla 辅助下于 LAD 中段至 LM 顺序植入 HELIOS 2.5×38、HELIOS 3.0×28 共 2 枚支架,最后以 3.5×15 NC TREK 球囊及 4.5×8 NC TREK 球囊在贴壁不良处后扩张。术后患者心包积液引流速度明显减慢并很快停止,提示已无活动性出血(图 9-6-5)。

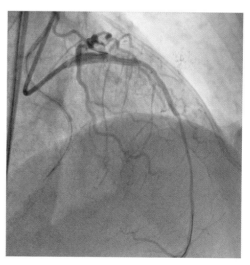

图 9-6-5　LAD 逆向 PCI

六、小结

急性心脏压塞的常见病因包括以下 5 种,即胸主动脉夹层、心脏游离壁破裂、冠状动脉穿孔、冠状动脉破裂、外伤。其中,冠状动脉穿孔是 PCI 相关引起急性心脏压塞的最常见原因。干预慢性闭塞病变发生冠状动脉穿孔的风险明显高于其他病变。本例患者前降支中段慢性闭塞并严重钙化,使用硬导丝在微导管支撑下反复尝试通过病变易出现冠状动脉穿孔。

不同的冠状动脉穿孔部位常常需要采用不同的治疗方式。如果穿孔发生在冠脉的末端,可以通过微导管送入凝胶海绵或者自身血凝块,甚至弹簧圈以堵塞相对应的冠脉分支。本例患者冠状动脉穿孔发生在前降支中段慢性闭塞病变处,给治疗带来了一定困难。刚开通右冠状动脉CTO病变并植入3枚长支架,这时如果使用鱼精蛋白中和肝素将大大增加右冠状动脉发生急性支架内血栓的风险。在前降支近段以弹簧圈封堵有可能达到止血目的,但会给后续重新开通血管增加非常多的困难。请外科协助治疗,必要时开胸探查,只能是最后的手段。在使用硬导丝寻找CTO病变血管真腔的过程中,最完美的是导丝始终位于血管真腔,但常常不会这么理想。导丝有可能进入血管内膜下,这时通过调整操作技术可能会由假腔重回真腔,但也有可能穿破血管壁而到达血管结构外。不管何种情况,导丝基本都是沿血管长轴方向前进的。即便发生了冠脉穿孔,这样的操作方式也注定了导丝通过血管壁不同结构层面时非垂直通过,会留下一个甚至多个斜型的孔腔。基于这样的理论分析,如果可以在病变段植入支架,使血管壁不同结构层面紧密结合起来,完全有可能封闭这些斜型的孔腔,从而达到止血的目的。本例患者利用逆向技术开通了LAD中段慢性闭塞病变并植入支架,术后出血停止,证明了这种处理方式的可行性。

（张小勇　李健洪）

第七节　结合正逆向技术通过斑块内路径开通前降支CTO

一、病史及临床资料

患者男性,76岁,因"反复胸闷12年余,再发1个月"入院。既往史:12年前因"急性心肌梗死"于笔者医院行溶栓治疗,2020年10月13日CAG提示RCA中段CTO,正向开通RCA中段CTO病变;近1个月感胸闷再发。辅助检查:肌钙蛋白I正常,NT-proBNP 97.10pg/ml。心电图:Ⅱ、Ⅲ、aVF T波倒置(图9-7-1)。心脏超声:可见前壁、右室室壁运动幅度降低,EF 50%。

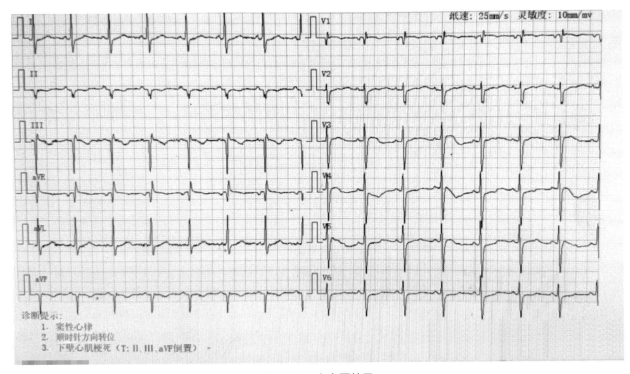

图9-7-1　心电图结果

二、冠脉造影

RCA 近中段原支架内未见明显狭窄,远段可见侧支形成使前降支显影;LCX 开口 50% 狭窄,中段弥漫性长病变,最狭窄处约 70%,OM 细小;LAD 开口至近段 50% 狭窄,中段完全闭塞(图 9-7-2)。

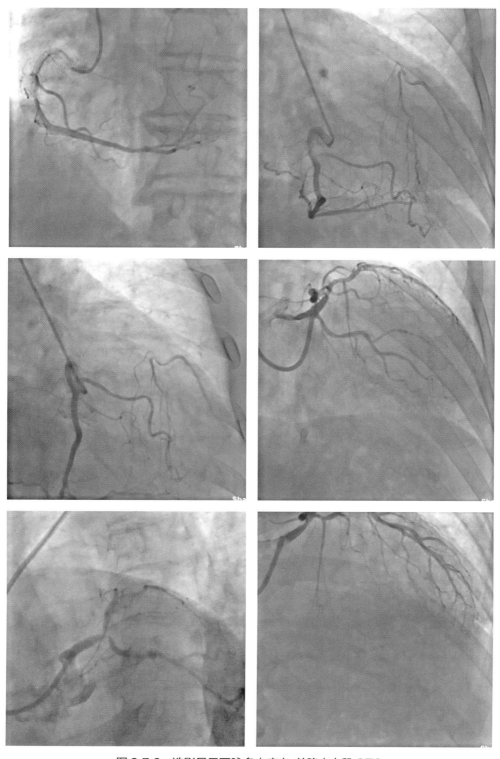

图 9-7-2　造影显示冠脉多支病变,前降支中段 CTO

三、治疗策略

患者 5 个月余前行 PCI,已成功开通 RCA 中段 CTO。双侧造影显示 LAD CTO 段前向纤维帽不清晰,无锥形残端,病变长度 <2cm,病变内可见钙化,远端着陆区有 D₂ 及间隔支分支,J-CTO 评分为 2 分,根据 CTOCC CTO-PCI 推荐路径流程图,可先尝试在 IVUS 引导下正向开通。因该患者可见清晰逆向侧支,如果正向开通失败,可迅速转换为逆向尝试。

四、手术过程

分别穿刺右侧桡动脉和股动脉,经股动脉鞘管插入 7F EBU3.75 指引导管,送入 Sion 导丝至间隔支,沿导丝送入 IVUS 探头至间隔支与主支交界处寻找 CTO 前向入口。再循另一根 Sion 导丝送 Finecross 微导管至 LAD 近中段,交换为 Gaia 1 导丝,在 IVUS 实时指导下进行 CTO 前向纤维帽斑块内穿刺(图 9-7-3)。送 Gaia 1 导丝至 LAD 远段,经对侧造影及 IVUS 确认导丝从前向纤维斑块内进入 CTO 体部,经近段后位于内膜下,至 LAD 间隔支和对角支分出后远段重回真腔(图 9-7-4)。为避免过长的内膜下路径,遂启动逆向途径。沿右桡动脉鞘管送 7F AL 0.75 指引导管到 RCA,在 150cm Finecross 微导管辅助下送 Sion 导丝至 PD(图 9-7-5),交换为 Sion Blue 导丝通过间隔支至 D2,Finecross 微导管不能通过侧支,交换为 150cm Corsair 微导管也不能通过,最后由 WIZ MANEUVER150cm 微导管(智鲲)成功通过侧支至 D2(图 9-7-6),经微导管送 Gaia 2 导丝逆向通过闭塞病变至 LAD 近段,并至正向指引导管内的微导管内。因进一步无法推送逆向 WIZ MANEUVER150cm 微导管至正向指引导管,故经正向指引导管送 Finecross 微导管,正逆向微导管对吻后送正向微导管至间隔支(图 9-7-7),撤出正向微导管,送入 KDL 微导管,再沿双腔微导管送入 Fielder XT 导丝至 LAD 远段,退出微导管,再送 Finecross 微导管通过闭塞病变至远段,交换为 Sion 导丝(图 9-7-8)。循导丝送入 IVUS 导管确认 LAD 近中段 CTO 段均位于斑块内,局部可见血肿,导丝全程位于血管真腔,遂在 Guidezilla 支撑下送 2.0mm×12mm 球囊、2.0mm×15mm 球囊、2.5mm×12mm 球囊、2.5mm×20mm 球囊等依次扩张。沿导丝依次送入 2.5mm×36mm Excrosaal 支架、3.0mm×33mm Excrossal 支架至 LAD 中段、近中段,近段支架定位至 LM 远段,以 10atm 扩张释放。再沿导丝送入 2.75mm×12mmNC 球囊、3.5mm×12mmNC 球囊至支架内以 12~16atm 依次后扩张。再造影支架贴壁良好,未见残余狭窄,血流 TIMI 3 级(图 9-7-9)。患者生命体征平稳,手术成功。

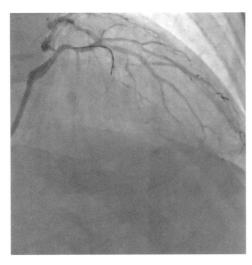
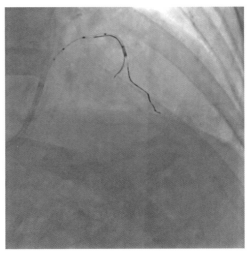

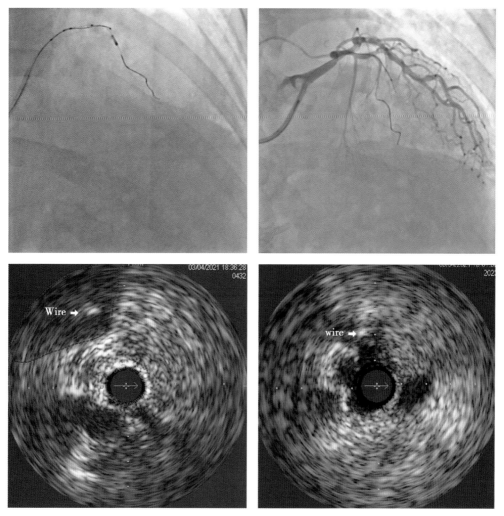

图 9-7-3　IVUS 实时指导下进行 CTO 前向纤维帽斑块内穿刺

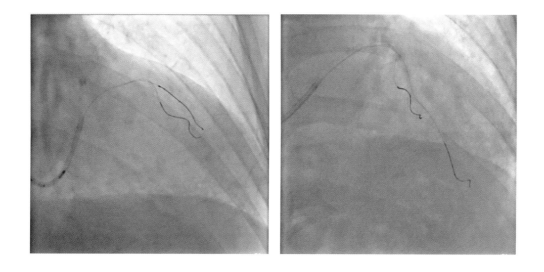

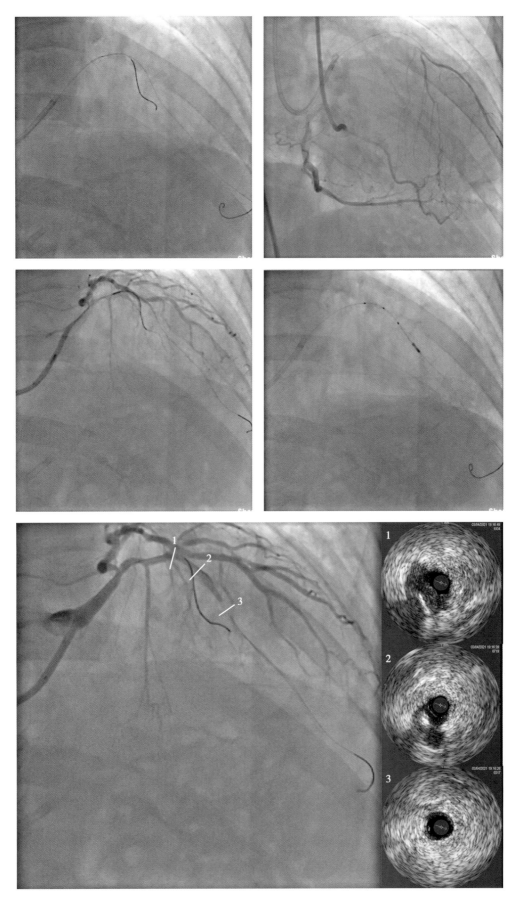

图 9-7-4　送导丝至 LAD 远段,对侧造影及 IVUS 影像确认导丝中段走行于内膜下

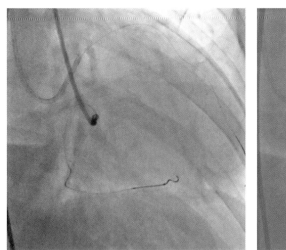
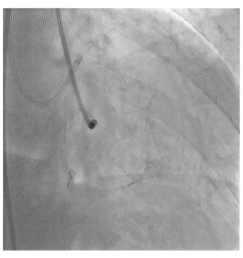

图 9-7-5　启动逆向途径送入 Sion 导丝至 PDA，并沿导丝
送入 Finecross 微导管，tip injection 确认路径

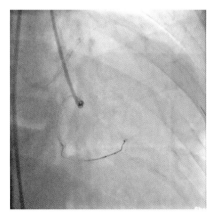
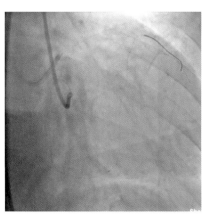
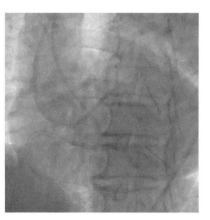

图 9-7-6　交换 Sion Blue 导丝通过间隔支至第二对角支，150cm Finecross、Corsair 微导管
均不能通过间隔支，交换 WIZ MANEUVER 150cm 微导管后顺利通过间隔支至第二对角支

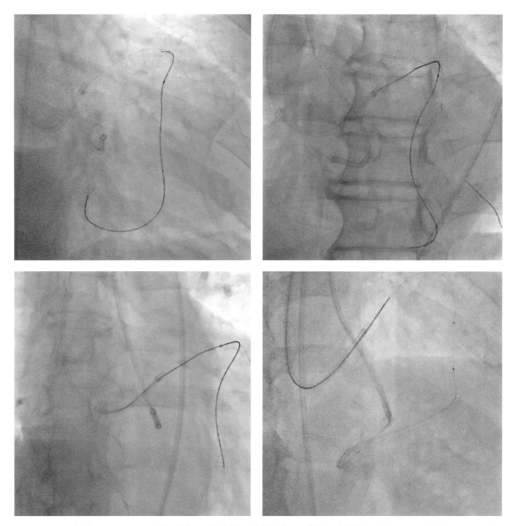

图 9-7-7 交换 Gaia 2 导丝行逆向导丝直接通过策略,导丝顺利逆向通过 CTO 病变至 LAD 近段,进入指引导管内正向 Finecross 微导管内拐弯处。因逆向微导管推进困难,不能逆向通过侧支进入正向指引导管,因此采用 Rendezvous 技术,正向导丝退回,逆向导丝于正向指引导管拐弯处进入正向微导管,逆向导丝引导正向 Finecross 微导管通过闭塞段至间隔支

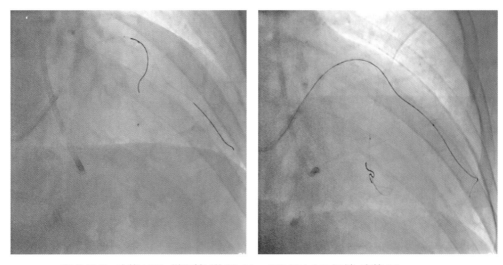

图 9-7-8 交换 KDL 微导管,送 Fielder XT 至 LAD 远端,交换 Finecross
微导管后交换为 Sion 导丝送至 LAD 远段

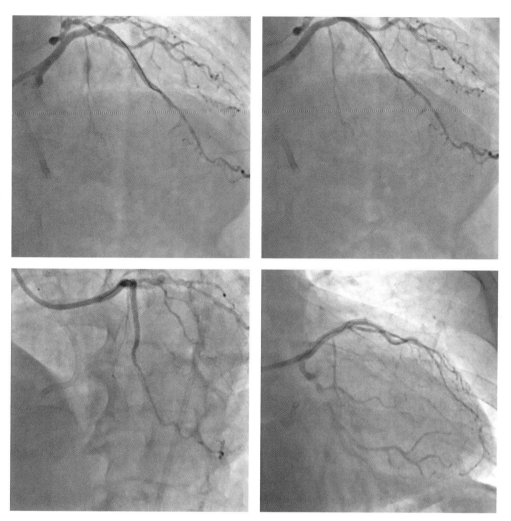

图 9-7-9 IVUS 确认近中段位于真腔后，在 Guidezilla 支撑下送入球囊依次扩张，送入支架定位后释放。予 NC 球囊后扩重复造影

五、小结

1. 内膜下寻径是目前 CTO-PCI 手术中的常规技术环节，本次手术在 IVUS 实时指导下前向运用 STAR 技术成功快速通过 CTO 病变，但过长的内膜下寻径会导致边支丢失、无复流、远期支架内血栓和再狭窄等并发症的发生。而 Retrograde wire cross 技术可以避免上述情况的发生，提高围手术期安全性，改善患者远期预后，从下面 2 幅对比图可以明显看出，全程真腔开通 CTO 应尽量保证边支的通畅和球囊扩张后的 TIMI 血流分级（图 9-7-10）。

2. 可以通过患者的 J-CTO 评分，参考 Hybrid Algorithm 来选择手术策略。本次手术由于病变长度 <2cm，J-CTO 评分为 2 分，因此可以首先尝试正向；患者的远端着陆区分支较多，因此不适合选择 ADR 作为正向开通手段；闭塞段位于分支旁，因此可以选择 IVUS 指导下的斑块穿刺。

3. 逆向成功采用逆向导丝直接通过技术，在术前已确认逆向侧支良好，是本次逆向成功的关键。术中出现 150cm Finecross 微导管及 Corsair 微导管均不能通过间隔支的情况，换用亲水涂层微导管可以解决该状况。若出现术中逆向侧支不能通过时，可采用近段锚定，采用大腔指引导管，加强支撑，换微导管的方案解决。

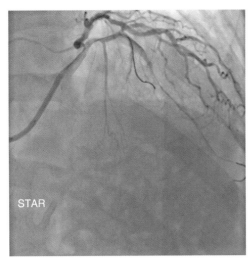
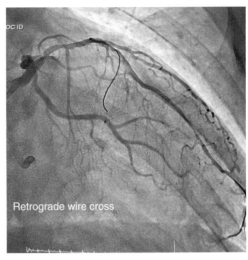

图 9-7-10　STAR 技术与逆向导丝通过技术对比

4. 本次手术过程由于逆向微导管前送困难,无法逆向通过闭塞段,此时可以采用 Rendezvous 技术,送逆向导丝进入正向指引导管拐弯处,并回撤正向导丝,使逆向导丝可以在此处进入正向微导管,并由逆向导丝引导正向微导管通过病变处。

(张　力)

第八节　反向 CART 技术在右冠状动脉 CTO PCI 的应用

一、病史及临床资料

患者男性,37 岁,因"间断胸痛 4 年余,加重 6 个月"入院。患者既往有高血压、糖尿病病史,有大量饮酒史,否认吸烟史。

二、冠脉造影

左主干末段可见 40% 狭窄,左前降支全程弥漫性狭窄,最重 70%,左回旋支中段完全闭塞,右冠状动脉近段完全闭塞,血流 TIMI 0 级,远端可见来自前降支的侧支形成(图 9-8-1~ 图 9-8-4)。

三、器械准备

1. **指引导管**　7F EBU3.5、6F SAL1.0。
2. **微导管**　Corsair(135cm)、Corsair(150cm)。
3. **导丝**　Runthrough、Sion Blue、Pilot 200、Conquest Pro、Fielder XT-A、Gaia 3。

四、手术过程

经右股动脉 7F 鞘置入 EBU 3.5 指引导管至左冠状动脉开口,在 Corsair 微导管支撑下送入 Runthrough 导丝至间隔支,回撤 Runthrough 导丝,在 Corsair 微导管中反复使用 Sion Blue、Pilot 200、Conquest Pro、Fielder XT-A 指引导丝,尝试通过间隔支逆向到达右冠状动脉闭塞段远端,最终以 Fielder XT-A 导丝逆向到达右冠状动脉闭塞段远端(图 9-8-5);回撤 Fielder XT-A 导丝,改用 Pilot 200、Conquest Pro、Gaia 3 导丝反复穿刺尝试逆向通过右冠状动脉闭塞段,推进 Corsair 微导管至右冠状动脉闭塞段远端（图 9-8-6，图 9-8-7）；置入 SAL 1.0 指引导管至右冠状动脉开口，右冠状动脉造影提示逆向 Gaia 3 导丝未在真腔内，决定行反向 CART 技术（图 9-8-8，图 9-8-9）；在 Corsair 微导管支撑下送入 Runthrough 导丝，回撤右冠状动脉正向 Corsair 微导管，循右冠状动脉 Runthrough 导丝送入博迈 2.0mm×15mm 预扩球囊于右冠状动脉闭塞病变处以 8atm 扩张（图 9-8-9）；推送 Gaia 3 导丝逆向通过右冠状动脉闭塞病变处直至 SAL1.0 指引导管内（图 9-8-10），经 SAL1.0 指引导管送入正向 Corsair 微导管穿 Gaia 3 导丝（图 9-8-11），在 Gaia 3 导丝引导下继续送入 Corsair 微导管通过右冠状动脉闭塞病变处至远端，同时回撤逆向 Corsair 微导管；撤出逆向 Corsair 微导管及 Gaia 3 导丝（图 9-8-12，图 9-8-13）。在正向 Corsair 微导管支撑下送入 Runthrough 导丝通过右冠状动脉闭塞病变处至远端，回撤正向 Corsair 微导管，循 Runthrough 导丝依次送入 Goodman 1.3mm×10mm、Goodman 2.5mm×15mm、FORTIS Ⅱ 2.5mm×18mm 预扩球囊至右冠状动脉闭塞病变处均以 10atm 充分预扩张（图 9-8-14，图 9-8-15），沿 Runthrough 导丝送入火山 IVUS 超声探头，提示右冠状动脉 Runthrough 导丝全程位于右冠状动脉真腔内（图 9-8-16），沿 Runthrough 导丝由远及近先后植入乐普 3.0mm×29mm、美敦力 3.5mm×22mm 药物洗脱支架准确定位于右冠状动脉病变处，均以 10atm 释放，两支架前后相互衔接（图 9-8-17，图 9-8-18），沿 Runthrough 导丝送入 FORTIS Ⅱ 3.5mm×13mm 后扩球囊于右冠状动脉支架内由远及近以 10~20atm 充分后扩（图 9-8-19）。复查造影提示支架贴壁良好，边支无受累，远端血流 TIMI 3 级（图 9-8-20）。

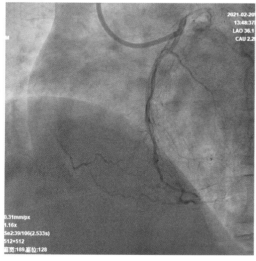

图 9-8-1　左冠状动脉左前斜位造影

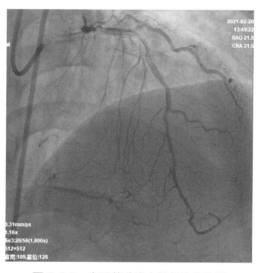

图 9-8-2　左冠状动脉右前斜头位造影

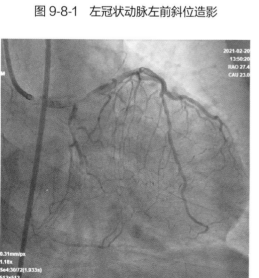

图 9-8-3　左冠状动脉向右冠状
动脉远端的侧支循环

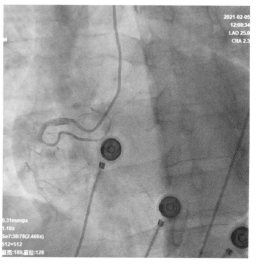

图 9-8-4　右冠状动脉左前斜位造影

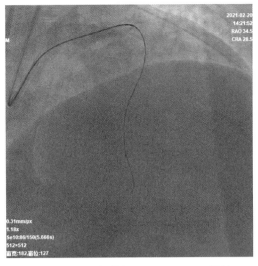

图 9-8-5　逆向送入 Fielder XT-A 导丝

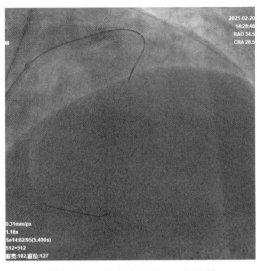

图 9-8-6　逆向改用 Gaia 3 导丝

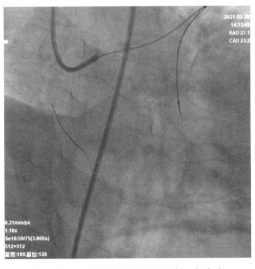

图 9-8-7　逆向导丝尝试通过闭塞病变

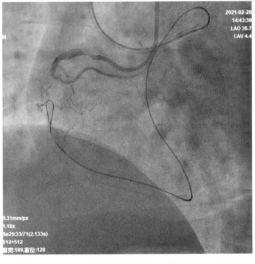

图 9-8-8　正向造影提示逆向导丝未在真腔

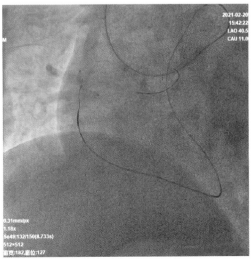

图 9-8-9　决定行反向 CART 技术

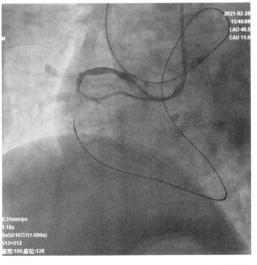

图 9-8-10　逆向导丝通过右冠状动脉闭塞病变处

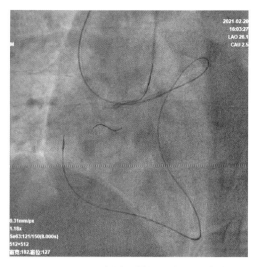

图 9-8-11　正向微导管与逆向导丝会合

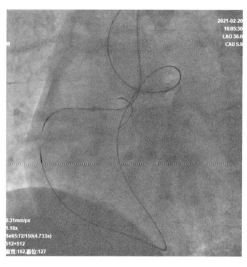

图 9-8-12　正逆向微导管对吻

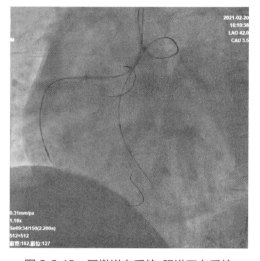

图 9-8-13　回撤逆向系统,跟进正向系统

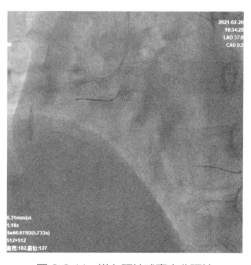

图 9-8-14　送入预扩球囊充分预扩

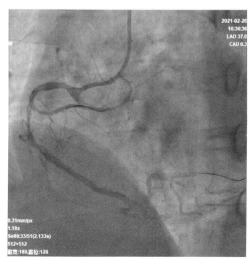

图 9-8-15　预扩后造影

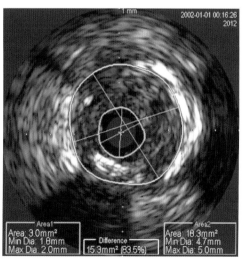

图 9-8-16　IVUS 检查

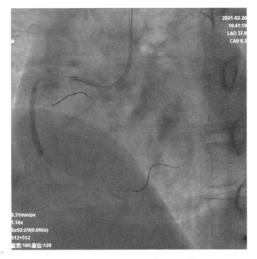

图 9-8-17 RCA 中段乐普
3.0mm×29mm DES

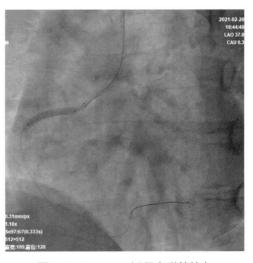

图 9-8-18 RCA 近段串联美敦力
3.5mm×22mm DES

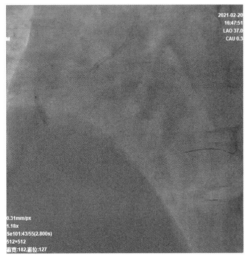

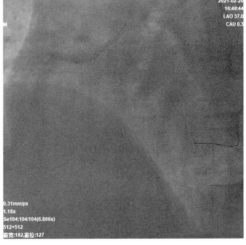

图 9-8-19 送入后扩球囊充分后扩

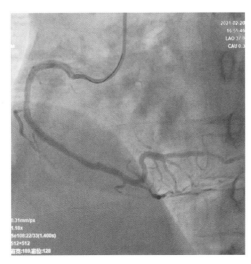

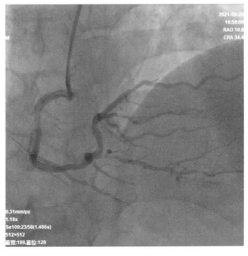

图 9-8-20 右冠状动脉最终造影

五、小结

1. 本例 CTO 的病变特点为闭塞处有分支分出，远端显影欠佳，可见来自左冠状动脉的侧支形成，提示闭塞段较长，今拟逆向开通。术中逆向导丝无法顺利突破闭塞远端，正向造影提示逆向导丝未在真腔内，故选择反向 CART 技术开通，行逆向导丝内膜下寻径是最佳的策略，鉴于导丝交会处位于血管远端，需正向选择小球囊进行扩张，使逆向导丝突破难度增加，此时需小心、谨慎，多角度投照确定方向，不可操之过急，以防止血管破裂等不良事件发生。

2. 仔细阅读患者的冠状动脉造影结果，结合病史及其他资料分析病变，如条件允许，最好术前完善冠脉 CTA 检查，以帮助确定闭塞段血管走行情况，充分估计手术的难度和可能会遇到的问题，是提高手术成功率、降低并发症风险的最基本和有效的方法。

（彭小平　朱建兵）